抗肥満食品の開発と応用
Developments and Applications of Anti-obesity Functional Food

監修：大澤俊彦

シーエムシー出版

緒　言

　最近の急激な食生活の変化により，過剰なカロリー摂取や脂肪摂取過剰が原因となった「メタボリックシンドローム」は，予備群も併せてその数は1960万人と推定され，社会的にも大きな問題となっている。連日，関連の記事がジャーナリズムを賑わしているが，日本内科学会をはじめ，8学会が日本におけるメタボリックシンドロームの診断基準をまとめて発表している。この診断基準での必須項目として，まず，内臓脂肪蓄積（内臓脂肪面積100平方cm以上）があげられている。この内臓脂肪蓄積量とウエスト周囲径との間に高い相関性があることから，男性ではウエスト周囲径85cm，女性で90cm以上の肥満を「メタボリックシンドローム」診断の必須項目とし，これに，高コレステロール，高血圧，高血糖の2項目以上が加わった場合を「メタボリックシンドローム」と判断され，最終的に動脈硬化症の要因となることが示されている。

　この「メタボリックシンドローム」の原因としての肥満を抑制することが最重要課題であり，もちろん，女性にとっても重要な課題であるが，特に，中年以降の男性にとって，大きな健康問題として取り上げられている。このような背景で，近年，抗肥満をうたった特定保健用食品（いわゆるトクホ）の開発と市場化は大きなビジネスとなり，これ以外も，ダイエット食品や抗肥満サプリメントや健康食品など，科学的根拠に基づいた（Evidence-based）抗肥満評価とは程遠い，多くの抗肥満食品が，テレビや新聞，雑誌などを賑わしている。

　今，トクホの認可のためには，ヒト臨床試験が義務づけられている。多くの抗肥満機能を表示した「トクホ」が開発され，市場化されているが，その多くは，ヒト臨床試験で，エンドポイントバイオマーカーとして肥満抑制のみを評価の基準として用いられている場合が多い。近年，肥満のメカニズム解析が進み，アディポサイトカインや炎症反応，酸化ストレス傷害など，多くの疾患予防バイオマーカーが開発されてきている。本書では，まず，基礎的な肥満のメカニズム解析研究の最新の話題と，抗肥満バイオマーカーの開発の現状と今後の展開の可能性が紹介されている。

　一方，抗肥満食開発の重要な課題は，新しい素材開発である。このような新規な素材開発研究は，大学や国立の研究機関はもちろん，特に，企業において活発に行われている。本書を監修するにあたって，「抗肥満」に関る機能性食品・素材開発研究の最新の話題を中心に紹介すべく，この分野で活躍中の多くの企業の研究者の方々に執筆をお願いした。もちろん，今回の企画の執筆者，特に，最新の基礎研究の現状と動向を紹介していただく執筆者は，この分野では国際的にも評価の高いトップの研究者である。「抗肥満」の重要性が世界的にも認知されつつあり，本書

の刊行は，きわめてタイムリーであり，食品機能の研究者のみならず，予防医学や臨床医学，生化学，薬理学，栄養学，食品科学など，産官学の一線の研究者にとって必読の書であると確信する．

2007年9月

名古屋大学　大学院生命農学研究科
大澤俊彦

普及版の刊行にあたって

本書は2007年に『抗肥満食品・素材の開発と応用展開―メタボリックシンドロームにおけるバイオマーカーの確立と応用―』として刊行されました。普及版の刊行にあたり、内容は当時のままであり加筆・訂正などの手は加えておりませんので、ご了承ください。

2012年5月

シーエムシー出版　編集部

執筆者一覧（執筆順）

大澤 俊彦	（現）愛知学院大学　心身化学部長・教授；名古屋大学名誉教授
山内 敏正	（現）東京大学　大学院医学系研究科　糖尿病・代謝内科　講師
門脇 孝	東京大学　大学院医学系研究科　糖尿病・代謝内科　教授
津田 孝範	（現）中部大学　応用生物学部　准教授
植村 卓	京都大学　大学院農学研究科　食品生物科学専攻　食品分子機能学分野
後藤 剛	京都大学　大学院農学研究科　食品生物科学専攻　食品分子機能学分野
河田 照雄	京都大学　大学院農学研究科　食品生物科学専攻　食品分子機能学分野　教授
中井 雄治	東京大学　大学院農学生命科学研究科　アグリバイオインフォマティクス人材養成ユニット　特任准教授 （現）東京大学　大学院農学生命科学研究科　ILSI Japan寄付講座　機能性食品ゲノミクス　特任准教授
阿部 啓子	（現）東京大学　名誉教授・大学院農学生命科学研究科　特任教授
加藤 久典	（現）東京大学総括プロジェクト機構　食と生命総括寄付講座　特任教授
星野 文彦	（現）㈱豊田中央研究所　有機材料研究室　主任研究員
井手 隆	（現）十文字学園女子大学　人間生活学部　食物栄養学科　教授
内藤 裕二	（現）京都府立医科大学　消化器内科学　准教授
吉川 敏一	（現）京都府立医科大学　学長
米井 嘉一	（現）同志社大学　大学院生命医科学研究科　アンチエイジングリサーチセンター　教授
渡辺 達夫	静岡県立大学　食品栄養科学部　教授
宮下 和夫	北海道大学　大学院水産科学研究院　海洋生命資源科学部門　機能性物質化学研究室　教授
福光 聡	（現）日本製粉㈱　中央研究所　機能性素材チーム　研究員
小堀 真珠子	（独）農業・食品産業技術総合研究機構　食品総合研究所　食品機能研究領域　機能性評価技術ユニット
矢野 昌充	（独）農業・食品産業技術総合研究機構　生物系特定産業技術研究支援センター　新技術開発部　民間研究促進第1課　研究リーダー
上野 有紀	（現）愛知学院大学　心身科学部　健康栄養学科　講師

Frank Thielecke	DSM Nutritional Products New Business Development Global Science Manager, Human Nutrition & Health
平松　浩次郎	(現)DSMニュートリションジャパン㈱　ヒューマンニュートリション本部　テクニカルマネージャー
鈴木　平光	(現)女子栄養大学　栄養学部　教授
木曽　良信	サントリー㈱　健康科学研究所　所長
渡邊　浩幸	高知女子大学　生活科学部　健康栄養学科　教授 (現)高知県立大学　健康栄養学部　教授
宮澤　陽夫	東北大学　大学院農学研究科　教授
菅野　道廣	九州大学・熊本県立大学名誉教授
小野　佳子	サントリー㈱　健康科学研究所
杉浦　実	(現)㈱農業・食品産業技術総合研究機構　果樹研究所　カンキツ研究領域　主任研究員
降簱　泰史	味の素㈱　健康基盤研究所
高橋　迪雄	味の素㈱　健康基盤研究所　所長；東京大学名誉教授
越阪部　奈緒美	明治製菓㈱　健康事業本部　健康・機能情報部　臨床情報グループ　課長 (現)芝浦工業大学　システム理工学部　生命科学科　教授
田中　幸隆	(現)花王㈱　ヒューマンヘルスケア事業ユニット　部長（商品開発）
相澤　宏一	(現)カゴメ㈱　総合研究所　自然健康研究部　バイオジェニックス研究グループ　課長
稲熊　隆博	(現)カゴメ㈱　総合研究所　主席研究員
折越　英介	三栄源エフ・エフ・アイ㈱　第三事業部　エマルション研究室　担当課長
藤野　哲也	㈱琉球バイオリソース開発　取締役；研究室室長
金森　拓也	(元)オリザ油化㈱　研究開発部
下田　博司	オリザ油化㈱　研究開発部　研究開発部長
村上　雅紀	㈱東洋発酵　技術開発部
長島　直	(現)㈱東洋発酵　技術部　部長
鈴木　邦夫	(現)㈲テクノフローラ；㈱理化学研究所　生物照射チーム
岩本　邦彦	(元)㈱東洋新薬　研究開発部　チーフ

執筆者の所属表記は，注記以外は2007年当時のものを使用しております．

目　次

【序編　バイオマーカーの開発】

総論　バイオマーカーの開発　　大澤俊彦

1　はじめに ………………………………… 3
2　メタボリックシンドロームとカロリー制限
　　……………………………………………… 4
3　ゲノム解析とニュートリゲノミクス …… 6
4　DNAチップからタンパクチップへ ……… 7
5　「抗体チップ」の開発 …………………… 10

【第1編　基盤的研究】

第1章　アディポネクチンとそのレセプター　　山内敏正, 門脇　孝

1　はじめに ………………………………… 15
2　脂肪組織由来インスリン感受性ホルモンの存在の可能性 …………………………… 18
3　インスリン感受性が良好な小型脂肪細胞でアディポネクチンの発現が亢進している …… 18
4　アディポネクチン遺伝子は日本人2型糖尿病の主要な疾患感受性遺伝子である ……… 19
5　アディポネクチンは白色脂肪細胞由来の主要なインスリン感受性ホルモンである …… 19
6　アディポネクチンの補充はメタボリックシンドロームモデルマウスのインスリン抵抗性を改善する ………………………… 19
7　アディポネクチン一因子の低下でメタボリックシンドロームの主徴候が出現しうる …… 20
8　アディポネクチンはPPARαを活性化する
　　……………………………………………… 20
9　アディポネクチンはAMPKを活性化する
　　……………………………………………… 21
10　アディポネクチンによる血管壁に対する直接的抗動脈硬化作用——アディポネクチンは血管壁において脂質取込み・炎症を抑制する—— ………………………………… 21
11　アディポネクチン受容体のクローニング, 細胞内情報伝達と培養細胞での機能解析 …… 21
12　肥満ではアディポネクチン低下・アディポネクチン感受性低下の両方が存在する ……… 22
13　PPARα作動薬は肥満で低下したAdipoRを増加させる ………………………… 22
14　AdipoRのアゴニストの開発 …………… 23
15　高分子量アディポネクチンの意義と増加させる薬剤の探索 ……………………… 23
16　PPARγ作動薬による抗糖尿病作用におけるアディポネクチンの意義 ……………… 25
17　HMWアディポネクチンの測定意義 …… 25
18　AdipoRの生理的・病態生理的意義 …… 26
19　おわりに ………………………………… 27

第2章 脂肪細胞を用いた抗肥満機能評価　　津田孝範

1 はじめに …………………………………… 31
2 アディポサイトカインと脂肪組織 ……… 32
3 肥満と脂肪組織の炎症 …………………… 32
4 脂肪細胞と食品因子の生理機能評価 …… 33
　4.1 ラット単離脂肪細胞 ………………… 33
　4.2 ラット内臓脂肪由来脂肪細胞 ……… 34
　4.3 3T3-L1繊維芽細胞株(マウス) …… 35
　4.4 ヒト脂肪細胞 ………………………… 36
5 脂肪細胞を用いる食品の生理機能評価とツールの開発 …………………………………… 37
6 おわりに …………………………………… 37

第3章 抗肥満のメカニズム　　植村　卓, 後藤　剛, 河田照雄

1 はじめに …………………………………… 39
2 摂食調節機構と抗肥満 …………………… 40
　2.1 摂食調節機構 ………………………… 40
　2.2 摂食調節機構とエネルギー消費 …… 40
3 末梢代謝情報と抗肥満 …………………… 42
　3.1 グルコース，インスリン …………… 42
　3.2 The Brain-Adipose Axis …………… 43
　3.3 レプチンの抗肥満メカニズム ……… 43
　　3.3.1 レプチンについて ……………… 43
　　3.3.2 レプチンシグナル ……………… 43
　　3.3.3 レプチンの中枢作用概要 ……… 45
　　3.3.4 レプチンの末梢作用 …………… 46
　　3.3.5 レプチンの問題点 ……………… 47
　3.4 アディポネクチン, ネスファチン … 47
4 熱産生と抗肥満 …………………………… 48
5 PPARsと抗肥満 …………………………… 49
6 おわりに …………………………………… 50

第4章 ニュートリゲノミクス　　中井雄治, 阿部啓子

1 ニュートリゲノミクスとは ……………… 52
　1.1 機能性食品の登場 …………………… 52
　1.2 ニュートリゲノミクスの誕生 ……… 52
2 ニュートリゲノミクス研究の現状と今後の展望 ………………………………………… 53
　2.1 世界各国での動向 …………………… 53
　2.2 マイクロアレイ解析の方向性 ……… 53
　2.3 データベースの重要性 ……………… 55
　2.4 食システムバイオロジーの確立をめざして ………………………………… 56

第5章 抗肥満食品のマイクロアレイ解析　　加藤久典

1　マイクロアレイによる食品の機能解析 …………………………………… 59
2　脂質代謝に関わる転写因子 …………… 60
3　肥満の誘導とマイクロアレイ解析 …… 62
4　食品成分の抗肥満活性とマイクロアレイ解析 …………………………………… 63
5　データベースの利用 …………………… 67

第6章 抗体チップを利用した抗肥満評価法の開発　　星野文彦

1　はじめに ………………………………… 69
2　分子認識光固定化法の原理 …………… 70
3　分子認識光固定化法を用いた抗体チップ ………………………………………… 72
4　抗体チップを用いたOn-chipサンドイッチELISA ………………………………… 73
5　分子認識光固定化法の応用と今後の展開 ………………………………………… 74

【第2編　素材開発と応用】

第1章　ゴマリグナン　　井手　隆

1　はじめに ………………………………… 79
2　セサミン・エピセサミン混合物がラット肝臓の脂肪酸代謝に与える影響 ………… 80
3　セサミン・エピセサミン混合物と魚油による肝臓脂肪酸化活性の相乗的上昇 …… 82
4　セサミン，エピセサミンおよびセサモリンが肝臓の脂肪酸酸化に与える影響の比較 ………………………………………… 84
5　おわりに ………………………………… 86

第2章　アスタキサンチン　　内藤裕二，吉川敏一

1　はじめに ………………………………… 88
2　アスタキサンチンとは？ ……………… 88
3　アスタキサンチンの抗酸化作用 ……… 89
　3.1　一重項酸素消去作用 ……………… 89
　3.2　脂質過酸化抑制作用 ……………… 90
4　アスタキサンチンの疾病予防効果 …… 91
4.1　視覚系 ………………………………… 91
4.2　抗動脈硬化作用 ……………………… 92
4.3　運動に与える影響 …………………… 92
4.4　抗糖尿病作用 ………………………… 93
4.5　皮膚への作用 ………………………… 94
4.6　抗肥満作用 …………………………… 94

5 おわりに ………………………………… 96

第3章　αリポ酸　　米井嘉一

1 αリポ酸の歴史 ………………………… 98
2 サプリメントとしてのαリポ酸 ……… 98
3 安全性 …………………………………… 99
4 吸収 ……………………………………… 99
5 生体内における機能 …………………… 100
6 抗酸化作用 ……………………………… 100
7 血圧に対する影響 ……………………… 101
8 糖尿病との関連 ………………………… 102
9 糖化への影響 …………………………… 102
10 自験例におけるαリポ酸の評価 ……… 102
11 まとめ …………………………………… 105

第4章　カプサイシン　　渡辺達夫

1 食餌誘発性産熱と肥満 ………………… 108
2 カプサイシンとは ……………………… 109
3 齧歯類でのカプサイシンのエネルギー代謝
　への作用 ………………………………… 109
　3.1 体脂肪蓄積の抑制効果 …………… 109
　3.2 吸収・代謝 ………………………… 109
　3.3 エネルギー代謝への影響 ………… 110
　3.4 アドレナリン分泌への影響 ……… 110
　3.5 褐色脂肪への作用 ………………… 110
　3.6 カプサイシン受容体TRPV1の関与
　　 ………………………………………… 111
　3.7 刺激部位 …………………………… 111
　3.8 作用機構の概要 …………………… 112
4 ヒトでの効果 …………………………… 112
　4.1 トウガラシの摂取 ………………… 112
　4.2 他の食品成分との併用 …………… 113
5 カプサイシン類縁体 …………………… 114
　5.1 カプシエイト ……………………… 114
　5.2 オルバニル ………………………… 115
　5.3 カプサイシノール ………………… 115
　5.4 エボジアミン ……………………… 115
　5.5 ショウガオール …………………… 116
6 おわりに ………………………………… 116

第5章　海藻カロテノイド，フコキサンチンの抗肥満活性　　宮下和夫

1 はじめに ………………………………… 118
2 海藻カロテノイド，フコキサンチン … 118
3 白色脂肪組織と褐色脂肪組織 ………… 120
4 ラット及びマウスに対するワカメ油の抗肥
　満効果 …………………………………… 121
5 マウスWATにおけるUCP1タンパク質と
　遺伝子の発現 …………………………… 122
6 ワカメ油の抗肥満作用の活性本体 …… 124

7　脂肪細胞（3T3-L1）に対するフコキサンチンの作用 …………………………… 125	8　結語 ………………………………… 127

第6章　亜麻仁リグナン・亜麻仁油　　福光　聡, 小堀真珠子

1　はじめに ………………………………… 130	4.4　アテローム性動脈硬化症予防作用 ……………………………………… 134
2　亜麻仁とは ……………………………… 130	4.5　抗腫瘍効果 …………………………… 134
3　亜麻仁リグナンの構造式 ……………… 131	5　亜麻仁リグナン・亜麻仁油の製法 …… 135
4　亜麻仁リグナンの特性・機能 ………… 131	6　安全性 ………………………………… 135
4.1　肥満抑制作用 ………………………… 131	7　応用例 ………………………………… 136
4.2　脂質代謝改善作用 …………………… 133	
4.3　糖尿病予防作用 ……………………… 134	

第7章　β-クリプトキサンチン　　矢野昌充

1　はじめに ………………………………… 138	研究 ………………………………… 140
2　β-クリプトキサンチンとは（機能性研究の現状） …………………………………… 138	3　β-クリプトキサンチンと抗メタボリックシンドローム …………………………… 141
2.1　β-cryの摂取源 ……………………… 139	3.1　糖尿病とβ-cry ……………………… 141
2.2　機能性研究の成果の特徴 …………… 139	3.2　その他メタボリックシンドローム関連疾患とβ-cry ……………………… 143
2.2.1　大規模疫学研究からの知見 … 140	
2.2.2　β-cry調製技術の開発をきっかけとする機能性研究の発展 …… 140	4　β-クリプトキサンチン調製技術 ……… 144
2.2.3　みかん産地における栄養疫学	5　おわりに ……………………………… 146

第8章　アントシアニン　　津田孝範

1　はじめに ………………………………… 148	4　アントシアニンと脂肪細胞機能 ……… 151
2　アントシアニンの化学 ………………… 148	5　アントシアニンの2型糖尿病に対する作用 ……………………………………… 153
3　アントシアニンと体脂肪蓄積抑制作用 ……………………………………………… 149	6　おわりに ……………………………… 156

第9章　クルクミノイド類　　上野有紀

1　アキュウコンとは ……………………… 158
2　クルクミノイドの抗酸化性 …………… 158
3　クルクミノイドの抗炎症作用 ………… 159
4　肥満における酸化ストレスとクルクミノイドによる脂肪細胞機能に対する効果 …… 159
5　クルクミンの生体内代謝とテトラヒドロクルクミン …………………………… 160
6　クルクミノイドの抗白内障作用 ……… 161
7　おわりに ………………………………… 163

第10章　フラボノイド ―エピガロカテキンガレート（EGCG）による脂肪燃焼作用―
Frank Thielecke，平松浩次郎

1　EGCG による脂肪燃焼について ……… 166
2　in vitro，動物試験による EGCG の抗肥満メカニズム ……………………………… 166
3　緑茶カテキンによるヒトでの抗肥満効果に関する研究 …………………………… 167
4　まとめ …………………………………… 171

第11章　オメガ3脂肪酸　　鈴木平光

1　はじめに ………………………………… 173
2　オメガ3脂肪酸とは …………………… 173
3　血圧とオメガ3脂肪酸摂取 …………… 175
　3.1　動物実験の結果 …………………… 175
　3.2　ヒト試験の結果 …………………… 175
4　血中脂質とオメガ3脂肪酸摂取 ……… 176
　4.1　動物実験の結果 …………………… 176
　4.2　ヒト試験の結果 …………………… 177
5　血糖とオメガ3脂肪酸摂取 …………… 178
　5.1　動物実験の結果 …………………… 178
　5.2　ヒト試験の結果 …………………… 179
6　おわりに ………………………………… 180

第12章　黒烏龍茶　　木曽良信

1　はじめに ………………………………… 183
2　ウーロン茶重合ポリフェノール（OTPP）のリパーゼ阻害作用 ………………… 184
3　ウーロン茶重合ポリフェノール（OTPP）のマウス血漿トリグリセリド上昇抑制効果 ………………………………………… 184
4　ウーロン茶重合ポリフェノール（OTPP）強化ウーロン茶摂取による血清トリグリセリド上昇抑制効果（ヒト試験） ……… 186
5　ウーロン茶重合ポリフェノール（OTPP）強化ウーロン茶摂取による便中脂肪排泄量の増加作用（ヒト試験） ………………… 187

6	ウーロン茶重合ポリフェノール（OTPP）強化ウーロン茶による過剰量継続摂取試験		（ヒト試験）	188
		7	おわりに	188

第13章　茶の抗肥満作用　　渡邊浩幸

1	はじめに	190	6 どのようなメカニズムか	193
2	茶カテキン	190	6.1　動物試験結果	194
3	茶の飲用経験	191	6.2　ヒト試験結果	194
4	ヒトにおける体脂肪低減作用	191	7 おわりに	196
5	どのようなヒトに有効か	192		

第14章　カカオ豆成分の生理作用　　宮澤陽夫

1	はじめに	198	4 カカオ豆脂質の新規機能性の探索	202
2	カカオ豆の歴史	198	5 おわりに	205
3	カカオ豆成分の機能性	199		

第15章　ゴマ　　菅野道廣，井手　隆，小野佳子

1	はじめに	207	4 脂質代謝改善，動脈硬化予防効果	211
2	抗肥満作用	209	5 おわりに	212
3	抗肥満作用の増強策	210		

第16章　柑橘類　　杉浦　実

1	はじめに	215	7 高脂血症予防と柑橘	220
2	柑橘類に含有される機能性成分	215	8 インスリン抵抗性・糖尿病予防と柑橘	221
3	メタボリックシンドロームと食行動	216		
4	心疾患，脳血管系疾患予防と柑橘	217	9 肝機能障害予防と柑橘	223
5	肥満予防と柑橘	218	10 おわりに	225
6	高血圧・動脈硬化予防と柑橘	218		

【第3編　企業編 ―肥満予防食品と開発動向―】

第1章　味の素㈱ ―カプシエイト類― 　降籏泰史，高橋迪雄 …… 229

第2章　明治製菓㈱ ―カカオポリフェノール― 　越阪部奈緒美 …… 236

第3章　サントリー㈱　木曽良信

1 はじめに ……………………… 240
2 黒烏龍茶 ……………………… 241
3 セサミン ……………………… 241
4 カロリー調整食品「diet's™」…… 243
5 おわりに ……………………… 246

第4章　花王㈱ ―脂質代謝亢進による抗肥満食品の利用― 　田中幸隆

1 はじめに ……………………… 247
2 ジアシルグリセロールを主成分とした食用油 ……………………… 247
 2.1 脂質と抗肥満 ………………… 247
 2.2 ジアシルグリセロールとその消化・吸収特性 ……………………… 248
 2.3 ジアシルグリセロールの抗肥満作用 ……………………… 249
 2.4 毎日の食生活の中での長期継続摂取試験から ……………………… 251
 2.5 食事療法への使用例から …… 252
3 茶カテキンを豊富に含んでいる飲料 … 253
 3.1 茶カテキン飲料の継続飲用による抗肥満作用 ……………………… 253
 3.2 茶カテキン飲料の継続飲用によるエネルギー代謝への影響 ……… 254
4 おわりに ……………………… 255

第5章　カゴメ㈱　相澤宏一，稲熊隆博

1 肥満の動向とその予防における野菜の役割 ……………………… 257
2 野菜成分の肥満に対する研究 …… 259
3 低カロリーで野菜を豊富に含む食品の開発 ……………………… 260
4 野菜摂取の重要性の認知向上 …… 261
5 おわりに ……………………… 261

第6章　三栄源エフ・エフ・アイ㈱
――コレステロール低下効果を示す植物ステロールの応用――　　折越英介

1　はじめに ……………………… 263
2　動脈硬化症の発症機序 ………… 264
3　植物ステロールについて ……… 265
4　植物ステロールの生理機能 …… 266
5　弊社の植物ステロール製品 …… 267
6　飲料中の植物ステロール安定化技術 …… 268
7　おわりに ……………………… 269

第7章　㈱琉球バイオリソース開発
――メタボリックシンドローム予防素材としての醗酵バガッセについて――　　藤野哲也

1　はじめに ……………………… 271
2　バガスと爆砕・発酵 …………… 271
3　食物繊維の機能性試験 ………… 273
3.1　腸内細菌と腸内環境改善効果 …… 273
3.2　抗酸化性 …………………… 274
4　まとめ ………………………… 276

第8章　オリザ油化㈱　　金森拓也，下田博司

1　コーヒー生豆エキス …………… 278
2　クルミポリフェノール ………… 280
3　カンカエキス ………………… 282
4　まとめ ………………………… 283

第9章　㈱東洋発酵 ――UNIFETH®（フィトステノン）――
村上雅紀，長島　直，鈴木邦夫

1　概要（特性・構造式） ………… 285
2　製造方法 ……………………… 286
3　食経験 ………………………… 287
4　安全性 ………………………… 287
5　効果試験 ……………………… 287
6　作用機序 ……………………… 289
7　食品への応用 ………………… 290
8　展望 …………………………… 291

第10章　㈱東洋新薬 ――葛花抽出物（葛の花エキス™）――　　岩本邦彦

1　概要 …………………………… 292
2　葛の花エキス™の製造方法および性状 …… 293
3　葛の花エキス™の機能性 ……… 293

3.1 抗肥満効果（*in vivo*）……………… 293
3.2 前駆脂肪細胞分化抑制効果（*in vitro*）
　　　　　　　　　　　　……………… 294
3.3 肝細胞内脂肪蓄積抑制効果（*in vitro*）

………………………………………… 294
3.4 抗肥満効果（臨床）……………… 295
4 おわりに ……………………………… 296

序編　バイオマーカーの開発

総論　バイオマーカーの開発

大澤俊彦*

1　はじめに

　2006年5月に発表された厚生労働省の統計（2004年度国民健康・栄養調査）によれば，日本人にとって肥満者といわれているBody Mass Index（BMI）が25以上の人口は，男女併せて2000万人以上，特に，30～60歳の男性と60歳代の女性の3割は肥満と報告されている。特に問題視されてきているのは，最近の食生活の変化により，過剰なカロリー摂取や脂肪摂取過剰が原因となった「メタボリックシンドローム」であり，予備群も併せてその数は1960万人と推定され，社会的にも大きな問題となっている。連日，関連の記事がジャーナリズムを賑わしているが，日本肥満学会，日本動脈硬化学会，日本糖尿病学会，日本高血圧学会，日本循環器学会，日本腎臓病学会，日本血栓止血学会，日本内科学会の8学会が日本におけるメタボリックシンドロームの診断基準をまとめて，2005年4月に公表した。この診断基準では，必須項目となる内臓脂肪蓄積（内臓脂肪面積100平方cm以上）のマーカーとして，ウエスト周囲径が男性で85cm，女性で90cm以上に加えて，①血清脂質異常（トリグリセリド値150mg/dL以上，またはHDLコレステロール値40mg/dL未満）②血圧高値（最高血圧130mmHg以上，または最低血圧85mmHg以上）③高血糖（空腹時血糖値110mg/dL）…の3項目のうち2つ以上が加わった場合が「メタボリックシンドローム」と判断され，最終的に動脈硬化症の要因となることが示されている。

　この「メタボリックシンドローム」が問題となるのは，もちろん，日本人全般に当てはまるが，特に注目を集めているのは沖縄県の現状である。厚生労働省，沖縄県の統計によると，25～50歳までの年齢層では，男性，女性ともに死亡率が全国平均より高く，女性はかろうじて全国一位の長寿を保っているものの，男性は26位と新聞に大きく報道されたことも記憶に新しい（図1）。最近の調査では，日本で肥満者とされるBody Mass Index（BMI）の値が25以上の頻度の割合は，沖縄県では男性が42.7%（全国平均：27.5%）であり，女性でも，28.4%（全国平均：18.9%）という高値であった。このままの状況が続くと，「世界最長寿」の看板も下ろさざるを得ず，その原因は，沖縄の伝統的な食生活から急激な欧米化が問題視されている[1]。われわれアジア人

＊　Toshihiko Osawa　名古屋大学　大学院生命農学研究科　応用分子生命科学専攻
　　食品機能化学研究室　教授

抗肥満食品・素材の開発と応用展開

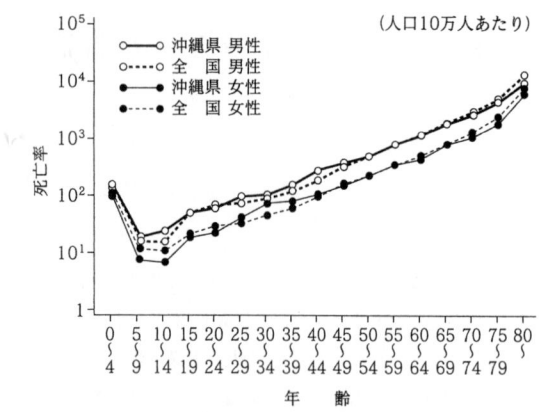

図1　沖縄県と全国平均の性・年齢階層別死亡率の比較

は，膵β細胞のインスリン分泌が欧米人に比べ2分の1程しかなく，そのために，欧米人では肥満とされないBMI25の「小太り」であっても，遺伝的な素因に加えて高脂肪食摂取などカロリー摂取過剰の環境要因が加わるとメタボリックシンドローム症を発症し，最終的に，動脈硬化や糖尿病を発症する危険性を持つようになる。そのために，寿命低下の傾向は，沖縄だけでなく，いずれ日本国民全体の問題として捉えざるを得ないと危惧されている。

健全なライフスタイルを過ごすために，誤った食生活や運動不足，喫煙，過度の飲酒，過度なストレスなどの「メタボリックシンドローム」の原因となる危険因子を除くことは「生活習慣病」と呼ばれる疾病の「一次予防」と呼ばれ，予防医学において重要視されてきている。なかでも，適当な運動の効果とともにカロリー制限の有効性に関しては，基礎から臨床研究まで数多くの研究が行われてきている。

2　メタボリックシンドロームとカロリー制限

老化制御に重要な役割を果たし，メタボリックシンドロームを予防し，慢性変性疾患を予防することで健康寿命の延長を可能とする臨床研究として「カロリー制限」に関して最初の科学的データが発表されたのは，70年以上も前の1935年であった[2]。その後，数多くの動物実験が行われ，栄養失調にならない程度のカロリー制限は，健康寿命を延長し，発がんや動脈硬化，糖尿病の発症など，あらゆる慢性疾患を予防できることが示されてきた[3]。実際に，げっ歯類で行われた実験データから，カロリー制限は，悪性腫瘍や腎臓疾患，動脈硬化や糖尿病の合併症，自己免

疫疾患など，多種多様な慢性疾患の低減に大きな役割を果たしていた。このような結果は，げっ歯動物だけでなくサルに制限食を与えた実験でも報告されている[4]。サルの一群に1日688カロリーの正常食を与え，もう一方の群には477カロリーの制限食を与えた実験で，両者を比較すると，正常食のサルの体重は31ポンド，制限食の場合は21ポンドと約3分の2であった。体重における脂肪分の割合は，正常食では25％に対して制限食では10％，中性脂質は正常食169に対して制限食の場合は67という低値で，血圧も制限食では低く，血糖値も正常食の71に対して制限食56，特に，インシュリンレベルは正常食93に対して制限食29という低値であった[5]。これらの結果は，「カロリー制限」が「メタボリックシンドローム」を抑制し，「動脈硬化」や「糖尿病の合併症」の予防にもつながることを示唆している。

　最近のヒトレベルでの興味ある「カロリー制限」の研究は，年齢と性別が同じで典型的な西洋型の食事をしている被験者群よりも30％も低いカロリー（1800kcal/日）を6.5年間摂取したところ，実験のスタート時に23.7であったBMIが19.6となった[6]。このボランティア試験は，十分な栄養摂取での長期的な「カロリー制限」が行われ，その結果，内臓脂肪が減少し，インスリン感受性や血中脂質，頸動脈の内・中肥厚など，虚血性心疾患のリスクファクターが改善したことが報告されている。また，最近行われた無作為比較試験では，肥満男性と肥満女性に6か月間，25％のカロリー制限を行うことにより，内臓脂肪量やインスリン抵抗性，代謝率や体温，酸化ストレスが低下し，ミトコンドリア産生が実証されている。しかし，カロリー制限協会（The Calorie Restriction Society）により，現在，重要課題とされているのは，「長期にわたるヒト臨床レベルでのカロリー制限研究で，内因性の科学的根拠を示すさまざまなバイオマーカーを決定すること」である。

　このような背景で，われわれの研究グループは，酸化ストレスに焦点を当てて研究を進めてきた。現在，一般的に受け入れられている説は，カロリー制限によりヒトをはじめとする好気性生物の代謝活性の速度を落とすことで，酸化ストレスによる生体損傷を抑制するという，考えである。しかし，カロリー制限の結果生じる代謝速度の低下は，数週間で回復することから，酸化的な損傷だけではなく，他の原因が推測された。その一つがグリケーションである。実は，カロリー制限で生じた代謝速度の低下は回復してもグルコースとインスリンは低いレベルのままであり，インスリン感受性も亢進しており，カロリー制限は，糖尿病の予防にも効果があることが示唆されている。すなわち，メタボリックシンドロームの進展により生体内のタンパク質のグリケーションが亢進するが，カロリー制限はインスリンとグルコースの血漿内レベルを低下させ，その結果，グリケーション反応で生じる糖化タンパク質の蓄積が少なくなるというものである。さらに最近では，糖尿病合併症の発症と酸化ストレスに関連した研究，なかでも，グリケーションと酸化ストレスに関連した報告は数多くなされており，最近，われわれも，酸化ストレスとグリ

ケーション終期生成物：Advanced Glycation Endproducts（AGEs）の関連性を示す一例として，糖尿病患者の尿中に多く排泄される酸化ストレスバイオマーカー，特に，過剰な炎症反応により生じるチロシン修飾物に注目している。しかしながら，酸化ストレスと疾病の発症との関連性に関しては，未知の部分も多く，バイオマーカーを用いた詳細な検討はこれからの課題である[7]。

3 ゲノム解析とニュートリゲノミクス

メタボリックシンドローム研究のみならず，食品機能評価研究に不可欠であると重要視されているのがゲノミクスである[8]。ゲノム情報を利用したゲノミクスは，まず，医療の分野で大きく発展したが，その背景には，目覚しいバイオテクノロジー研究の発展を基盤とした「DNAチップ」に関する研究の進展が大きく寄与している。DNAチップは，DNAプローブを基板上に高密度に集約化したもので，今では，一挙に数万の遺伝子発現や多型を解析できるようになっている。このようなアプローチは，治療を目的とした医療の分野のみならず，「がん」をはじめ「生活習慣病」と呼ばれる「疾病」の発症の予防の分野でも大きく注目されてきている。ヒトを構成する細胞は60兆個もあると推定され，それぞれの細胞には22,000種類に及ぶ遺伝子DNAが存在し，しかも個々の遺伝子の塩基配列の概要が解読され，また，ヒト以外の多くの動植物や微生物の全遺伝子も解明されてきている。このような背景で，欧米で注目を集めたのが，「栄養遺伝子学」，いわゆる「ニュートリゲノミクス」の誕生である。「ニュートリゲノミクス」という概念は，2002年にヨーロッパで誕生し，オランダに本部を置く"The European Nutrigenomics Organization (NuGO)"が設立されている。2004年には，カリフォルニア大学デービス校に"Nutritional Genomics Center of Excellence"が設立され，産官学の密接な連携により大きな成果をあげてきている。日本では，東京大学に「ニュートリゲノミクス」寄付講座が設立されており，その内容は，本書でも，阿部東大教授により紹介されている。このような遺伝子レベルでの研究アプローチの手法はタンパクレベルまで拡張され，DNAプローブの代わりにペプチドやタンパク質を基板上に固定化した「タンパクチップ」が注目されるなど，世界的な研究の方向は急展開しており，「ポストゲノム」研究，すなわち解明されたゲノム情報をどのように利用するかが重要な課題となってきている。

「ニュートリゲノミクス」の領域は，当初，ゲノミクス，トランスクリプトミクスを中心とした狭義の「遺伝子栄養学」の概念であったが，現在では，ゲノミクスからトランスクリプトミクス，プロテオミクス，メタボロミクスなど，いわゆる，オミクスと総称される解析法を利用した総合的な食品機能評価法の開発に発展しており，今後，益々未病診断や機能性食品評価に重要な役割を果たしつつある。現在では，ニュートリゲノミクスの概念も，当初は遺伝子レベルの解析

に限定されていたが，現在では，タンパク質レベルの解析まで拡張されている．

4 DNAチップからタンパクチップへ

「ゲノム解析」から「プロテオーム解析」，すなわち，遺伝子発現以後のタンパク質発現段階，さらに，続く反応，特に，ポストトランスレーション段階におけるタンパク質の化学修飾反応の重要性が大きく注目されている（図2）[8]．一般的に「プロテオーム解析」は，mRNAを介したタンパク合成の段階で生じた莫大な数にのぼるタンパク質の網羅的な解析を目的としたもので，世界的に見てもようやくスタートについたばかりであるというのが実情である．遺伝子には，どのようにタンパク質を作るかという情報はインプットされているが，タンパク質がどのような機能を持っているのか，一番本質的に大事な情報は不明であり，例えば，遺伝子の変異と病気の関係は理解できても，遺伝子がつくりだすタンパク質が研究されないと，疾患の予防や治療には結びつかない．しかしながら，X線解析や高感度核磁気共鳴（NMR）を用いてタンパク質の構造や機能が明らかとなれば，新しい創薬にも大きな力を発揮する．しかし，ゲノム情報をもとに作製されたアミノ酸配列と表を照らし合わせれば，個々のタンパク質それぞれのX線解析など，構造解析がなされなくても，タンパク質の3次構造や機能が予測できるようになる．このように，網羅的なタンパク質の構造・機能解析が行われることは，生命の理解にも不可欠であり，タンパク質の基本構造を網羅的に決定しようとするプロジェクトが1995年に開始され，最近まで計画は日本が先行していたが，重要性に気づいた欧米も急速に追ってきているのが現状である．

しかし，発現タンパク質の同定だけでは生体システムを根本的に理解することはできず，それらの相互作用の解析が不可欠である．タンパクチップはタンパク質間相互作用の高感度かつハイ

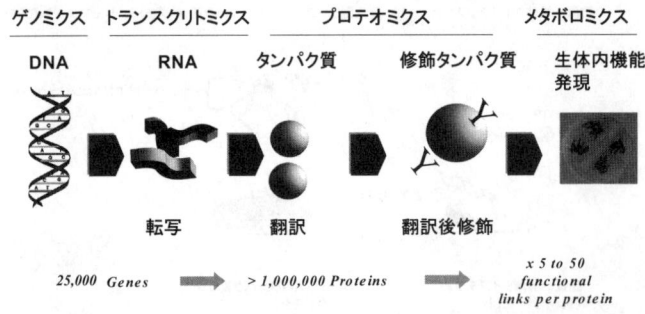

図2　分子レベルでメタボリックシンドロームを理解するうえで「プロテオーム解析」は必須である

スループットな解析法として注目を浴びている。タンパクチップには大きく分けて2つの種類がある。主に，ペプチドも含めたタンパク質の活性発現解析や精製などに用いられるケミカルチップと，タンパク質の相互作用を見るための特異的な結合を見るためのバイオロジカルチップである。ケミカルチップは，タンパク質の持つ疎水性基の反応性を利用した反応や，陽イオン交換体や陰イオン交換体を固定し，イオン性基の吸着力を利用した反応，また，タンパク質中の金属イオンとのキレート力を利用した反応などが知られている。しかし，このような物理化学的性質を利用したタンパク質の固定法は限界があり，研究の主流が，バイオロジカルチップの開発である。

図3に，バイオロジカルな反応を利用して固定化されたプロテインチップの代表例を示しておく。臨床診断や未病診断，さらには，機能性食品の評価に利用される抗体チップは，抗原－抗体反応を利用し，抗体を基盤上に固定化したタンパクチップで，現在，最も主流である（図4）。その外に，タンパク質－タンパク質やタンパク質－ペプチド，タンパク質－薬物，酵素－基質，さらには，DNA同士の相互反応を利用してDNA-タンパク質のコンジュゲートを特異的に結合させる方法など，さまざまな手法が開発されてきている。抗体をはじめとするタンパク質やペプチドなどの固定化法として最も一般的なのは，ニトロセルロース膜やアクリルアミド－ポリエチレングリコールのグラフトポリマーをコートした基板上に，タンパク質やペプチドをドットプロットの手法でスポットする物理化学的手法である。他にもさまざまなタンパク質固定法が開発され，例えば，DNAチップで一般的なポリリシンコートスライド上へスポットする方法や，

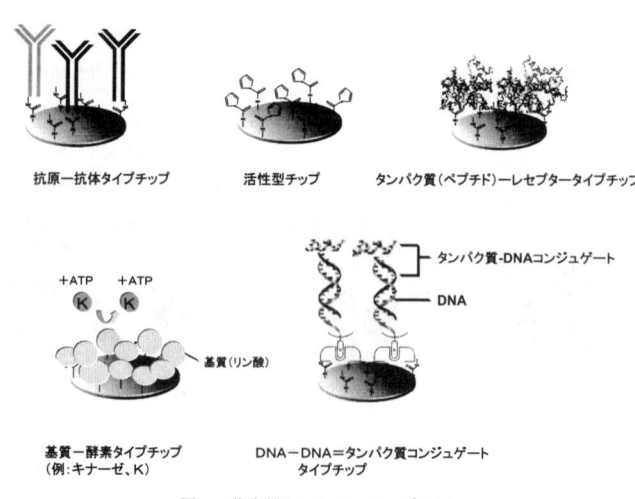

図3　代表的なタンパクチップの例

総論　バイオマーカーの開発

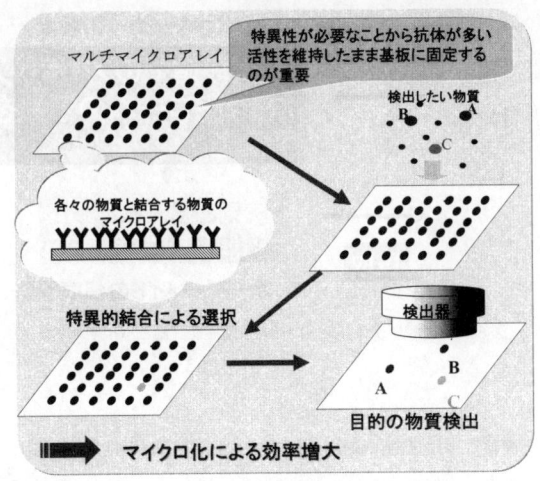

図4　マイクロアレイを利用した「抗体チップ」開発の概念

オリゴヒスチジンタグを介したニッケル錯体で表面修飾された基板への固定化などが開発されている。さらには，強力な結合であるビオチン－アビジン相互反応を用いる手法や，カルボキシル基のみ標識されたビオチンを介してタンパク質を同方向に固定化させるように工夫された固定化法，アミノ基との高い親和性が特徴のクラウンエーテルを利用した固定化法や，互いに凝集する性質のある感熱性タンパク質の会合性を利用し固定化する方法，また，基板表面が自由に修飾できるポリエチレングリコール修飾自己組織化膜（SAM）の開発など，多くの開発研究が進められている。しかしながら，現在，最も開発研究の進んでいる抗体チップでさえ，基板上に固定化された抗体の無秩序性により非特異的なタンパク質が結合するなど，抗原を特異的に検出するに十分な感度・精度が得られていないのが現状である。さらに，相互作用の検出方式として，今まで一般的な手法として，蛍光検出が利用されているが，蛍光標識によるタンパク質の失活，蛍光分子に起因する検出エラー，タンパクチップの価格の高いこと，さらには，検出機器の大型化・高価格化などの問題点が指摘されている。

　このような背景で，われわれの研究グループも，網羅的なプロテオーム解析ではなく，「ポストトランスレーション」の段階で，ライフスタイルや食生活により生じた疾病とはいえない未病段階における生体傷害の程度を，血液や尿，唾液などを対象に，今まで開発した「酸化ストレスバイオマーカー」を中心に，新たに，「疾患予防バイオマーカー」を組み合わせることで，非侵襲的に測定しようというプロジェクトをスタートさせた（図5）。簡単に入手しうる唾液や血液，

抗肥満食品・素材の開発と応用展開

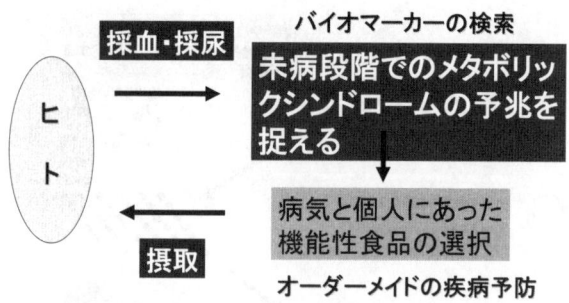

図5　メタボリックシンドローム予防機能評価とバイオマーカー

尿などの素材に，簡便かつ定量的に未病段階における疾患予防を測定することで，まだ未病の段階なのか，それとも既に病気の段階なのかを診断し，個人個人に適した食生活を指導するとともに，機能性食品開発の評価に応用することができないものかと考えるようになった[8]。

5　「抗体チップ」の開発

われわれの日常生活に必要な酸素も，過剰発現することにより直接，タンパク質やDNA，リン脂質を攻撃し，酸化的に修飾された「酸化修飾物」が生成する。さらに「活性酸素・フリーラジカル」は，細胞膜や脳組織を構成する脂質（多価不飽和脂肪酸と呼ばれる酸化されやすい脂肪酸が中心である）を攻撃し，反応性の高い「脂質過酸化物」が生成する。これらもタンパク質やDNA，リン脂質と反応して「付加体」が作られる[9]。われわれは，このような付加体をウサギやマウスに抗原として注射することで，酸化ストレスに特異的な30種類以上の「抗体」を得ることができた[9]。われわれは，肥満に基づく種々のバイオマーカー，例えば，アディポネクチンやレプチン，mcp-1やレジスチンをはじめ，TNF-αやIL-6など，未病段階でメタボリックシンドローム診断を行うとともに，糖尿病合併症や動脈硬化症の予防に期待できる食品の機能性測定に効果が期待できる酸化ストレスバイオマーカーを組み合わせてチップ上にインプリンティングし，最終的には，メタボリックシンドローム予防の分子レベルにおける機能評価を行おうとする試みである（図6）[10]。具体的には，一滴の血液や唾液，尿を対象に，疾患予防バイオマーカーや酸化ストレスバイオマーカーに特異的なモノクローナル抗体を，スライドガラス上にスピンコートされたアゾポリマーに光照射によりインプリンティングすることで「抗体チップ」を作製し，化学発光で未病診断とともに食品機能性の評価を測定しようというものである。この抗体チップ

総論　バイオマーカーの開発

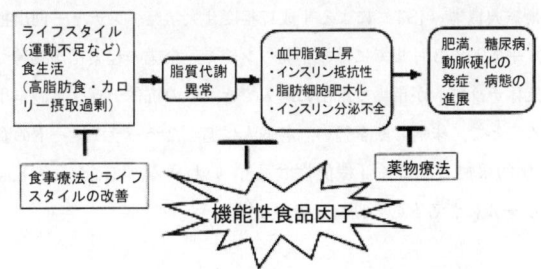

図6　「メタボリックシンドローム」予防機能食品の役割

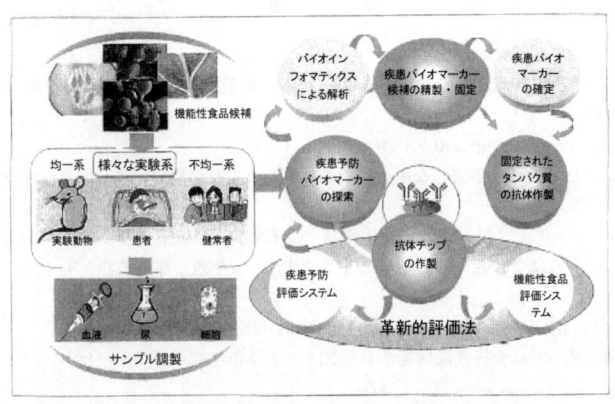

図7　「抗体チップ」利用によるメタボリックシンドロームの疾患予防
　　バイオマーカーの開発と食品機能評価利用への概念図

は，豊田中央研究所との共同研究で新規に開発したアゾ色素含有ポリマーをスライドグラスにスピンコートされた基板に，種々のモノクローナル抗体をインプリンティングしようというものである。

　現在，6,000億円以上の市場規模で今後も増加し続ける「特定保健用食品」（トクホ）もヒトレベルでの臨床データが認可の必須条件となっている。これらの傾向は，今後，いっそう強まり，国家レベルでの大規模介入試験の必要性が唱えられ，また，バイオマーカーに基づいた大規模な分子疫学研究の重要性も認識されてきている[7]。そのためにも，微量の血液や唾液，尿中に存在する「バイオマーカー」に着目し，われわれが開発した「抗体チップ」を用いて，科学的根拠を持つ機能性食品の開発のための評価システムの開発が最終的な目標である（図7）。このプロジ

11

ェクトは,科学技術振興機構(JST)による平成17年度「大学発ベンチャー創出推進事業」に選定されているので,平成20年3月までには大学発ベンチャー企業の起業化が義務づけられているので一年以内に「抗体チップ」が市場で自由に購入でき,この抗体チップと測定用機器を予防医学の分野に応用することで,未病診断を行い,各個人に適したテーラーメードの食指導が可能になるとともに,科学的根拠に基づく「機能性食品」,いわゆる,"Evidence-based Functional Foods"の開発へのツールになるものと期待している[11]。

文　献

1) 大澤俊彦,生活習慣病とがん罹患リスク—肥満,脂質摂取など,医学と薬学,**55**(3),311-321(2006)
2) C.M. McCay et al., *J. Nutr.*, **10**, 63-79 (1935)
3) L. Fontana, ヒトにおける適切な栄養摂取を伴ったカロリー制限と老化,実験医学,**25**(12),1807-1815(2007)
4) 大澤俊彦,アンチエイジングと抗酸化食品,臨床栄養,**110**(3),265-273(2007)
5) L. Hayflick, "人はなぜ老いるのか—老化の生物学"(今西二郎,穂北久美子訳),三田出版会(1996)
6) L. Fontana et al., *Proc. Natl. Acad. Sci. USA*, **101**, 6659-6663 (2004)
7) 大澤俊彦監修,がん予防食品開発の新展開——予防医学におけるバイオマーカーの評価システム——,シーエムシー出版(2005)
8) 吉川敏一,大澤俊彦監修,アンチエイジングと機能性食品——今なぜバイオマーカーか——,シーエムシー出版(2006)
9) 大澤俊彦,酸化傷害バイオマーカーの免疫化学的測定法,酸化ストレスナビゲーター(倉林正彦監修,山岸昌一編集),メディカルレビュー社,pp.198-199(2005)
10) 大澤俊彦,食品の生理機能評価の新展開と将来展望,食品の生理機能評価法(日本栄養・食糧学会監修,津田孝範,堀尾文彦,横越英彦責任編集),研ぱく社,p.178-192(2007)
11) 大澤俊彦,世界の機能性食品開発の動向とCODEXの指針,医薬ジャーナル,**41**(8),2036-2043(2005)

第1編　基盤的研究

第1章　アディポネクチンとそのレセプター

山内敏正[*1]，門脇　孝[*2]

1　はじめに

　日本人の糖尿病・メタボリックシンドローム患者数は増加の一途をたどっている。その主因は，肥満・インスリン抵抗性要因が増加しているためと考えられる。メタボリックシンドロームは，我が国の死因の第一位を占める心血管疾患（心筋梗塞，脳梗塞等）の主要な原因になっていると考えられる（図1）。したがって，肥満とインスリン抵抗性の原因の解明とそれに立脚した予防法や治療法の確立が心血管疾患予防のためにも極めて重要である。

　肥満がインスリン抵抗性を惹起するメカニズムは長らく不明であった。メタボリックシンドロームの原因となる肥満はもっぱら脂肪細胞肥大によって生ずると考えられる。脂肪組織は余剰の

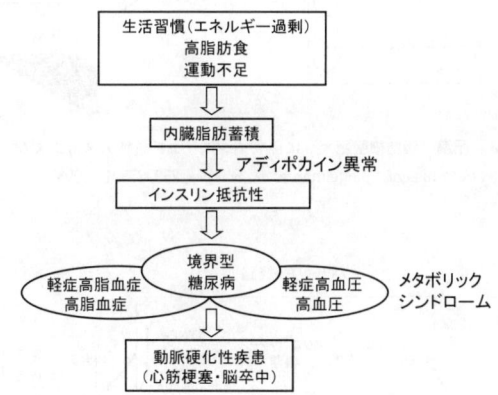

図1　エネルギー過剰の生活習慣は内臓脂肪蓄積・インスリン抵抗性を介し
　　　メタボリックシンドロームの原因となる

[*1]　Toshimasa Yamauchi　東京大学　大学院医学系研究科　糖尿病・代謝内科
　　　統合的分子代謝疾患科学講座　客員准教授
[*2]　Takashi Kadowaki　東京大学　大学院医学系研究科　糖尿病・代謝内科　教授

抗肥満食品・素材の開発と応用展開

エネルギーを中性脂肪の形で貯蔵するという従来から知られている機能に加えて，レプチンを筆頭にTNFαやレジスチン，FFAなど種々の生理活性分子"アディポカイン"を分泌する内分泌器官としての機能を有することが知られるようになり，注目されている。肥大した脂肪細胞からはTNFα，レジスチン，FFAが多量に産生・分泌され，骨格筋や肝臓でインスリンの情報伝達を障害しインスリン抵抗性を惹起することが明らかとなってきた（図2）。

最近，肥大化した脂肪細胞からケモカインのひとつであるMCP-1が多く発現・分泌されることを介してマクロファージが脂肪組織に浸潤してくること，この浸潤してきたマクロファージと肥大化した脂肪細胞が相互作用することによって炎症が惹起されインスリン抵抗性が発症，あるいは増悪する，という仮説が発表され，注目を集めている（図3）[1]。このインスリン抵抗性惹

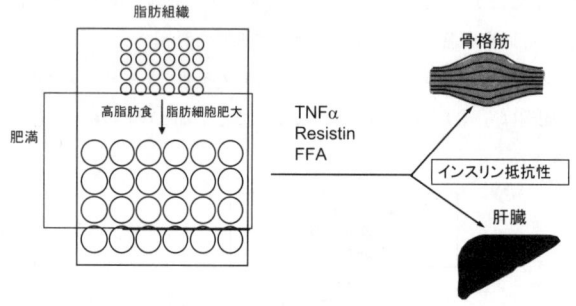

図2　肥満（脂肪細胞肥大）に伴うインスリン抵抗性のメカニズム
（Hotamisligil, Spiegelman *et al.*, *Science*, **259**, 87-91 (1993)）

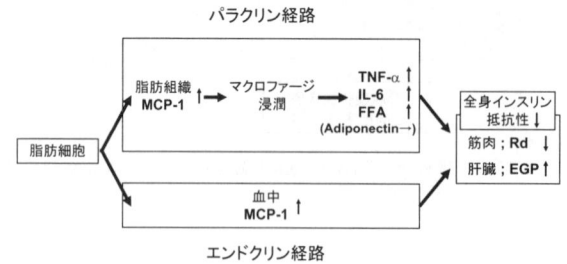

図3　白色脂肪組織へのMCP-1の発現はパラクリンおよびエンドクリン経路を介して全身のインスリン抵抗性を惹起する
（*J. Biol. Chem.*, **281**, 26602-26614 (2006)）
（*J. Clin. Invest.*, **116**, 1494-1505 (2006)）

第1章 アディポネクチンとそのレセプター

起の悪循環に関わる悪玉アディポカインが多種類存在するのに対し，興味深いことに，この悪循環を遮断しうる抗炎症作用を有する善玉アディポカインは，これまでのところアディポネクチンしか知られていない（図4）．さらに，このアディポネクチンの低下が将来の糖尿病発症の最も良い予知マーカーになるということが臨床データーとして示されていることから（図5）[2]，肥満に伴う炎症・インスリン抵抗性惹起の発症・増悪において，アディポネクチンの低下が中心的な役割を果たしていることが推察される（図4）．本稿ではこのような観点からアディポネクチンとそのレセプターからみたメタボリックシンドロームについて概説する．

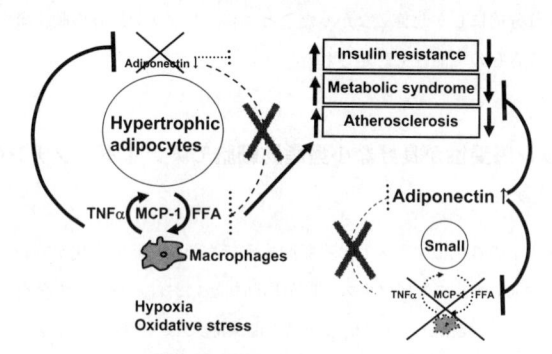

図4 アディポカインネットワーク
―インスリン抵抗性，メタボリックシンドローム，動脈硬化―

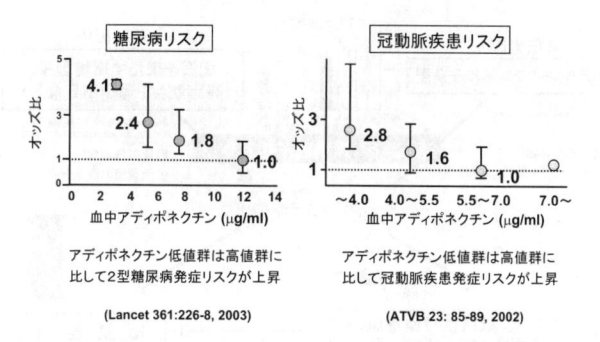

図5 血中アディポネクチン低下に伴って2型糖尿病・冠動脈疾患発症のリスクが上昇する

2 脂肪組織由来インスリン感受性ホルモンの存在の可能性

ヒト・マウスにおいて，脂肪が無くてインスリン抵抗性を呈する脂肪萎縮性糖尿病の病態が存在することが知られていた。しかしながら，一見肥満と反対の状態に思えるのに，何故インスリン抵抗性が惹起されるかは不明であった。脂肪萎縮性糖尿病マウスのインスリン抵抗性が正常な脂肪組織の移植により完全に改善したことより，正常な脂肪組織はインスリン感受性ホルモンを分泌しているという可能性も考えられた。先ずレプチンにインスリン抵抗性改善作用があることが，報告された[3]。しかしながら生理的な濃度のレプチンの補充のみでは脂肪萎縮性糖尿病のインスリン抵抗性が部分的にしか改善しなかったことより，レプチン以外の脂肪組織由来インスリン感受性ホルモンの存在の可能性も想定された。

3 インスリン感受性が良好な小型脂肪細胞でアディポネクチンの発現が亢進している

そこで，高脂肪食下の野生型マウスと，高脂肪食下でも脂肪細胞肥大化が抑制されインスリン感受性が良好なPPARγヘテロ欠損マウスの白色脂肪組織における遺伝子の発現パターンの違いをDNAチップを用いて比較検討し（図6），小型脂肪細胞では，アディポネクチンが多く発現しているのを見出した。アディポネクチンは脂肪細胞特異的に発現している分泌蛋白である[4,5]が，

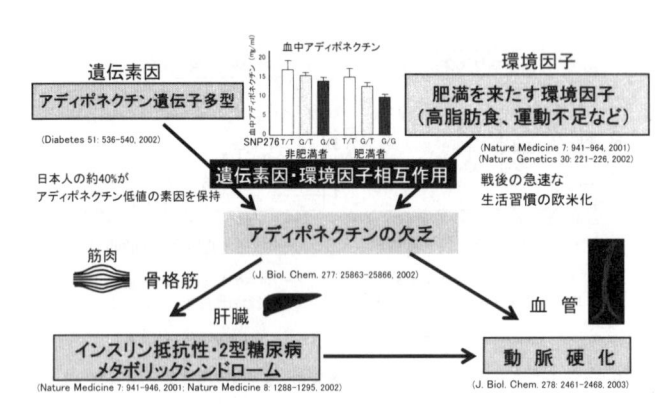

図6 アディポネクチンの遺伝的・後天的欠乏は2型糖尿病・メタボリックシンドローム・心血管病の主要な原因である
（アディポネクチン仮説：*J. Clin. Invest.*, **116**, 1784-1792（2006））

当時，機能に関しては未知であったが，上記我々の結果から，アディポネクチンは，脂肪組織由来のインスリン感受性因子の有力な候補と考えられた（図4，6）。

4 アディポネクチン遺伝子は日本人2型糖尿病の主要な疾患感受性遺伝子である

当研究室はフランスのFroguel博士との共同研究で，日本人2型糖尿病の原因遺伝子を同定するために，224組の罹患同胞について全ゲノムスキャンを行った。その結果，9ヶ所の染色体領域で日本人2型糖尿病との連鎖が示唆された[6]。これらの領域で3q26-q28領域にはアディポネクチン遺伝子が存在する。そこでアディポネクチン遺伝子のSNP（single nucleotide polymorphism）解析を行った[7]。ひとつのSNPで血中アディポネクチンが低値となる遺伝子型があり，その保持者はインスリン抵抗性指標が有意に高値で，2型糖尿病発症リスクも有意に高いことが示された（図6）[7]。

5 アディポネクチンは白色脂肪細胞由来の主要なインスリン感受性ホルモンである

アディポネクチン欠乏を有する脂肪萎縮性糖尿病マウス[8]に対して遺伝子組み換えで作成した全長のアディポネクチンを生理的な濃度で補充したところ，インスリン抵抗性，高FFA血症，高中性脂肪血症の改善が認められた（図4，6）[9]。

6 アディポネクチンの補充はメタボリックシンドロームモデルマウスのインスリン抵抗性を改善する

メタボリックシンドロームのモデルマウスにおいて高脂肪食の負荷により，アディポネクチンの血中レベルは低下し，これに伴い，インスリン抵抗性，高脂血症が惹起された（図4，6）[9]。
これに対して生理的な濃度のアディポネクチンの補充を行うと，インスリン抵抗性，高脂血症が改善した[9]。これらの成績から，肥満ではアディポネクチンの分泌が低下し，インスリン抵抗性やメタボリックシンドローム，2型糖尿病の原因となっていること，アディポネクチン補充は肥満に伴うこれらの効果的な治療手段となることが明らかとなった（図4，6）。
これとは独立にLodishらのグループにより，球状のアディポネクチンが骨格筋で脂肪酸燃焼を促進すること[10]，およびSchererらのグループによりアディポネクチンが肝臓においてインス

リン感受性を増加させ，糖新生を抑制して血糖を低下させうることが報告された[11]。

7 アディポネクチン一因子の低下でメタボリックシンドロームの主徴候が出現しうる

アディポネクチン欠損マウスでは，インスリン抵抗性・耐糖能障害・高脂血症が存在することが示唆された[12]。これとは独立に，松澤先生らのグループにより，高血圧が惹起されることが報告されている[13]。これらのことより，肥満によってアディポネクチンレベルが低下することが，メタボリックシンドロームの主徴候である糖尿病・高脂血症・高血圧を惹起する原因の少なくとも一部になっていることが示唆された（図4，6）。

8 アディポネクチンはPPARαを活性化する

アディポネクチンの投与実験[10]，あるいは過剰発現マウス[15]によって，脂肪酸燃焼に関わるACOやエネルギー浪費に関わるUCPの発現を増加させることが明らかとなった。これらの遺伝子はPPARαの標的遺伝子であるが，PPARαの発現量そのもの[9]，さらに内因性リガンド活性が増加しているのも認められた（図7）[14]。

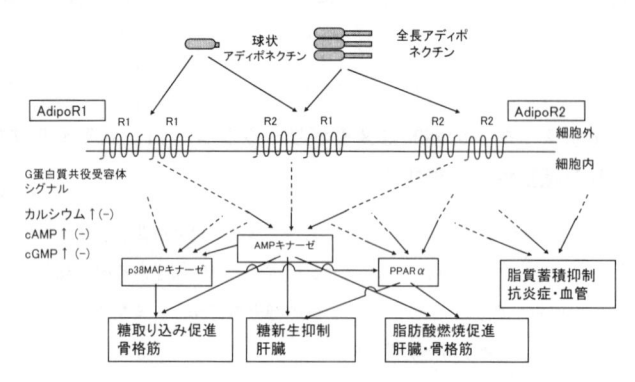

図7 細胞レベルでのアディポネクチンの作用メカニズム
（T. Yamauchi et al., Nature, **423**, 762-768 (2003)）

9 アディポネクチンはAMPKを活性化する

アディポネクチンがAMPKを活性化するのが認められた．ドミナントネガティブAMPKを用いた検討により，アディポネクチンによる骨格筋での脂肪酸燃焼，糖取込み，糖利用の促進，肝臓での糖新生の抑制，in vivoでのアディポネクチンの投与で認められる急性の血糖値の低下は，少なくとも一部AMPKの活性化を介したものである可能性が示された[15]．これとは独立にRudermanらのグループにより，球状のアディポネクチンが骨格筋でAMPKを活性化することが報告された[16]．また，脂肪細胞においても球状アディポネクチンがAMPKを活性化することが報告された（図7）[17]．

10 アディポネクチンによる血管壁に対する直接的抗動脈硬化作用
― アディポネクチンは血管壁において脂質取込み・炎症を抑制する ―

アディポネクチン欠損マウスを用いて，cuff injuryに対する内膜肥厚を評価する系で，2倍程度有意に増加しており，アディポネクチンが生理的にin vivoで抗動脈硬化因子として作用していることを示した（図4，6）[12]．

さらに，apoE欠損マウスにアディポネクチンをtransgeneとして発現させることにより，in vivoにおいて抗動脈硬化作用を有することを示した．その作用機構として，脂質蓄積の低減とTNF（tumor necrosis factor）αなどの炎症に関わる分子の発現抑制などの作用を有することを示した[14]．アディポネクチンがin vivoにおいて抗動脈硬化作用を有することは，大阪大学のグループによっても独立に示されている[18]．

11 アディポネクチン受容体のクローニング，細胞内情報伝達と培養細胞での機能解析

特異的結合を指標にした発現クローニング法により，アディポネクチン受容体AdipoR1とAdipoR2を同定した[19]．siRNAを用いた実験などにより，AdipoR1とR2はアディポネクチンの受容体であり，AMPキナーゼ，およびPPARαの活性化などを介し，脂肪酸燃焼や糖取込み促進作用を伝達していることを培養細胞のレベルで示した（図7）．

尚，最近我々とは独立に，全く異なった方法（two-hybrid法）を用いて，AdipoRのC末側でアディポネクチンと結合すること，およびN末側で細胞内に存在するシグナル分子と結合することが示されている[20]．

また，Lodishらのグループは細胞内ドメインを持たないTカドヘリンがアディポネクチンの受容体となりうる[21]，と報告したが，不明な点も多く，遺伝子改変動物を用いた解析が強く待ち望まれていた．

12 肥満ではアディポネクチン低下・アディポネクチン感受性低下の両方が存在する

Ob/obマウスの骨格筋・脂肪組織においては，AdipoR1・R2の発現量が低下し，それと共にアディポネクチンの膜分画への結合，AMPキナーゼ活性化が低下しており，AdipoR1・R2発現量がアディポネクチン感受性制御に重要な役割を果たしている可能性が示唆された（図8）[22]．

13 PPARα作動薬は肥満で低下したAdipoRを増加させる

PPARα作動薬は脂肪組織においてAdipoR1・R2発現量を回復させ[23]，MCP-1の発現・マクロファージの浸潤を抑制し，炎症を低減させているのが認められた（図9）．アディポネクチンの血中レベルを増加させるPPARγアゴニストとの併用，あるいはPPARαγのデュアルアゴニストは実際にモデルマウスで相加効果を発揮しており，現在臨床治験が進んでいるPPARαγのデュアルアゴニストの作用機構を少なくとも一部説明するものと考えられた（図9）．

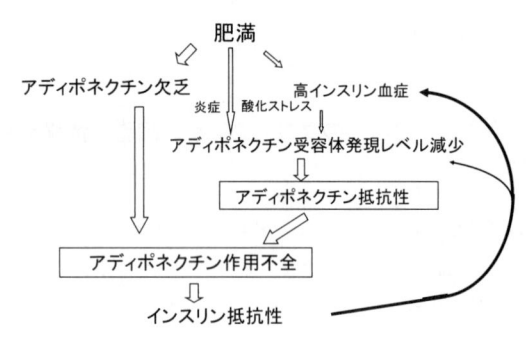

図8 アディポネクチン受容体発現とインスリン抵抗性
（A. Tsuchida, T. Yamauchi, T. Kadowaki *et al., J. Biol. Chem.,* **279**, 30817-30822（2004））

第1章　アディポネクチンとそのレセプター

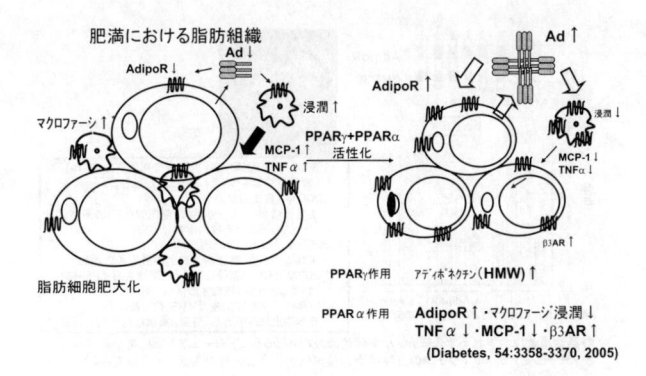

図9　PPARγおよびPPARα活性化によるアディポネクチン作用の増強と脂肪細胞における炎症の改善（作業仮説）

14　AdipoRのアゴニストの開発

オスモチンがアディポネクチン受容体の作動薬となり得る事を見出した[24]。オスモチンを始めとした植物防御ペプチドファミリー5に属する蛋白は種々の植物（野菜・果物など）に豊富に多種類存在し，オスモチン以外にもAdipoR活性化能を有する蛋白の存在する可能性がある。したがって，摂取する植物の種類・量がメタボリックシンドロームの分子基盤の一部を形成している可能性もある。また，構造と機能の関係を研究することによりAdipoRアゴニストを開発出来る可能性があるものと考えられた（図10）。

15　高分子量アディポネクチンの意義と増加させる薬剤の探索

アディポネクチンは血中において，高分子量，中分子量，低分子量の少なくとも3種類以上の多量体構造をとって，存在することが明らかとなっている。我々は，高分子量アディポネクチンを特異的に形成出来なくなる変異を有するヒトが，糖尿病になることを報告した（図11）[25]。さらに肥満・インスリン抵抗性においては，高分子量のアディポネクチンが特に低下することを見出した（図12）[23]。そこで，高分子量のアディポネクチンの量を増加させる方法を探索したところ，PPARγ作動薬・カロリー制限によって，増加させることが出来ることが明らかとなっている（図12）[23]。

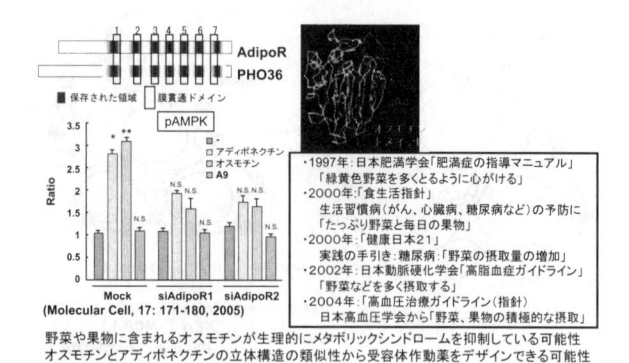

図10 AdipoRの酵母ホモログ（PHO36）のリガンドであるオスモチンがAdipoRを介して骨格筋細胞でAMPキナーゼを活性化した

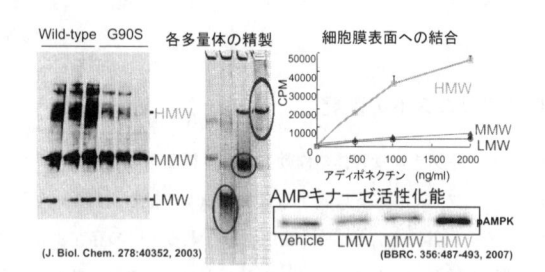

図11 高活性アディポネクチン（HMW）の同定
高分子多量体（HMW）の比率が低下する遺伝子変異を有するヒトは糖尿病を呈する

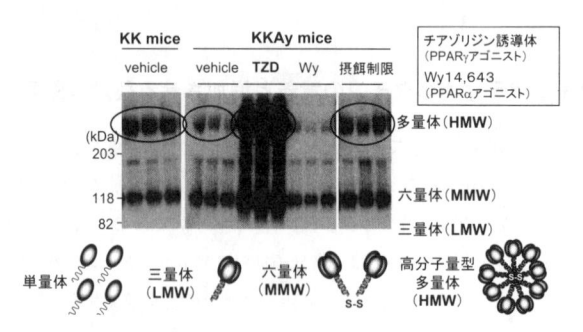

図12 KKマウスに対し，KKAyマウスではアディポネクチン高分子量型多量体の割合が減少し，PPARγアゴニストは高分子量型多量体の割合を増加させた
摂餌制限によっても高分子量型多量体が増加した

（A. Tsuchida, T. Yamauchi, T. Kadowaki *et al., Diabetes,* 54, 3358-3370（2005））

16 PPARγ作動薬による抗糖尿病作用におけるアディポネクチンの意義

　PPARγ作動薬の作用発現におけるアディポネクチンの寄与は，その欠損マウス[12]を用いて決定することが出来る。我々はPPARγ作動薬のインスリン抵抗性改善作用は，アディポネクチン依存性・非依存性両方の経路を介して作用を発揮していることを示した[25]。すなわちPPARγ作動薬は，転写促進を介してアディポネクチンを増加させ，主に肝臓に作用し，AMPKの活性化などにより，糖新生を抑制するなどして，インスリンの必要量を減らすことなどにより，インスリン抵抗性を改善させる作用を有していた。また一方，直接の転写促進を介したアディポネクチン増加に加え，PPARγ作動薬は，脂肪細胞分化を促進して脂肪細胞を小型化させ，MCP-1の発現レベルを低下させるなどして，インスリン抵抗性惹起性のアディポカインを低下させ，それら等を介して，骨格筋・肝臓のインスリン抵抗性を改善させていることを示した[25]。

17 HMWアディポネクチンの測定意義

　これまでヒト血中アディポネクチンの総量を測定することが，その時のインスリン抵抗性やメタボリック症候群と強く相関すること，また血中アディポネクチンの総量が低いことが，将来の糖尿病発症の最も強い予測因子となることが報告されている[2]が，高分子量アディポネクチンを測定することが，これらのより良い指標となる可能性が考えられたので，その測定系を共同で開発し[26]，東大循環器内科との共同研究でinformed consentを取った上で実際に測定し，そうであることを示した（図13）[27]。

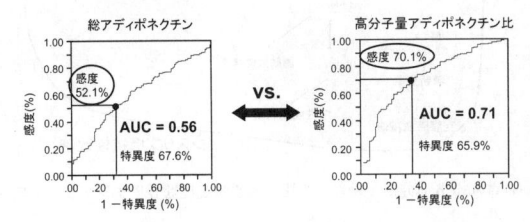

図13　メタボリックシンドローム診断における有用性の比較（ROC曲線）
高分子量アディポネクチン比は総アディポネクチン値に比してもメタボリックシンドロームの診断に有用である。
（*Clinica Chemica Acta*, **372**, 47-53 (2006)； *Diabetes Care*, **29**, 1357-1362 (2006)）

18　AdipoRの生理的・病態生理的意義

我々は発生工学的手法によりAdipoR1，AdipoR2の遺伝子欠損マウスを作成し，AdipoR1とAdipoR2の両方をノックアウトすると，アディポネクチンの結合と作用が消失すること，すなわち，AdipoR1，AdipoR2が生体内におけるアディポネクチンの主要な受容体であることを示した[28]。またAdipoR1欠損マウスが耐糖能障害とインスリン抵抗性を，AdipoR2欠損マウスがインスリン抵抗性を，AdipoR1・R2ダブル欠損マウスは両者を足し合わせたようなより顕著な糖尿病とインスリン抵抗性を呈した。そのメカニズムとしてAdipoR1・R2ダブル欠損マウスでは，インスリンの標的器官において，中性脂肪含量・炎症・酸化ストレスの増加が存在し，糖新生の亢進と糖利用の低下の両者が認められた。さらに，メタボリックシンドロームのモデル動物においては，このAdipoR1，AdipoR2の量が低下していてメタボリック症候群の原因の一部になっていること，および，AdipoR1の発現量をアディポネクチン存在下に増加させることはAMPKの活性化をもたらす事（図14），AdipoR2の量を増加させることはPPARαの活性化，抗炎症・抗酸化ストレス作用を介して，実際に生体内においてメタボリック症候群を改善させることを示した（図15）[28]。

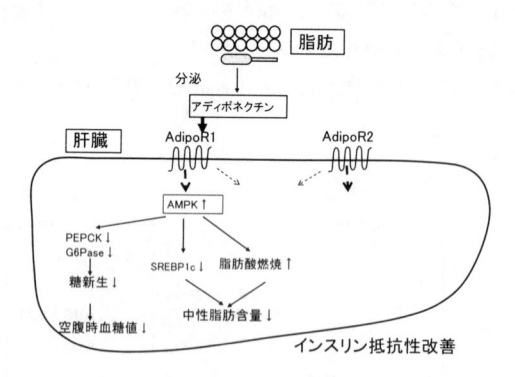

図14　AdipoR1はAMPKを介して糖新生や脂肪酸燃焼を促進してインスリン抵抗性を改善させる

第1章　アディポネクチンとそのレセプター

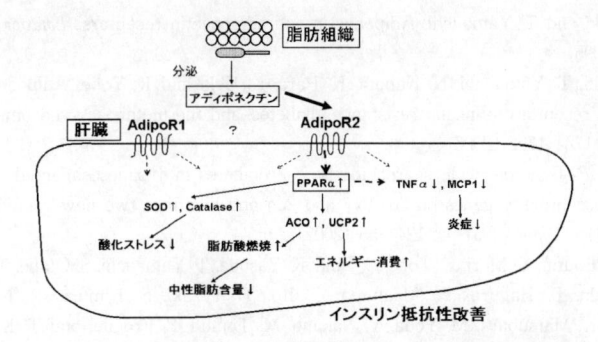

図15　AdipoR2はPPARαを介して脂肪酸燃焼やエネルギー消費を促進すると共に，抗炎症・抗酸化ストレス作用を発揮して，インスリン抵抗性を改善させる
（T. Yamauchi *et al.*, *Nature Medicine*, **13**, 332-339（2007））

19　おわりに

　遺伝子改変動物を用いた検討により，AdipoR1・R2が生体内においてアディポネクチンの結合と作用に必須の主要な受容体であることが明らかとなった。またAdipoR1・R2は生体内において実際に，糖・脂質代謝，炎症・酸化ストレスの制御に重要な役割を果たすことが明らかとなった。さらにAdipoR1はAMPK活性化の経路と，AdipoR2はPPARα活性化の経路とより強くリンクしており，アディポネクチンによる細胞内シグナル伝達において，役割分担をしていることが明らかとなった。さらにメタボリックシンドロームのモデルマウスにおいては，AdipoRが低下していることもその病態の原因の少なくとも一部になっていること，そしてAdipoR発現増加剤はAdipoR作動薬と共に，新規の抗メタボリックシンドローム薬，抗動脈硬化薬開発の道を切り開くものと期待出来ることが明らかとなった。

文　　献

1) A.W. Ferrante Jr. *et al.*, *J. Clin. Invest*, **112**, 1796（2003）
2) *Lancet*, **361**, 226-8（2003）
3) I. Shimomura *et al.*, Leptin reverses insulin resistance and diabetes mellitus in mice with congenital lipodystrophy, *Nature*, **401**, 73-76（1999）

4) T. Kadowaki and T. Yamauchi, Adiponectin and adiponectin receptors., *Endocr Rev.*, **26**, 439-451 (2005)
5) T. Kadowaki, T. Yamauchi, N. Kubota, K. Hara, K. Ueki and K. Tobe, Adiponectin and adiponectin receptors in insulin resistance, diabetes, and the metabolic syndrome, *J. Clin. Invest.*, **116**, 1784-1792 (2006)
6) Y. Mori *et al.*, Genome-wide search for type 2 diabetes in Japanese affected sib-pairs confirms susceptibility genes on 3q, 15q, and 20q and identifies two new candidate Loci on 7p and 11p., *Diabetes*, **51**(4), 1247-55 (2002) Apr.
7) K. Hara, P. Boutin, Y. Mori, K. Tobe, C. Dina, K. Yasuda, T. Yamauchi, S. Otabe, T. Okada, H. Kadowaki, R. Hagura, Y. Akanuma, C. Ito, Y. Yazaki, S. Kimura, R. Nagai, M. Taniyama, K. Matsubara, M. Yoda, Y. Nakano, M. Tomita, P. Froguel and T. Kadowaki, Genetic variation in the gene encoding adiponectin is associated with increased risk of type 2 diabetes in the Japanese population, *Diabetes*, **51**, 536-540 (2002)
8) T. Yamauchi, H. Waki, J. Kamon *et al.*, Inhibition of RXR and PPAR γ ameliorates diet-inducedobesity and type 2 diabetes, *J. Clin. Invest.*, **108**, 1001-1013 (2001)
9) T. Yamauchi, J. Kamon, H. Waki, Y. Terauchi, N. Kubota, K. Hara, Y. Mori, T. Ide, K. Murakami, N. Tsuboyama-Kasaoka, O. Ezaki, Y. Akanuma, O. Gavrilova, C. Vinson, M.L. Reitman, H. Kagechika, K. Shudo, M. Yoda, Y. Nakano, K. Tobe, R. Nagai, S. Kimura, M. Tomita, P. Froguel and T. Kadowaki, The fat-derived hormone adiponectin reverses insulin resistance associated with both lipoatrophy and obesity, *Nature Medicine*, **7**, 941-946 (2001)
10) J. Fruebis, T.S. Tsao, S. Javorschi, D. Ebbets-Reed, M.R. Erickson, F.T. Yen, B.E. Bihain, H.F. Lodish, Proteolytic cleavage product of 30-kDa adipocyte complement-related protein increases fatty acid oxidation in muscle and causes weight loss in mice, *Proc Natl Acad Sci USA*, **98**, 2005-2010 (2001)
11) A.H. Berg, T.P. Combs, X. Du, M. Brownlee, P.E. Scherer, The adipocyte-secreted protein Acrp30 enhances hepatic insulin action, *Nat Med.*, **7**, 947-953 (2001)
12) N. Kubota, Y. Terauchi, T. Yamauchi, T. Kubota, M. Moroi, J. Matsui, K. Eto, T. Yamashita, J. Kamon, H. Satoh, W. Yano, R. Nagai, S. Kimura, T. Kadowaki and T. Noda, Disruption of adiponectin causes insulin resistance and neointimal formation, *J. Biol. Chem.*, **277**, 25863-25866 (2002)
13) N. Maeda, I. Shimomura, K. Kishida, H. Nishizawa, M. Matsuda, H. Nagaretani, N. Furuyama, H. Kondo, M. Takahashi, Y. Arita, R. Komuro, N. Ouchi, S. Kihara, Y. Tochino, K. Okutomi, M. Horie, S. Takeda, T. Aoyama, T. Funahashi, Y. Matsuzawa, Diet-induced insulin resistance in mice lacking adiponectin/ACRP30, *Nat Med.*, **8**, 731-737 (2002)
14) T. Yamauchi, J. Kamon, H. Waki, Y. Imai, N. Shimozawa, K. Hioki, S. Uchida, Y. Ito, K. Takakuwa, J. Matsui, M. Takata, K. Eto, Y. Terauchi, K. Komeda, M. Tsunoda, K. Murakami, Y. Ohnishi, T. Naitoh, K. Yamamura, Y. Ueyama, P. Froguel, S. Kimura, R. Nagai and T. Kadowaki, Globular adiponectin protected ob/ob mice from diabetes and ApoE-deficient mice from atherosclerosis, *J. Biol. Chem.*, **278**, 2461-2468 (2003)

第1章　アディポネクチンとそのレセプター

15) T. Yamauchi, J. Kamon, Y. Minokoshi, Y. Ito, H. Waki, S. Uchida, S. Yamashita, M. Noda, S. Kita, K. Ueki, K. Eto, Y. Akanuma, P. Froguel, F. Foufelle, P. Ferre, D. Carling, S. Kimura, R. Nagai, B.B. Kahn and T. Kadowaki, Adiponectin stimulates glucose utilization and fatty-acid oxidation by activating AMP-activated protein kinase, *Nature Medicine*, **8**, 1288-1295 (2002)
16) E. Tomas, T.S. Tsao, A.K. Saha, H.E. Murrey, Cc. C. Zhang, S.I. Itani, H.F. Lodish, N.B. Ruderman, Enhanced muscle fat oxidation and glucose transport by ACRP30 globular domain: acetyl-CoA carboxylase inhibition and AMP-activated protein kinase activation, *Proc Natl Acad Sci USA*, **99**, 16309-16313 (2002)
17) X. Wu, H. Motoshima, K. Mahadev, T.J. Stalker, R. Scalia, B.J. Goldstein, Involvement of AMP-activated protein kinase in glucose uptake stimulated by the globular domain of adiponectin in primary rat adipocytes, *Diabetes*, **52**, 1355-1363 (2003)
18) Y. Okamoto, S. Kihara, N. Ouchi, M. Nishida, Y. Arita, M. Kumada, K. Ohashi, N. Sakai, I. Shimomura, H. Kobayashi, N. Terasaka, T. Inaba, T. Funahashi, Y. Matsuzawa, Adiponectin reduces atherosclerosis in apolipoprotein E-deficient mice, *Circulation*, **106**, 2767-2770 (2002)
19) T. Yamauchi, J. Kamon, Y. Ito, A. Tsuchida, T. Yokomizo, S. Kita, T. Sugiyama, M. Miyagishi, K. Hara, M. Tsunoda, K. Murakami, T. Ohteki, S. Uchida, S. Takekawa, H. Waki, N.H. Tsuno, Y. Shibata, Y. Terauchi, P. Froguel, K. Tobe, S. Koyasu, K. Taira, T. Kitamura, T. Shimizu, R. Nagai and T. Kadowaki, Cloning of adiponectin receptors that mediate antidiabetic metabolic effects, *Nature*, **423**, 762-769 (2003)
20) X. Mao, C.K. Kikani, R.A. Riojas, P. Langlais, L. Wang, F.J. Ramos, Q. Fang, C.Y. Christ-Roberts, J.Y. Hong, R.Y. Kim, F. Liu, L.Q. Dong, APPL1 binds to adiponectin receptors and mediates adiponectin signalling and function, *Nat Cell Biol.*, **8**(5), 516-23 (2006) May
21) C. Hug, J. Wang, N.S. Ahmad, J.S. Bogan, T.S. Tsao, H.F. Lodish, T-cadherin is a receptor for hexameric and high-molecular-weight forms of Acrp30/adiponectin, *Proc Natl Acad Sci USA*, **13**, 101 (28), 10308-13 (2004) Jul.
22) A. Tsuchida, T. Yamauchi, Y. Ito, Y. Hada, T. Maki, S. Takekawa, J. Kamon, M. Kobayashi, R. Suzuki, K. Hara, N. Kubota, Y. Terauchi, P. Froguel, J. Nakae, M. Kasuga, D. Accili, K. Tobe, K. Ueki, R. Nagai, T. Kadowaki, Insulin/Foxo1 pathway regulates expression levels of adiponectin receptors and adiponectin sensitivity, *J. Biol. Chem.*, **279**, 30817-30822 (2004)
23) A. Tsuchida, T. Yamauchi, S. Takekawa, Y. Hada, Y. Ito, T. Maki, T. Kadowaki, Peroxisome Proliferator-Activated Receptor (PPAR) α Activation Increases Adiponectin Receptors and Reduces Obesity-Related Inflammation in Adipose Tissue, Comparison of Activation of PPARα, PPARγ and Their Combination, *Diabetes*, **54**, 3358-3370 (2005)
24) L.M. Narasimhan, M.A. Coca, J. Jin, T. Yamauchi, Y. Ito, T. Kadowaki, K.K. Kim, J.M. Pardo, B. Damsz, R.A. Bressan and D.J. Yun, Osmotin is a Homolog of Human Adiponectin and Controls Apoptosis in Yeast Through a Homolog of Human Adiponectin Receptor, *Molecular Cell*, **17**, 171-180 (2005)

25) H. Waki, T. Yamauchi, J. Kamon, Y. Ito, S. Uchida, S. Kita, K. Hara, Y. Hada, F. Vasseur, P. Froguel, S. Kimura, R. Nagai, T. Kadowaki, *J. Biol. Chem.*, **278**, 40352-40363 (2003)
26) H. Ebinuma, O. Miyazaki, H. Yago, K. Hara, T. Yamauchi and T. Kadowaki, A novel ELISA system for selective measurement of human adiponectin multimers by using proteases, *Clinica Chimica Acta*, **372**, 47-53 (2006)
27) K. Hara, M. Horikoshi, T. Yamauchi, H. Yago, O. Miyazaki, H. Ebinuma, Y. Imai, R. Nagai and T. Kadowaki, Measurement of the high- molecular- weight form of adiponectin in plasma is useful for the prediction of insulin resistance and metabolic syndrome, *Diabetes Care*, **29**, 1357-1362 (2006)
28) T. Yamauchi, Y. Nio, T. Maki, M. Kobayashi, T. Takazawa, M. Iwabu, M. Okada-Iwabu, S. Kawamoto, N. Kubota, T. Kubota, Y. Ito, J. Kamon, A. Tsuchida, K. Kumagai, H. Kozono, Y. Hada, H. Ogata, K. Tokuyama, M. Tsunoda, T. Ide, K. Murakami, M. Awazawa, I. Takamoto, P. Froguel, K. Hara, K. Tobe, R. Nagai, K. Ueki, T. Kadowaki, Targeted disruption of AdipoR1 and AdipoR2 causes abrogation of adiponectin binding and metabolic actions, *Nature Medicine*, **13**, 332-339 (2007)

第2章　脂肪細胞を用いた抗肥満機能評価

津田孝範[*]

1　はじめに

　肥満は，脂肪組織に脂肪が過剰に蓄積した状態であるが，これには遺伝的な因子に加えて環境因子，とりわけ過食や運動不足といった生活習慣が大きな要因となっている。肥満は，これを基盤として糖尿病，高血圧症，高脂血症，動脈硬化症などの生活習慣病の大きな要因となることはすでによく知られている。このことはメタボリックシンドローム（内臓脂肪症候群）という概念により呼称されている。メタボリックシンドロームの定義は，「内臓脂肪の蓄積と，それを基盤にしたインスリン抵抗性および糖代謝異常，脂質代謝異常，高血圧を複数合併するマルチプルリスクファクター症候群で，動脈硬化になりやすい病態」とされている。なお2005年4月には，我が国における診断基準が提唱されている。2007年5月に厚生労働省から発表された平成17年国民健康・栄養調査結果の概要を見ると，40～74歳におけるメタボリックシンドロームの有病者数は約920万人，予備群者数は約980万人，併せて約1,900万人と推定されている。これは男性の2人に1人，女性の5人に1人がメタボリックシンドローム（内臓脂肪症候群）が強く疑われる者又は予備群と考えられる。欧米諸国あるいは我が国で問題になっていると思われがちな肥満であるが，近年では中国を始めとする近隣のアジア諸国にも伝播している。

　メタボリックシンドロームにおいて，関連する種々の病態をコントロールしており，鍵となるのは肥満，特に内臓脂肪の蓄積である。したがって下流にある病態を個々に対応することよりも，上流にある内臓脂肪蓄積をコントロールすることでリスクを解消することが重要視されている。肥満（内臓脂肪蓄積）は，食生活を始めとする生活習慣の改善による抑制はもちろんであるが，同時に脂肪細胞の機能の破綻とその制御がメタボリックシンドロームの進展と抑制に大きく関わっている。そのため治療のみならず，予防の観点，またこれらを実現するための評価法の面からも脂肪細胞の利用は重要な意義をもつと考えられる。

---

[*]　Takanori Tsuda　中部大学　応用生物学部　准教授

2 アディポサイトカインと脂肪組織

ヒトを含む哺乳動物には2種類の脂肪組織があることが知られている。そのうち褐色脂肪組織は脂肪を分解して熱産生を行う器官であるのに対して白色脂肪組織は皮下脂肪や内臓脂肪（腸間膜脂肪）として存在している。これまで白色脂肪組織は食物として摂取した余剰エネルギーの貯蔵場所として考えられていた。ところが，近年の研究成果から脂肪組織は単なる脂肪の貯蔵場所ではなく，様々な生理活性物質を産生・分泌し，生体へ大きな影響を及ぼしている最大の内分泌組織であることが明らかになった[1]。

脂肪細胞から分泌される生理活性物質はアディポサイトカインと呼ばれている。脂肪細胞は肥大化（肥満状態）すると，アディポサイトカインの発現・分泌制御に破綻が生じる。現在アディポサイトカインとして多くのものが知られており，種々の代謝異常や病態との密接な関わりが明らかにされている。例えばレプチンは肥満遺伝子産物として知られており，食欲抑制作用やエネルギー消費促進作用をもつ[2]。アディポネクチンは重要なタンパク質で，血漿中に高濃度で存在（5〜10μg/mL）し，肥満やインスリン抵抗性と負の相関を示す。その機能としては，脂肪酸酸化やインスリン感受性の増強，抗動脈硬化作用などが明らかにされている[3〜6]。TNF（tumor necrosis factor）αは，炎症性サイトカインであるが，インスリンのシグナル伝達を阻害してインスリン抵抗性を惹起させることが知られている。その他PAI（plasminogen activator inhibitor）-1は，血栓をとかす線溶能の活性化を阻害，動脈硬化の進展に関わるが，脂肪細胞での発現，分泌の役割が最重要視されており，肥満，糖尿病態での血中濃度の上昇が知られている[7]。アンジオテンシノーゲンはアンジオテンシンIIに変換されて血圧上昇因子として作用する。

3 肥満と脂肪組織の炎症

最近の研究成果から，肥満と脂肪組織における炎症の関係が注目されている。これまでに脂肪組織でのTNFαの発現の上昇とインスリン抵抗性がリンクすることは知られていた。2003年に肥満マウスの脂肪組織において，単球走化性因子として知られるケモカインであるmonocyte chemoattractant protein-1（MCP-1）のmRNAレベルが上昇すること，脂肪細胞においてもMCP-1はインスリン依存性のグルコースの取り込みを抑制し，インスリン抵抗性に関与するという可能性が示唆された[8]。その後，肥満マウスの脂肪組織へのマクロファージの浸潤と脂肪組織由来の炎症性サイトカインの発現が，このような炎症細胞に由来することが明らかにされた[9,10]。ごく最近になり，脂肪組織におけるマクロファージと脂肪細胞それぞれから互いに分泌，影響を与える因子と両細胞間のクロストークが解明されつつある[11]。また脂肪組織でMCP-1を過剰発

第2章 脂肪細胞を用いた抗肥満機能評価

現させたマウスにおいて，インスリンの感受性が低下することも報告されている[12]。

　すなわち，肥満＝脂肪組織の慢性炎症状態であり，これがアディポサイトカインの異常をきたし，その結果メタボリックシンドロームを引き起こす。したがって最上流の肥満（内臓脂肪蓄積）の抑制はもちろんであるが，肥満による脂肪組織の炎症，アディポサイトカインの発現・分泌異常の正常化は脂肪細胞の機能を維持しメタボリックシンドロームを治療，予防する重要な標的の1つと考えられる。

　なお，肥満に伴う脂肪細胞の肥大化が炎症を引き起こすメカニズムについては，完全に明らかにはされていないが，小胞体ストレス[13]あるいは酸化ストレス[14]によるものであるとする仮説が提唱されている。

4　脂肪細胞と食品因子の生理機能評価

　肥満対策も含め，脂肪細胞の機能破綻に対する対策がメタボリックシンドロームの予防に意味をもつと考えられる。近年，食品因子の肥満や糖尿病に対する予防効果が注目され，食品因子の機能評価の研究材料として脂肪細胞が重要になってきた。現在研究で用いることのできる脂肪細胞には，ラット単離脂肪細胞，ラット由来内臓脂肪細胞，マウス3T3-L1繊維芽細胞株，ヒト脂肪細胞などがあり，それぞれ特性をもつ。ここでは，各種脂肪細胞の特性とこれらを用いた食品因子の生理機能評価について述べることにする。

4.1　ラット単離脂肪細胞

　ラット由来の単離脂肪細胞は，脂肪組織自身の大きさから主に副睾丸脂肪組織より得たものが利用されることが多い。注意深く単離すれば生理的な状態を反映し，3T3-L1のように分化誘導を行う必要がないが，操作が多少煩雑であり長期に維持するには向いていない。脂肪組織から脂肪細胞を得る方法はRodbellにより考案され，その後さらに改良が加えられて用いられるようになった[15]。副睾丸脂肪組織を得るためのラットは体重160～200g程度のものを用いる。取り出した副睾丸脂肪組織は血管などの不要な部分を取り除き，5％の牛血清アルブミン（BSA）を含むKrebs-Ringer-bicarbonate-HEPES緩衝液（KRBH）（pH7.4）中で眼科用ハサミなどを用いて脂肪組織を細かくする。これをコラゲナーゼで37℃，60分程度処理して結合組織を消化させる。ろ過して未消化組織等を取り除いた後，コラゲナーゼを除くために3～4回遠心と洗浄を繰り返してから用いる。なお得られた細胞は脂肪滴に富むために培養液中で上層に浮遊して存在することに留意する。Sugiharaらはこの問題を解決するために，フラスコを用いた培養法やコラーゲンゲルを用いる三次元培養法が開発している[16, 17]。なお，脂肪組織において成熟脂肪細胞以外

の画分は，前駆脂肪細胞，血管構成細胞，マクロファージなどの非成熟脂肪細胞分画（stromal vascular fraction：SVF）であるが，脂肪組織の炎症と炎症性細胞の組織浸潤の解析などで利用されている．

通常は上層に浮遊することと，単離操作を注意深く行うことができれば，得られた脂肪細胞は食品因子の生理機能評価のための実験に利用できる．著者らはラット単離脂肪細胞を用いて食用植物色素であるアントシアニンの機能解析を行った経験があるが，ラット単離脂肪細胞はBSAを含むDMEM中に懸濁し，二酸化炭素インキュベーター中（37℃，5％CO_2）で維持すると48時間程度までは問題なく維持することが可能であった．なお，食品因子をラット単離脂肪細胞へ投与後，遺伝子発現をDNAマイクロアレイで解析することも可能である[18]．

4.2　ラット内臓脂肪由来脂肪細胞

すでに述べたように，メタボリックシンドロームにおいて内臓脂肪（腸間膜脂肪）の蓄積とその機能破綻の制御が重要なのは周知であるが，最近になり，内臓脂肪組織由来の脂肪細胞を培養できるキット（ラット由来）が利用できるようになっている（図1）．すでに種々の検討がなされているが，これらについてはホームページに詳しい（http://www.primarycell.com/vac.html）．

我々もこのラット内臓脂肪由来脂肪細胞を用いた予備的検討を行っているが，興味深いのは短い培養日数で脂肪細胞への分化から単胞化，肥大化してアディポサイトカインの発現，分泌が変

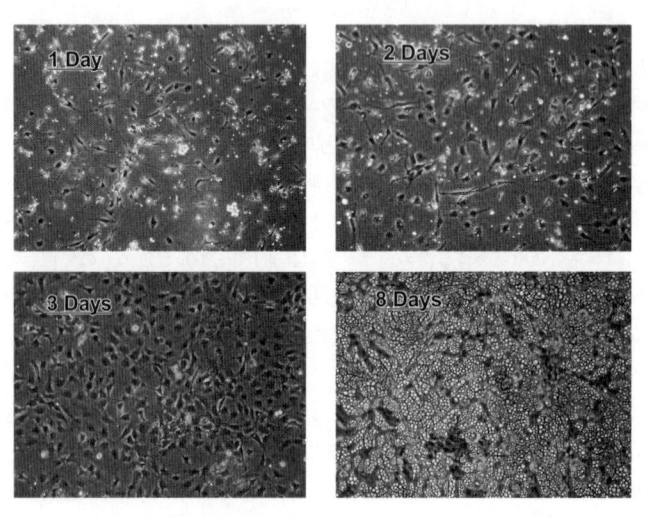

図1　ラット内臓脂肪細胞（㈱プライマリーセル，平敏夫氏提供）

第 2 章　脂肪細胞を用いた抗肥満機能評価

動することである。実際に培養 7 日目と，すでに細胞が肥大化している状態と考えられる10日目についてアディポネクチンの分泌量とmRNAレベルを比較した。その結果10日目では，確かにアディポネクチンの分泌量とmRNAレベルはいずれも 7 日目より低下しており，短い培養日数で脂肪細胞への分化から肥大化によるアディポネクチンの低下を再現できることが明らかになった。実際に食品因子の生理機能評価に用いる際はこの細胞の性質，分化誘導条件等を十分に考慮，理解した上で行う必要があるが，脂肪細胞の肥大化を抑制する食品因子のスクリーニングなどに応用が可能なものと考えられる。現在この細胞のユニークな点や脂肪組織の炎症モデルとしての可能性などが検討されているので，今後の動向が注目される。

4.3　3T3-L1 繊維芽細胞株（マウス）

　3T3-L1 繊維芽細胞株は脂肪細胞への分化能を有する細胞として 3T3-Swiss 細胞から脂肪細胞に分化する細胞としてクローニングされた細胞株で，研究材料として最も多く利用されている脂肪細胞の 1 つである[19]。株化細胞であるので，生体内にある脂肪細胞の性質をすべてにおいて同様に再現できるわけではないが，その特性を理解した上で研究目的が合致していれば利用しやすい脂肪細胞である。3T3-L1 は繊維芽様の細胞形態を示し，中胚葉系幹細胞より発生すると考えられている。3T3-L1 は適切な分化誘導を行えば，ほぼ100％近く成熟脂肪細胞へ分化するはずである（図 2）。細胞バンクから入手できるが，ロットによって分化の程度などに差が認められることもある。培養は通常，ウシ胎仔血清を含むダルベッコ改変イーグル培地（DMEM）で培養される。細胞の性質として細胞相互の密な接着を嫌う。3T3-L1 の成熟脂肪細胞への分化誘導については，研究者により様々であるが，デキサメサゾン，1-メチル-3-イソブチルキサンチン，インスリンの添加により行われる。分化誘導の前に細胞が100％コンフルエントにな

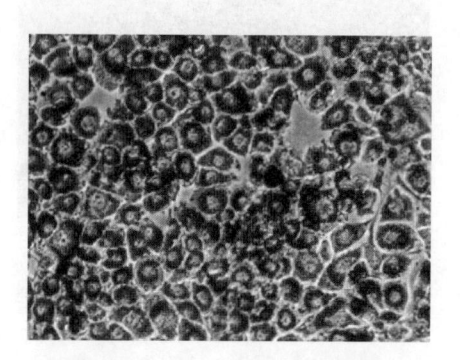

図 2　成熟脂肪細胞へ分化した 3T3-L1 繊維芽細胞株（マウス）

っている状態を2日程度設定することが望ましい。また継代培養を重ねると分化能が低下する。

本細胞を利用して，被検物質で処理することにより，成熟脂肪細胞への分化の度合いを調べることが可能である。成熟脂肪細胞への分化はオイルレッドO染色による脂肪蓄積量などの定量により評価されている。

4.4 ヒト脂肪細胞

ヒト脂肪細胞についてもその培養系が確立され，キット化されたものが市販されている。現在では数社から販売されているようであるが，その由来は脂肪吸引により得られた脂肪組織で，これより調製された前駆脂肪細胞が凍結状態で提供されている。また最近ではヒト内臓脂肪組織由来の細胞もキット化されているようである。多くのバリエイションを持っているのは，Zen-BIO社（http://www.zen-bio.com/）のヒト皮下組織由来の脂肪細胞で，数年前より同社からも，ヒト内臓脂肪組織由来の脂肪細胞も販売されている。なお，1回程度の継代培養も可能である。細胞は3T3-L1と同様に凍結状態から起こして，90％コンフルエントになったところでプロトコールに従い，分化誘導用培地で3日間維持する。その後成熟脂肪細胞維持培地に交換するが，完全な成熟脂肪細胞を得るにはさらに10日程度を要する（図3）。各種ロットがあり，単一ドナーからの供給が可能で，性別，Body Mass Index，年齢が分かるようになっているが，ミックスドナー（複数のドナー由来の細胞の混合）もある。このような利点を生かした研究，評価が期待される。

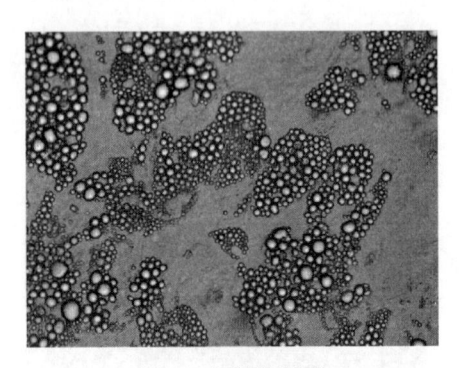

図3 ヒト成熟脂肪細胞

5 脂肪細胞を用いる食品の生理機能評価とツールの開発

　脂肪細胞を用いた評価の際に迅速，簡便で低コストな評価用ツールの開発は重要である。例えば，アディポサイトカインのみに特化したDNAマイクロアレイであるとか，定量性が高い抗体チップなどの供給が可能になれば脂肪細胞を用いた食品の生理機能の評価は加速化される。無論，動物個体やヒト試験へも応用することは可能である。これらについては第1編第6章を参照されたい。

6 おわりに

　脂肪細胞の研究は急速な勢いで進んでいる。ここでは食品の生理機能評価の観点から，研究用ツールとしての脂肪細胞に関する基本的なことを概説した。脂肪細胞といっても利用可能なものは各種あり，実験内容に照らし合わせて適切な選択をする必要がある。そのためにそれぞれの脂肪細胞の特性を十分に知っておく必要があることはいうまでもない。*in vitro*の実験の限界を認識した上で用いれば，脂肪細胞はメタボリックシンドローム予防を標的とした食品の機能評価にはなくてはならない研究材料であろう。最近では機能評価として脂肪細胞を用いた遺伝子導入，改変に関する実験も汎用されている。本稿では触れなかったが，このような技術はすでに脂肪細胞を用いる食品の生理機能の評価の過程においても必要となっている。今後も脂肪細胞は医学，薬学などの分野だけではなく，栄養・食品機能学の分野でもますます重要視されるであろう。新しい展開と有用な食品の創製に有効なツールとしての利用に期待したい。

文　献

1) Y. Matsuzawa, *Semin Vasc Med*, **5**, 34 (2005)
2) J. M. Friedman *et al.*, *Nature*, **395**, 763 (1998)
3) K. Maeda *et al.*, *Biochem Biophys Res Commun*, **221**, 16286 (1996)
4) Y. Arita *et al.*, *Biochem Biophys Res Commun*, **257**, 79 (1999)
5) M. Bajaj *et al.*, *J Clin Endocrinol Metab*, **89**, 200 (2004)
6) J. J. Diez *et al.*, *Eur J Endocrinol*, **48**, 293 (2003)
7) I. Shimomura *et al.*, *Nat Med*, **2**, 800 (1996)
8) P. Sartipy *et al.*, *Proc Natl Acad Sci USA*, **100**, 7265 (2003)

9) S. P. Weisberg et al., *J Clin Invest*, **112**, 1796 (2003)
10) H. Xu et al., *J Clin Invest*, **112**, 1821 (2003)
11) T. Suganami et al., *Arterioscler Thromb Vasc Biol*, **25**, 2062 (2005)
12) H. Kanda et al., *J Clin Invest*, **116**, 1494 (2006)
13) U. Ozcan et al., *Science*, **306**, 457 (2004)
14) S. Furukawa et al., *J Clin Invest*, **114**, 1752 (2004)
15) M. Rodbell et al., *J Biol Chem*, **239**, 375 (1964)
16) H. Sugihara et al., *Differentiation*, **31**, 42 (1986)
17) H. Sugihara et al., *J Lipid Res*, **29**, 691 (1988)
18) T. Tsuda et al., *Biochem Pharmacol*, **71**, 1184 (2006)
19) H. Green et al., *Cell*, **3**, 127 (1974)

第3章 抗肥満のメカニズム

植村　卓[*1], 後藤　剛[*2], 河田照雄[*3]

1　はじめに

　近年，肥満症，糖尿病，高脂血症及び高血圧が一個人に重積し，動脈硬化症のリスクが非常に高い病態である，メタボリックシンドロームの罹患率は欧米だけではなく日本においても急激に増加している。そのような時勢にあり，メタボリックシンドロームの病態及びその成因の分子機序，また治療・改善法に関する研究が世界的に急速に進められている。

　現在では，多くの研究者が，肥満症をメタボリックシンドロームの病態の最上流に位置づけている。すなわち，肥満によりインスリン抵抗性が生じ，さらにインスリン抵抗性により糖尿病，高脂血症及び高血圧が生じ，この三者が動脈硬化症のリスクを引き上げるという考えである。また，最近では，肥満がインスリン抵抗性を介することなく高血圧や動脈硬化症を発症させうる可能性が明らかになってきている。さらに，メタボリックシンドロームの診断基準において，腹部肥満は必須項目となっている。つまり，肥満こそが現在のメタボリックシンドローム罹患率の急増の原因の一端を担っていることは疑いようのない事実である。このことから，メタボリックシンドロームの治療・改善法を考えるとき，その主たる成因であると考えられる肥満をいかに改善するかが非常に重要となる。

　肥満とは，脂肪細胞が過剰に蓄積した状態である。肥満の判定として，体重（kg）を身長（m）の2乗で割ることで算出される，Body mass index（BMI）が利用され，日本肥満学会ではBMI 25以上を肥満としている。主な原因は，栄養過多及び運動不足による脂肪組織への過剰なエネルギー蓄積である。つまり，肥満の改善を考える上で，いかに摂取エネルギーを抑え，またエネルギー消費を促し，脂肪へのエネルギー蓄積を抑えるかということが重要である。

　これらのことから，抗肥満を考える上で，摂食調節を介して，摂取エネルギーを減少させることが鍵となると考えられる。また，熱産生を介したエネルギー消費の亢進も不可欠である。さらに，

[*1]　Taku Uemura　京都大学　大学院農学研究科　食品生物科学専攻　食品分子機能学分野
[*2]　Tsuyoshi Goto　京都大学　大学院農学研究科　食品生物科学専攻　食品分子機能学分野
[*3]　Teruo Kawada　京都大学　大学院農学研究科　食品生物科学専攻　食品分子機能学分野　教授

抗肥満食品・素材の開発と応用展開

末梢の糖脂質代謝の中心的な調節因子であるペルオキシソーム増殖剤応答性受容体（PPARs）のエネルギー消費調節への関与も重要である。そこで、本稿では主に摂食調節機構を介した抗肥満メカニズム、加えて熱産生機構及びPPARsの抗肥満との関連についても併せて概説する。

2 摂食調節機構と抗肥満

2.1 摂食調節機構

　動物において、摂食行動は唯一のエネルギー獲得の手段であり、エネルギー代謝に非常に大きな影響を及ぼすと考えられる（例えば、過食は肥満を誘発する）。摂食の中枢は間脳視床下部に存在するといわれている。視床下部には、神経細胞体が密になったいくつかの神経核が存在し、それぞれが、満腹中枢あるいは摂食中枢として機能している。例えば、視床下部腹内側核（VMH）[1]、室傍核（PVN）[2]或いは視床下部背内側核[3]の破壊により過食が引き起こされること、視床下部外側野（LH）[4]或いは弓状核（ARC）[5]の破壊により拒食が引き起こされることが明らかにされている。これらのように神経核が摂食中枢として機能する要因として、神経核において発現する（神経核ニューロンにより産生される）、神経ペプチド及びモノアミンが考えられている。神経ペプチドには、摂食促進ペプチドと摂食抑制ペプチドが存在し、摂食促進ペプチドとしてはニューロペプチドY（NPY）、アグーチ関連タンパク（AGRP）、メラニン凝集ホルモン（MCH）、及びオレキシンが、摂食抑制ペプチドとしてはプロオピオメラノコルチン（POMC）、コカイン-アンフェタミン調節転写産物（CART）、副腎皮質刺激ホルモン放出因子（CRF）、甲状腺刺激ホルモン放出ホルモン（TRH）が挙げられる。モノアミンとしてはヒスタミン及びセロトニンが挙げられ、両者とも摂食抑制因子である。これら神経ペプチドには、主に発現する神経核があり、NPY、AGRP、POMC、及びCARTはARCに、MCH及びオレキシンはLHに、CRF及びTRHはPVNに主に、ヒスタミンは結節乳頭核（TMN）に発現している。末梢の栄養状態に基づき、これらの神経ペプチドの発現量が増減すること、またそれぞれの神経ペプチドがクロストークすることにより、満腹或いは摂食情報が統合され、その情報が大脳皮質や大脳辺縁系に出力される。これにより、摂食行動が調節されている（図1）。

2.2 摂食調節機構とエネルギー消費

　摂食調節機構は、摂食量を調節するだけではなく、エネルギー消費も調節することが知られている。エネルギー消費を調節する機構として、交感神経及び副交感神経がある。交感神経の活性化は、エネルギー消費量の増加や脂肪分解に繋がることが知られている。一方、副交感神経の活性化は、脂肪合成やエネルギー貯蔵に繋がる。PVNからは、交感神経節神経の存在する中間外

第3章 抗肥満のメカニズム

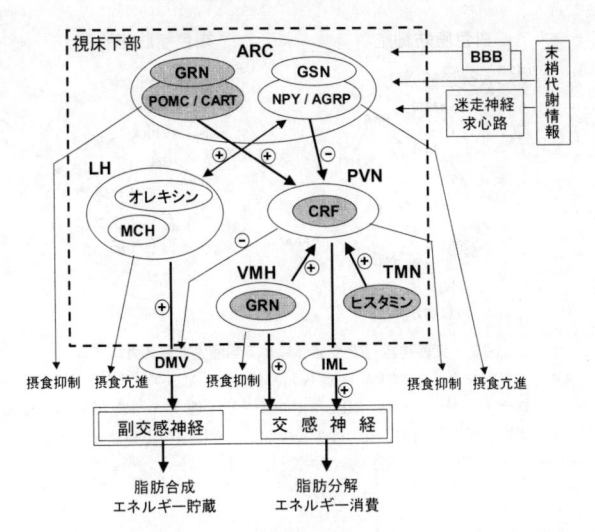

図1 視床下部における摂食調節機構及びエネルギー消費調節機構
GSN：グルコース感受性ニューロン，GRN：グルコース応答ニューロン，BBB：血液脳関門，
白抜きは摂食促進系，灰色は摂食抑制系（文献32より一部改変）

側核（IML）及び副交感神経節前神経の迷走神経背側核（DMV）へのニューロンの投射があり，PVNは交感神経の活動を上昇させ，副交感神経活動を抑制している。また，VMHのグルコース応答ニューロンは，交感神経を活性化させることが知られている。さらに，LHのグルコース感受性ニューロンは，直接あるいはPVNを経由してDMVに入力し副交感神経を活性化する（図1）。交感神経は脂肪細胞を支配しており，伝達物質であるノルアドレナリンがβ3受容体に作用し，cAMP系を介してホルモン感受性リパーゼ及びperilipinを活性化して脂肪分解を亢進する。また，褐色脂肪細胞における脱共役タンパク質のUCP-1を活性化し，熱産生及びエネルギー消費を亢進させる（図2）。CRHは脳下垂体からの副腎皮質ホルモン放出ホルモン（ACTH）の分泌を調整している。ACTHはノルアドレナリン同様にcAMP系を介して脂肪分解に作用する。これらのことから，摂食促進ペプチドの発現を抑制し，摂食抑制ペプチド及びモノアミン類の発現を促進することができれば抗肥満を実現できると考えられる。実際，NPY[6]，AGRP[7]及びMCH[8]の長期投与は，過食及びエネルギー消費量の低下を引き起こし，肥満を誘導することが報告されている。一方，CART[9]，POMC[10]，CRF[11]及びヒスタミン[12]の長期投与は，摂食量の減少及びエネルギー消費を亢進し，抗肥満効果を示すことが報告されている。

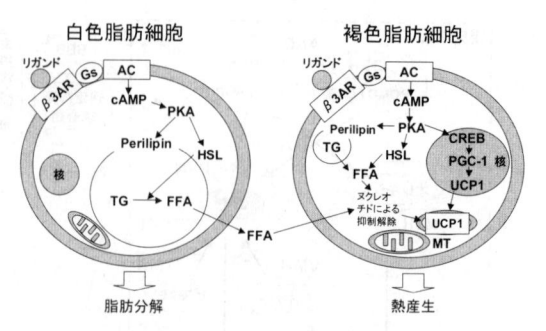

図2 交感神経-β3受容体による熱産生亢進メカニズム

β3AR：β3アドレナリン受容体，Gs：Gタンパク質，AC：アデニレートシクラーゼ，PKA：プロテインキナーゼA，HSL：ホルモン感受性リパーゼ，CREB：cAMP応答配列結合タンパク質，PGC-1：ペルオキシソーム増殖剤応答性受容体γコアクチベーター-1，UCP-1：脱共役タンパク質-1，MT：ミトコンドリア

3 末梢代謝情報と抗肥満

3.1 グルコース，インスリン

先に述べたように，視床下部の摂食調節システムは，末梢の栄養状態に基づき機能している。つまりそこには，末梢の栄養（代謝）状態を中枢に伝える仲介物質の存在が必要となる。この仲介物質は，末梢から，血液脳関門或いは正中隆起周辺のタイトジャンクションを欠いた部位を通過して，直接脳に取り込まれるか，迷走神経求心路を経由して脳に情報伝達されると考えられている。最も，一般的な末梢の代謝情報としては，グルコース及びインスリンが挙げられる。視床下部を含む脳内には，グルコース感受性ニューロン及びグルコース応答ニューロンが存在している。グルコース感受性ニューロンは，グルコースによりその活性が抑制され，グルコース応答ニューロンは促進される。ARCにおけるNPY/POMC産生ニューロンはグルコース感受性ニューロンであり，LHにはグルコース感受性ニューロンが豊富に存在する。ARCにおけるグルコース応答ニューロンはPOMC・CARTを含み，VMHにはグルコース応答ニューロンが豊富に存在する。これらのことから，末梢（循環血液中）のグルコース濃度が上昇し，それに続く脳内グルコース濃度の上昇は，摂食を抑制する。またインスリンの場合，インスリン受容体が視床下部に存在することが明らかにされており，脳内に移行したインスリンは脳内の受容体に結合し，摂食抑制効果を示すことが明らかにされている。その際，ARCにおけるNPY及びAGRPの発現が抑制，POMC及びCARTの発現が促進されることが報告[13,14]されている。他にも，胃から分泌され摂食促進効果を有するグレリン[15]，小腸から分泌され摂食を抑制するコレシストキニン[16]などが

第 3 章　抗肥満のメカニズム

末梢代謝情報物質として知られている。

3.2　The Brain-Adipose Axis

　最近，最も注目されている末梢代謝情報物質は脂肪細胞から分泌される種々の活性分子である。脂肪組織は余剰エネルギーを脂肪という形で蓄積させる，単なる蓄積臓器として考えられてきた。1994年に脂肪細胞から分泌されるレプチンの発見以降[17]，脂肪組織の機能は単なる脂肪蓄積だけではなく，脂肪組織は摂食やエネルギー代謝に関与する様々な因子を分泌する内分泌臓器であることが認知されてきている。レプチン発見を皮切りに次々と脂肪細胞から分泌される生理活性物質が発見され，その多くが末梢のみならず中枢において作用し，摂食及びエネルギー消費を調節することが明らかにされてきている。一方，視床下部は，先に述べたように摂食調節に加えて，交感神経或いは副交感神経を介して末梢のエネルギー代謝（脂肪の合成・分解）を遠心性に調節している。このように摂食及びエネルギー代謝は，視床下部と脂肪細胞から両方向性のメカニズムにより調節されており，近年 The Brain-Adipose Axis 系という概念が提唱された。この The Brain-Adipose Axis 系の破綻は，過食と肥満を呈し，さらに糖尿病や高脂血症などのメタボリックシンドロームを惹起することになり，現在ではこの系の研究が抗肥満に繋がるとして盛んに行われている。

3.3　レプチンの抗肥満メカニズム
3.3.1　レプチンについて

　レプチンは Friedman らにより，遺伝性肥満マウス ob/ob マウスの原因遺伝子として同定された[17]。レプチンは脂肪組織から分泌され，末梢から脳内に移行し視床下部に発現するレプチン受容体に作用することにより，摂食抑制及びエネルギー消費の亢進を引き起こすことが明らかにされている。また，レプチンの30日間の中枢投与は，lean モデルである C57BL/6J マウス及び食餌性肥満モデル AKR/J マウスの体重を有意に減少させることが報告[18]されており，抗肥満効果を有することが示されている。ここでは，レプチンの抗肥満メカニズムについて視床下部の摂食調節機構との関わりを中心に概説する。

3.3.2　レプチンシグナル

　レプチン受容体 Ob-R には a～f の 6 種類が存在する。レプチンの中枢における作用に重要であるとされているアイソフォームは Ob-Rb である。Ob-Rb は視床下部において VMH，PVN，ARC 及び LH に発現が認められており，特に ARC に密に発現している。ARC における Ob-Rb は，NPY/AGRP 産生ニューロン及び POMC/CART 産生ニューロンどちらにも局在している。レプチンが Ob-Rb に結合すると受容体に結合している JAK2 のリン酸化と，STAT3 の受容体への結

合及びそのリン酸化が起こる。活性化されたSTAT3は二量体を形成し，核内に移行し遺伝子発現を調節する（図3）。レプチンの中枢投与により，NPYやAGRPといった摂食促進ペプチドの視床下部における発現量は減少し，POMCといった摂食抑制ペプチドの発現量は増加する。これら遺伝子発現の変化は，STAT3の遺伝子発現制御によるものであると考えられるが，レプチン受容体特異的なSTAT3活性の欠損或いは神経特異的STAT3欠損により，視床下部POMC遺伝子発現量は減少するが，NPY及びAGRP遺伝子発現量は増加しないことが報告されている。これらのことから，レプチンによるNPY及びAGRPの発現量減少へのSTAT3の関与は部分的であり，間接的或いは他のシグナル経路により制御されている可能性がある。

　STAT3以外の経路として考えられているのがPI3キナーゼ及びAMPキナーゼ経路である。PI3キナーゼは，インスリン受容体基質（IRS）を介してリン酸化され活性化される代表的なインスリンシグナルの中間物質であるが，JAK2の活性化によってもPI3キナーゼがリン酸化されることが報告[19]されている。PI3キナーゼ阻害剤を用いた検討においてレプチンによるNPY及びAGRPの発現抑制作用が弱まることが報告[20]されており，レプチンによるNPY及びAGRP遺伝子発現調節へのPI3キナーゼの関与が示唆されている。また，レプチン投与によりPOMC産生ニューロンにおいてPI3キナーゼの活性が上昇するという報告[21]もあり，POMCの遺伝子発現調節へのPI3キナーゼの関与も推察されている（図3）。先に示したインスリンの摂食抑制効果であるが，これもPI3キナーゼを介しており，IRS-2欠損マウスが肥満を示すことから視床下部においてインスリンは主にIRS-2を介してPI3キナーゼを活性化させることで摂食調節を行っていると考えられている[22]。AMPキナーゼはセリン・スレオニンキナーゼであり，細胞内

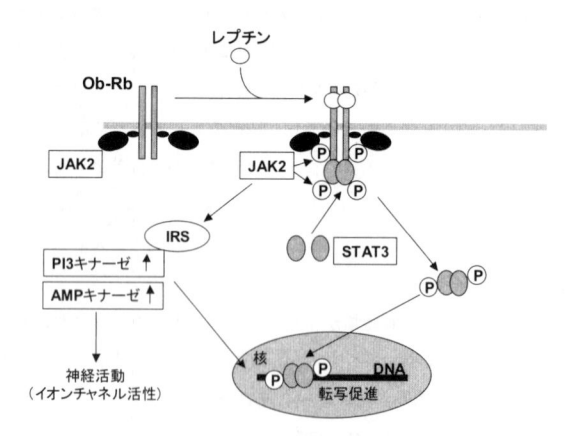

図3　レプチンシグナル伝達機構
（文献33より改変）

第3章 抗肥満のメカニズム

エネルギーレベルの低下（AMP/ATP比の上昇）により活性化し，代謝，イオンチャネル活性，遺伝子発現を変化させてATPレベルを回復させる。このことから，AMPキナーゼはmetabolic sensorなどと呼ばれ，エネルギー消費及び糖脂質代謝を調節する重要な因子であるとされている。最近の研究によりレプチンは，ARC及びPVNのAMPキナーゼ活性を低下させることが報告[23]され，AMPキナーゼがレプチンの下流シグナル分子として摂食行動を調節することが明らかになった。Constitutively-active（CA）AMPキナーゼを視床下部に発現させた実験の結果，レプチンによる摂食抑制作用には視床下部AMPキナーゼの活性低下が必須であること，またAMPキナーゼの活性によりNPY，AGRP及びMCHの発現量が増加することが明らかとなった[23]。このことから，レプチンによるNPY及びAGRP発現調節へのAMPキナーゼの関与が考えられる（図3）。また，POMCはAMPキナーゼの活性を抑制し，AGRPはAMPキナーゼを活性化することが示されている。

3.3.3 レプチンの中枢作用概要

レプチンは，以上のようなメカニズムによりARCにおけるNPY，AGRP及びPOMCの遺伝子発現を調節している。ARCのNPY/AGRP産生ニューロン及びPOMC産生ニューロンは，PVN及びLHといった神経核に神経投射している。レプチンは，先ずARCにおいてNPY，AGRP及びPOMCの発現量の変化を引き起こし，それらARCにおける摂食調節ペプチドの発現量の変化によりPVN及びLHにおける摂食ペプチドの発現量（CRF遺伝子発現の増加，オレキシン及び

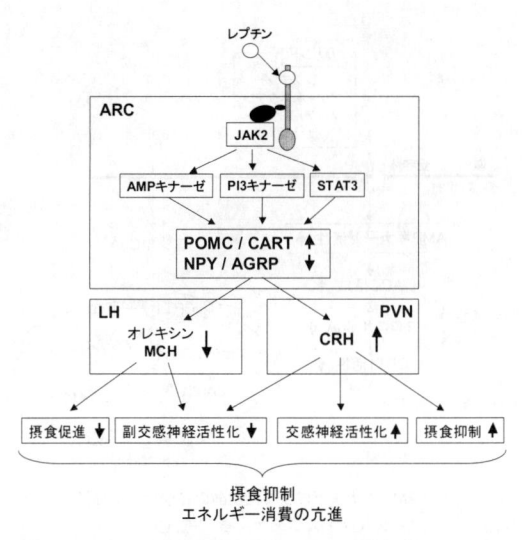

図4　レプチンの摂食抑制及びエネルギー消費亢進メカニズム

45

MCH遺伝子発現の減少）が調節され，更なる高次中枢への出力，交感神経の活性及び副交感神経の活性低下を介して，最終的に摂食抑制及びエネルギー消費の亢進作用を示すと考えられている（図4）。しかし，PVN及びLHにおいてもOb-Rが発現していることから，PVN及びLHにおける摂食調節ペプチドの遺伝子発現調節へのレプチンの直接的な関与も考えられている。また，レプチンの投与によりTMNのヒスタミンが活性化されること[24]，ヒスタミンの中枢投与によりレプチン濃度と関係なく摂食量が減少する[25]ことから，ヒスタミンもレプチンの下流で摂食制御に関与していると考えられている。

3.3.4 レプチンの末梢作用

これまで，レプチンの中枢における作用を中心に，その抗肥満メカニズムを概説してきたが，レプチンは中枢のみならず末梢においても作用し，抗肥満効果を示すと考えられている[26]。このレプチンの末梢作用に関与しているのもAMPキナーゼである。肝臓や骨格筋といった組織におけるレプチン受容体にレプチンが結合するとAMPキナーゼがリン酸化され活性化する。活性化されたAMPキナーゼによりアシルCoAカルボキシラーゼ（ACC）がリン酸化され不活性化し，マロニルCoAの産生量が低下することによりミトコンドリアにおけるカルニチンパルミトイルトランスフェラーゼ（CPT1）が活性化され，脂肪酸のβ酸化が亢進する（図5）。このように，レプチンは，末梢においてもAMPキナーゼを介して脂肪を燃焼させ，これもレプチンの抗肥満メカニズムの一端を担っていると考えられている。また，AMPキナーゼは運動や飢餓，グルコ

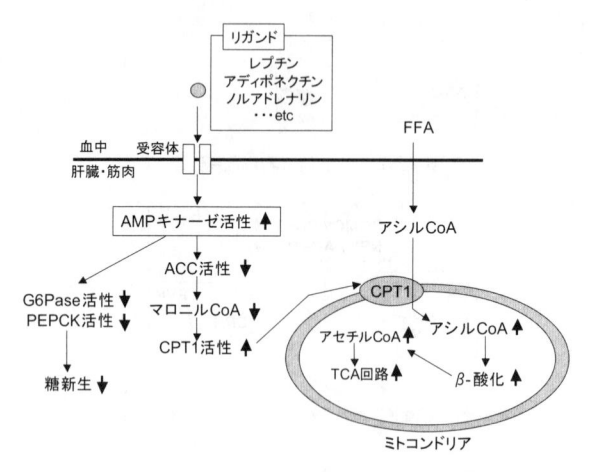

図5　AMPキナーゼによる脂肪酸のβ酸化亢進機構
G6Pase：グルコース6フォスファターゼ，PEPCK：ホスホエノールピルビン酸カルボキシキナーゼ（文献34より一部改変）

第3章　抗肥満のメカニズム

ース，インスリン及びアディポネクチン，さらに自律神経によって活性化されることが知られている。レプチンは中枢においてはAMPキナーゼの活性を低下させ，末梢においてはAMPキナーゼを活性化するという中枢と末梢における作用の相違が存在するが，これに関しては不明な点が多く，今後の更なる研究が待たれる。

3.3.5　レプチンの問題点

　レプチンの抗肥満メカニズムについて概説してきたが，実際，肥満者へのレプチン投与が十分な抗肥満効果を示しているかというと，そうでもないというのが現実である。一般に血中レプチン濃度は体脂肪量に比例して上昇し，肥満者では高レプチン血症であるにもかかわらず肥満が解消されないこと，30日間のレプチン中枢投与により肥満モデルマウスであるNew Zealand Obeseマウス及びA^{y}マウスにおいて体重減少が見られなかったことから[18]，そこに"レプチン抵抗性"なるものの存在が考えられる。レプチン抵抗性の詳細については別書を参考にしていただきたいが，今後レプチンの臨床応用のためにはレプチン抵抗性発症メカニズムの解明とレプチン抵抗性を標的とした新しい肥満治療法の開発が期待される。

3.4　アディポネクチン，ネスファチン

　The Brain-Adipose Axisを構築する因子として，レプチン以外にもアディポネクチンや最近発見されたネスファチンなどが挙げられる。アディポネクチンは小型脂肪細胞から分泌され，筋肉及び肝臓においてAMPキナーゼと後述するPPARαを活性化することにより脂肪酸燃焼，糖新生抑制及び糖取り込みを亢進させることにより，インスリン抵抗性改善作用，また抗動脈硬化作用を有することが明らかにされている。アディポネクチンの中枢及び末梢投与は，体重の減少を引き起こすことが報告されており[27, 28]アディポネクチンも抗肥満を考える上で重要な因子であると考えられる。アディポネクチンの中枢投与は，レプチンとは異なり摂食抑制作用は示さないことが報告されており，その中枢作用による抗肥満効果は，交感神経の活性化，及び交感神経を介した褐色脂肪におけるUCP-1発現量の増加によるエネルギー消費の亢進によるものであると考えられている[28]。また，末梢作用による抗肥満効果は，レプチンと同じくAMPキナーゼ及びPPARαを介した，脂肪燃焼によるものであると考えられている。しかし最近，アディポネクチンは，視床下部においてAMPキナーゼの活性化を介して，摂食を促進し，エネルギー消費を減弱させることが報告された[29]。また同報告においてアディポネクチン欠損マウスは食餌性肥満に対して抵抗性を有することが示されており，今後議論の的になると考えられる。

　ネスファチンは，PPARγに応答する新たな因子として同定された分泌タンパクであり，視床下部での発現に加え脂肪細胞においても発現していることが報告[30]されている。ネスファチンは，摂食を抑制し，その長期的な中枢投与により摂食量の減少に起因する体重増加の抑制が示さ

れている。また，ネスファチンは，レプチン受容体に変異を有しレプチン抵抗性を示すZucker ratsにおいても摂食抑制作用を示し，その作用はレプチンシグナルとは独立していることが示唆されている[30]。レプチン抵抗性によりレプチンの肥満治療への応用が停滞している中で，レプチンとは独立して抗肥満効果を示すことが可能であるとして期待されている。最近，培養視床下部神経において，ネスファチンはGタンパク質結合受容体と相互作用し，PKA活性化と関連した細胞内カルシウムイオン濃度の上昇を引き起こすことが示され[31]，そのシグナル伝達が明らかにされつつある。しかし，ネスファチンの摂食調節のメカニズム，エネルギー消費への影響，或いは末梢における機能など不明な点が残されており，今後更なる研究が必要である。

4　熱産生と抗肥満

　肥満とは，体内に脂肪組織が過剰蓄積した状態と定義される。脂肪組織を構成する脂肪細胞は，褐色脂肪細胞と白色脂肪細胞に機能的に二分される。褐色脂肪組織は，蓄積した脂肪を酸化，分解して，その結果得られたエネルギーを熱として放散している「熱産生組織」である。褐色脂肪細胞は肩甲骨間や腎臓周囲に限局して存在する，直径が20～50micromと比較的小型の細胞で，小さく多房性の脂肪滴を有する。褐色脂肪細胞はミトコンドリアを多く含有するが，このミトコンドリアに褐色脂肪細胞の熱産生能を担うタンパク質，UCP1が発現している。UCP1は基質である脂肪酸の酸化とATP合成を脱共役させることで，熱産生を促進する。この熱産生は主に交感神経の作用により制御されている（図2）。このことから，褐色脂肪組織は寒冷下における体温の維持や過剰に摂取したエネルギーを熱として放散・消費する機能を有するものと考えられる。

　抗肥満という観点から考えれば，「熱産生組織」である褐色脂肪組織機能の亢進は有効な手段の一つであると考えられる。げっ歯類などの実験動物と異なり，ヒトでは新生児期を除き，褐色脂肪組織は存在しないとされてきた。しかし最近，fluoro-deoxyglucose（FDG）を用いたpositron emission tomography（PET）とX線CTを組み合わせたPET-CTにより，ヒト成人でも褐色脂肪組織が高頻度に存在することが明らかになった[35]。褐色脂肪細胞のUCP1はβ受容体を介した刺激によって活性化されるが，脂肪細胞に多く発現するβ3受容体に対する作動薬は，慢性投与によって褐色脂肪細胞におけるUCP1遺伝子発現，ミトコンドリア増加を惹起する。さらに，本来ほとんどUCP1を発現していない白色脂肪組織や骨格筋において，UCP1の異所的な発現を誘導し[36]，体脂肪量の軽減，酸素消費量の増大をもたらす（図2）[37]。これらの結果を考え合わせれば，β3受容体作動薬はヒトにおいても抗肥満作用を発揮することがおおいに期待できるものと思われる。

第3章 抗肥満のメカニズム

5　PPARsと抗肥満

　肥満の過程では，まず脂肪細胞の肥大化が生じ，さらにエネルギー過剰状態が続いた際に，脂肪細胞数が増加するものと想定されている。そのため，脂肪蓄積のメカニズムを解明することは，脂肪細胞の肥大化と増殖，分化のメカニズムを解明することにほかならない。

　リガンド依存性受容体型転写因子PPARγは脂肪細胞分化におけるマスターレギュレーターとして機能している。PPARγはインスリン抵抗性改善薬であるチアゾリジン誘導体の受容体であり，病態との関連性も広く知られている。PPARγのヘテロ欠損マウスでは，高脂肪食負荷による体重増加が抑制され，インスリン感受性も良好である[38]。このことから，PPARγの活性抑制は抗肥満・抗インスリン抵抗性作用が期待できるものと思われる。実際に，PPARγのアンタゴニストには個体レベルで，体重減少効果や，代謝異常の改善効果が確認されているものも存在する[39]。さらに，PPARγとRXRのヘテロダイマー形成阻害剤についても，同様の効果が確認されている[40]。

　PPARsは上述したPPARγに加えて，PPARα，PPARδの三種のサブタイプ（PPARs）より構成されている。PPARα，PPARδも生体の糖・脂質代謝制御において重要な役割を果たしており，肥満症との関連性も示唆されている。

　肝臓や骨格筋，褐色脂肪組織など脂肪酸異化が盛んな組織において多く発現するPPARαは脂肪酸代謝関連遺伝子群の発現制御を行っており，アゴニストであるフィブレートは高TG血症改善作用を有する。また，PPARαアゴニストがマウスにおいて体重増加を抑制するという報告もある[41]。PPARαアゴニストが褐色脂肪組織において，先述のβ3受容体，UCP1の発現亢進を惹起することが，PPARαアゴニストの抗肥満作用の一因となっている可能性がある[41]。また，オレイン酸のエタノールアミドであるオレイルエタノールアミドはPPARαに対してオレイン酸よりも1000倍高い親和性を有することが示された。更に，オレイルエタノールアミドは摂食抑制作用を示すが，その作用はPPARαの活性化を介することが明らかになった[42]。これより，PPARαの活性化は摂食抑制作用を有し，本機構によってもPPARαアゴニストが抗肥満作用を示しうることが示唆された。

　組織普遍的な発現を示すPPARδの脂肪細胞における活性化は，UCP1やβ-酸化系の遺伝子発現を亢進させ，脂肪分解を促進する[43]。また，PPARδアゴニストの投与は骨格筋などでβ-酸化を亢進させ，肥満やインスリン抵抗性を改善することが報告されている[44]。

　このように，脂肪細胞分化を直接的に制御するPPARγのみならず，PPARα，PPARδも脂肪酸酸化の亢進作用などを介して脂肪蓄積度，肥満と深く関連している。今後更なる知見の蓄積を経て，PPARsの作用を介した抗肥満薬や抗肥満食品の研究が進展することに期待したい。

6 おわりに

　以上，抗肥満メカニズムに関して，摂食調節機構を介したものに加え，熱産生あるいはPPARsを介したものも併せて概説した。肥満は，摂取エネルギーが消費エネルギーを上回る栄養過多により引き起こされることから，本稿ではそれらの主要な摂取エネルギー及びエネルギー消費の制御を介した生体機構について述べた。もちろん，日常的に行える肥満予防法は，食事療法と運動である。食事療法による低カロリー食は，それだけで摂取エネルギーを減少させることが可能である。また，運動は筋肉中のATPを減少させ，AMPキナーゼの活性化を介して脂肪を燃焼させることができる。これら2つを適切に行えば十分，肥満の予防が可能である。しかし，日常的に行えると言っても，それなりに自分を律しなくてはならず，多くの人間にとって継続することはかなり難しい。今回概説した抗肥満因子の更なる研究あるいはそれらを標的とした食品素材の開発と応用研究の進展により，各個人にとって快適なライフスタイルのもと，美味しく食べて肥満予防が可能な時代が来ることを信じて止まない。

文　献

1) A.W. Hetherington et al., *Anat Rec.*, **78**, 149 (1940)
2) J.S. Sims et al., *Behav Brain Res.*, **22**(3), 265 (1986)
3) L.L. Bellinger et al., *J Nutr.*, **128**(7), 1213 (1998)
4) B.K. Anand et al., *Yale J Biol Med.*, **24**(2), 123 (1951)
5) H.T. Bergen et al., *endocrinology*, **139**(11), 4483 (1998)
6) M. Henry et al., *Obes Res.*, **13**(1), 36 (2005)
7) C.J. Small et al., *Int J Obes Relat Metab Disord*, **27**(4), 530 (2003)
8) M. Ito et al., *Am J Physiol Endocrinol Metab*, **284**(5), 940 (2003)
9) F. Rohner-Jeanrenaud et al., *Int J Obes Relat Metab Disord*, **26**(2), 143 (2002)
10) Y.C. Loraine et al., *endocrinology*, **147**(12), 5940 (2006)
11) F. Rohner-Jeanrenaud et al., *endocrinology*, **124**(2), 733 (1989)
12) T. Masaki et al., *endocrinology*, **144**(6), 2741 (2003)
13) Z.A. Archer et al., *J Neuroendocrinol*, **17**(1), 10 (2005)
14) S.C. Benoit et al., *J Neurosci*, **22**(20), 9048 (2002)
15) A.N. Wren et al., *Diabetes*, **50**(11), 2540 (2001)
16) S.C. Woods et al., *Am J Physiol Gastrointest Liver Phisiol*, **286**(1), 7 (2004)
17) Y. Zhang et al., *Nature*, **372**(6505), 425 (1994)

第3章 抗肥満のメカニズム

18) J.L. Halaas *et al.*, *Proc Natl Acad Sci USA*, **94**(16), 8878 (1997)
19) K.D. Niswender *et al.*, *Nature*, **413**, 794 (2001)
20) C.D. Morrison *et al.*, *Am J Physiol Endocrinol Metab*, **289**(6), 1051 (2005)
21) A.W. Xu *et al.*, *J Clin Invest*, **115**(4), 951 (2005)
22) D.J. Withers *et al.*, *Nature*, **391**(6670), 900 (1998)
23) Y. Minokoshi *et al.*, *Nature*, **428**(6982), 569 (2004)
24) H. Yoshimatsu *et al.*, *Diabetes*, **48**(12), 2286 (1999)
25) T. Masaki *et al.*, *Diabetes*, **51**, 376 (2001)
26) Y. Minokoshi *et al.*, *Nature*, **415**(6869), 339 (2002)
27) T. Masaki *et al.*, *Diabetes*, **52**(9), 2262 (2003)
28) Y. Qi *et al.*, *Nat Med*, **10**(5), 524 (2004)
29) N. Kubota *et al.*, *Cell Metab*, **6**(1), 55 (2007)
30) S. Oh-I *et al.*, *Nature*, **443**(7112), 709 (2006)
31) G.C. Brailoiu *et al.*, *endocrinology*, in press (2007)
32) 矢田俊彦ほか, *Adipo science*, フジメディカル出版, **4**(1), 362 (2004)
33) 箕越靖彦ほか, 生活習慣病がわかる, 羊土社, p.100 (2005)
34) 江崎治ほか, 生活習慣病がわかる, 羊土社, p.107 (2005)
35) 斉藤昌之ほか, 第61回日本栄養・食糧学会大会講演要旨集, p.242 (2007)
36) I. Nagase *et al.*, *J Clin Invest*, **97**, 2898 (1996)
37) H. Kato *et al.*, *Diabetes*, **50**, 113 (2001)
38) N. Kubota *et al.*, *Mol Cell*, **4**, 597 (1999)
39) J. Rieusset *et al.*, *Mol Endocrinol*, **16**, 2628 (2002)
40) T. Yamauchi *et al.*, *J Clin Invest*, **108**, 1001 (2001)
41) A. Tsuchida *et al.*, *Diabetes*, **54**, 3358 (2005)
42) J. Fu *et al.*, *Nature*, **425**, 90 (2003)
43) Y.X. Wang *et al.*, *Cell*, **113**, 159 (2003)
44) T. Tanaka *et al.*, *Proc Natl Acad Sci USA*, **100**, 15924 (2003)

第4章 ニュートリゲノミクス

中井雄治[*1], 阿部啓子[*2]

1 ニュートリゲノミクスとは

1.1 機能性食品の登場

1984年, わが国の文部省重点領域研究として始まった機能性食品の研究は, 食品の生理調節機能という観点からこれまでの栄養学を見直し, 従来研究対象となっていた食品の栄養的側面を一次機能, 感覚的側面（おいしさ）を二次機能と位置づけたことに加え, 生体調節の側面を三次機能として表現した。機能性食品でいうところの「機能」は一般的にはこの三次機能を指す[1]。

現代は飽食の時代と呼ばれ, 世間の関心はいかに健康で長生きするかということにフォーカスされてきている。機能性食品という考え方は, 時代にマッチしたものであり, 日本から発した"functional food"は世界中の研究者に広く受け入れられ[2], これまでの食品研究の大きな転換点を築いた。

1.2 ニュートリゲノミクスの誕生

機能性食品研究により, 食品研究は新たな局面を迎えたが, その一方で, 機能性食品の応用面への関心が先行し, なぜその食品にその機能があるのか, どのようにその食品成分が機能を発揮するのか, という基礎的な側面は後回しになりがちであった。そこで生まれたのが, ニュートリゲノミクスである。この言葉は2001年[3]に初めて文献で使用された。ニュートリゲノミクス（nutrigenomics）とは, nutrition（栄養）とgenomics（ゲノムにコードされる遺伝情報の網羅的解析手法, あるいは網羅的解析を主体とした学問分野）を組み合わせた造語である。食品摂取に対する遺伝子発現応答を網羅的に解析するこの科学は, 遺伝子の一塩基多型（SNPs）に代表される, 食品を摂取する側の遺伝的バックグラウンドと栄養との関連を解析するnutritional geneticsを包含する[4,5]。狭義には前者のみをニュートリゲノミクスと呼ぶこともある。gene（遺伝子）

[*1] Yuji Nakai　東京大学　大学院農学生命科学研究科　アグリバイオインフォマティクス人材養成ユニット　特任准教授

[*2] Keiko Abe　東京大学　大学院農学生命科学研究科　応用生命化学専攻生物機能開発化学研究室　教授

第4章 ニュートリゲノミクス

に対してgenome（ある生物が持つ全ての遺伝情報）があり，ゲノミクスという言葉自体は前述のようにgenomeの解析またはその手法を指す。しかし，一般にゲノミクスという場合，遺伝子の塩基配列情報を読み解くだけではなく，遺伝情報がどのように使われているかという，いわゆる機能ゲノミクスの意味合いで使われることが多い。すなわち，ゲノミクスにはトランスクリプトーム解析（トランスクリプトミクス）やプロテオーム解析（プロテオミクス）も広義には含まれるのである。したがって，ニュートリゲノミクスも，食品に対する生体応答を，ゲノム，トランスクリプトーム，プロテオーム，さらにはメタボローム等の様々なレベルで解析する統合オミクス研究であるといえる。

2 ニュートリゲノミクス研究の現状と今後の展望

2.1 世界各国での動向

　世界各国でニュートリゲノミクス研究が近年盛んになってきている。代表的なものを挙げると，欧州の合計23の国や研究所によって設立され，オランダのWageningen大学が中心となって活動を行っているNuGO（The European Nutrigenomics Organization），アメリカのCalifornia大学Davis校に拠点を置くNCMHD（NIH-National Center for Minority Health and Health Disparities）Center of Excellence in Nutritional Genomics，クローン病などの消化器系疾患の解析が特色であるNutrigenomics New Zealand等の活動がある[6]。

　一方，日本では2003年12月，32社に及ぶ企業の出資によって，NPO日本国際生命科学協会（現日本国際生命科学研究機構）ILSI Japan寄附講座「機能性食品ゲノミクス」が東京大学大学院農学生命科学研究科に設立された。食品中の機能性成分の働きを，DNAマイクロアレイを用いた遺伝子発現解析を中心とした手法で解明する研究を行っており，日本におけるニュートリゲノミクス研究の拠点となっている[7]。

　個々の研究事例については，本書第1編第5章あるいは，他編の各論に譲ることにする。また，その他いくつかのよい総説[8〜11]があるので参照されたい。

2.2 マイクロアレイ解析の方向性

　前述の通り，ニュートリゲノミクスはゲノミクス，トランスクリプトミクス，プロテオミクス，メタボロミクスといったセントラルドグマに沿った網羅的解析を全て包含する，統合オミクス研究であるが，やはり中心となるのは現時点ではトランスクリプトミクスである。対象となるmRNAは，タンパク質や代謝物のように無限ともいえるバリエーションを持つ集団ではなく，化学的性質も均質で扱いやすいことに加え，DNAマイクロアレイ技術の進歩により解析手法も

53

確立されてきたことがその理由である。したがって，現在のニュートリゲノミクス研究はマイクロアレイ解析が主流となっている。しかし，マイクロアレイは技術として確立されたといっても，得られたデータは本質的にノイズを含みやすいものであり，実験計画やデータ解析方法を誤れば誤った結論を導きかねない。栄養学関連ではないが，2004年までに報告のあった，がん患者の臨床データとマイクロアレイデータを関連づける論文を検証した結果，約半数の論文で誤りを含む解析方法が採用されていた，という衝撃的な報告[12]もある。

また，上記に加え，ニュートリゲノミクスが食品研究であるがゆえに抱える問題がある。多成分系である食品を摂取した際の生体応答は，単一成分の薬品を投与する場合などに比べ，格段に複雑なものとなる。また，食品は毎日，長期にわたって摂取するものであるため，食品による応答は一般に急激な変化であることはまれで，微小な変化の長期的な蓄積として見られることが多い。したがって，従来の栄養学研究同様，ヒトよりもライフサイクルの短いラットやマウスを用いて，いわば加速試験のようにして行われる。しかし，複雑なインプットに対する微小な変化を検出しようとするため，環境的な要因や，手技的な要因の影響を受けやすい。ニュートリゲノミクス研究の難しさはここにある。そこで，とくに綿密な研究計画と厳密な実験手法，さらには適切なデータ解析手法が要求されることになる。

筆者らは，ラット遺伝子発現に及ぼす絶食の影響をみるために，DNAマイクロアレイによる解析を行った（投稿中）。自由摂食させたラットでは，解剖の前にいつ餌を食べ終わったかが不明なため，7日間，1日のうち10時から16時の間の6時間のみ餌を与え，8日目の10時に摂食群と絶食群の2群に分けた。摂食群はそれまで同様餌を与え，絶食群は餌を与えず，16時に両群ともに解剖を行った。こうすることによって，絶食群は24時間絶食，摂食群は満腹に近い状態を作りだすことができ，両者の差が明確になる。白色・褐色脂肪組織，肝臓を摘出し，total RNAを抽出してAffymetrix社のRat Genome 230 2.0 GeneChip®で遺伝子発現を解析した。マイクロアレイデータ解析を行う際には，複数のデータを比較するためにデータの正規化というステップが必須である。これまで，様々なマイクロアレイデータ正規化手法が開発されているが，正規化手法によってその後得られる結果が大きく異なることも報告されている[13~15]。そこで，手法上の偏りを補正するために，MAS5（MicroArray Suite 5），RMA（Robust Multi-array Analysis），GLA（GLog Average），MBEI（Model-Based Expression Index）の4種類の正規化手法を適用し，それぞれのデータセットについて2群間比較を行い，4正規化手法に共通して上位にランクされる遺伝子群をピックアップした。これにより，発現変動を示す，よりロバスト（頑健）な遺伝子群を抽出できたと考えられる。抽出した遺伝子群について，Gene Ontology解析を行った結果，絶食によって，エネルギー源の糖から脂質へのシフト，オートファジーの誘導，生合成関連，とくにタンパク質生合成に関わる遺伝子群の発現低下によるエネルギーの節約などのよう

第4章 ニュートリゲノミクス

に，従来の散発的な研究から得られていた知見[16～20]などから予測された結果が得られた。一方，予想外の結果として，ユビキチン-プロテアソーム関連遺伝子の顕著な発現亢進が認められた。網羅的解析のアドバンテージは，既知の事実や予測された結果がいわばポジティブコントロールのような役割を果たし，実験系の妥当性が示されることに加え，予測されなかった結果が新しい知見として得られることにある。実験計画の工夫と，データ解析の工夫の両者があって初めて網羅的解析が威力を発揮することになるのである。

2.3 データベースの重要性

　DNAマイクロアレイを用いた研究を投稿論文として発表する場合，事前にCIBEX（Center for Information Biology gene Expression database，日本），GEO（Gene Expression Omnibus，アメリカ），ArrayExpress（ヨーロッパ）のいずれかの公共データベースへのマイクロアレイデータの登録を義務付ける雑誌が多くなっている。しかしながら公共データベースに登録された栄養学分野のマイクロアレイデータはまだまだ少ないのが現状である。例えば，GEOに登録された5614データシリーズのうち，栄養学関連と考えられるデータセットは81であった。（2007年6月末現在）。同一のグループが一連の実験を複数エントリーに分けて登録している例もあることを考えると，これは決して多い数字であるとはいえない。しかし，このことは栄養学分野でのマイクロアレイ研究そのものが少ないことを意味しているわけではなく，栄養学関連の雑誌で，投稿規程にデータベースへの登録を盛り込んでいないものが多いこともその一因であると考えられる。Saitoら[21]は，栄養学分野におけるマイクロアレイ解析を行った研究成果をまとめたデータベースを構築し，「Nutrigenomics Database」として2005年から公開しており，本書執筆時点で，493の栄養学関連のマイクロアレイ解析を行った論文を収録している。栄養学関連でマイクロアレイ解析を行った論文の推移を，「Nutrigenomics Database」収録データをもとに図1にまとめた。このように，右肩上がりで増加していることがわかる。なお，ここでは，キーワードによる全文検索が可能で，一部については実験データの参照も可能になっている。テキストマイニングなどで自動的に収録されたものではなく，人の目によって集められた論文を収録しているため，内容については信頼性が高い。現時点では文献情報に関する整備が先行しているが，今後，このようなニュートリゲノミクスに関連したデータベースが充実することによって，過去に実施されたマイクロアレイ実験データからのデータマイニングなども可能になっていくことが望まれる。

　しかしながら，データベース上でデータマイニングを行おうとすれば，複数のプラットフォームから得られたデータセットの比較が必要となるが，異なる研究空間や異なるプラットフォームで行われた実験間での比較は容易ではないことも指摘されていた[22～24]。このような問題を解決するため，新たな正規化手法[25]が開発されたり，実験デザインについての提案[26]がなされたり

55

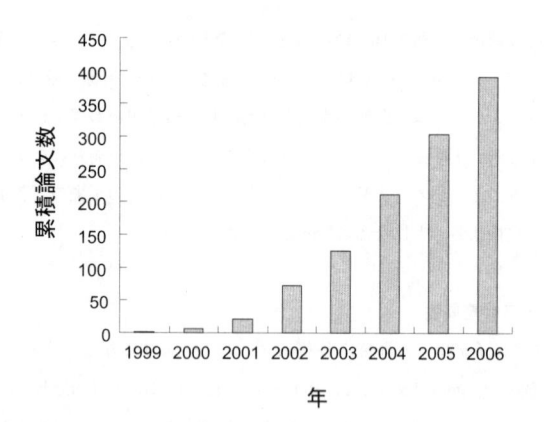

抗肥満食品・素材の開発と応用展開

図1　食品・栄養学研究における，DNAマイクロアレイ解析を用いた論文数（累積）の推移
Nutrigenomics Database（http://a-yo5.ch.a.u-tokyo.ac.jp/index.phtml）のデータを基に，管理者の許可を得て作成

してきた．さらに，2005年2月にThe MicroArray Quality Control（マイクロアレイ品質管理，MAQC）Projectが，米国食品医薬品局（FDA）主導のもとスタートし，51の機関から137人の研究者が参加した．マイクロアレイ実験の手順上の誤りを避けるためのマイクロアレイの品質管理ツールを供給すること，また，品質管理のためのリファレンスデータセットを大量取得するとともに，データ取得に使用したRNAサンプルを誰でもが利用できるような形で供給し，マイクロアレイ実験の品質管理を容易にすることを目的としている．MAQCのフェーズIでは，6種類の市販マイクロアレイプラットフォーム，1種類のNational Cancer Instituteで作製されたスポット型アレイの合計7種類のマイクロアレイに加え，定量PCRをベースにした2種類，増感標識法を用いた1種類の計3種類の代替プラットフォームによる遺伝子発現の定量が，複数の実験施設で4種類のRNAサンプルを共通に用いて行われた．その結果，研究室内・研究室間，マイクロアレイのプラットフォーム間，マイクロアレイと他の代替プラットフォーム間いずれも良好な再現性を示した[27]．このことより，適正な管理のもとにマイクロアレイ実験を行えば，信頼度の高いデータが得られる水準まで現在のアレイ技術が成熟してきたといえる．しかし，この「適正な管理のもとに」が重要であることはいうまでもなく，マイクロアレイ実験を行う研究者が常に意識すべきことである．

2.4　食システムバイオロジーの確立をめざして

ニュートリゲノミクスの目的は，個々の栄養素あるいは栄養素の複合体としての食品が，生体

第4章　ニュートリゲノミクス

にどのような影響を及ぼすかを解明し，それが遺伝的バックグラウンドとどのように関連するかを解明することによって，テーラーメード栄養（あるいは個の栄養（personalized nutrition））を確立することである。しかしながら，これまで述べたような難しさから，その道のりは平坦ではない。

　現時点ではトランスクリプトーム解析が中心となっているが，今後はプロテオミクス，メタボロミクスと解析の範囲を広げ，より深く掘り下げるとともに，バイオインフォマティクスを駆使することによってそれらから得られた知見を体系化していく必要がある。まずはラット，マウスなどのモデル動物を用いた個々の事例を蓄積していき，バイオマーカーの発見や普遍的事実を知見として得ることが重要である。場合によってはヒト培養細胞，例えば腸管上皮モデル細胞であるCaco-2などを用いることもあり得よう。次に，医学・薬学との連携のもと，ヒトでの$in\ vivo$ dataとの相関を探っていく。これによって，発見の科学から予測の科学へと発展させ，「食システムバイオロジー」ともいえる学問分野を確立していくことが，ニュートリゲノミクス研究の究極のゴールである[28]。

文　　献

1) 荒井綜一，機能性食品の研究，学会出版センター（1995）
2) D. Swinbanks, J. O'Brien, *Nature*, **364**, 180 (1993)
3) N. Fogg-Johnson, A. Merolli, *Chemical Engineering World*, **36**, 80 (2001)
4) B. van Ommen, *Nutrition*, **20**, 4 (2004)
5) D. M. Mutch *et al.*, *FASEB J.*, **19**, 1602 (2005)
6) J. Kaput, *Clin. Chem. Lab. Med.*, **45**, 279 (2007)
7) 松本一朗，阿部啓子，化学と生物，**45**，246 (2007)
8) 荒井綜一，臨床栄養，**102**，191 (2003)
9) M. Müller, S. Kersten, *Nat. Rev. Genet*, **4**, 315 (2003)
10) 荒井綜一，日本調理科学会誌，**38**，1 (2005)
11) K. Abe, *Science & Technology In Japan*, **25**, 26 (2006)
12) A. Dupuy, R. M. Simon, *J. Natl. Cancer Inst.*, **99**, 147 (2007)
13) R. G. Verhaak *et al.*, *BMC Bioinformatics*, **7**, 105 (2006)
14) F. F. Millenaar *et al.*, *BMC Bioinformatics*, **7**, 137 (2006)
15) K. Kadota *et al.*, *BMC Bioinformatics*, **7**, 294 (2006)
16) G. van den Berghe, *J. Inherit. Metab. Dis.*, **14**, 407 (1991)
17) G. E. Mortimore, A. R. Poso, *Annu Rev. Nutr.*, **7**, 539 (1987)

18) N. Mizushima *et al.*, *Mol. Biol. Cell.*, **15**, 1101 (2004)
19) A. Kuma *et al.*, *Nature*, **432**, 1032 (2004)
20) P. F. Finn, J. F. Dice, *Nutrition*, **22**, 830 (2006)
21) K. Saito *et al.*, *Br. J. Nutr.*, **94**, 493 (2005)
22) P. K. Tan *et al.*, *Nucleic Acids Res.*, **31**, 5676 (2003)
23) E. Marshall, *Science*, **306**, 630 (2004)
24) T. Bammler *et al.*, *Nat. Methods*, **2**, 351 (2005)
25) T. Konishi, *BMC Bioinformatics*, **5**, 5 (2004)
26) P. Garosi *et al.*, *Br. J. Nutr.*, **93**, 425 (2005)
27) L. Shi *et al.*, *Nat. Biotechnol*, **24**, 1151 (2006)
28) K. Abe, *Science & Technology In Japan*, **25**, 10 (2006)

第5章　抗肥満食品のマイクロアレイ解析

加藤久典[*]

1　マイクロアレイによる食品の機能解析

　前章で述べられているように，ニュートリゲノミクス手法による食品成分の機能解析は重要性を増している．中でもmRNAレベルでの網羅的な解析手段であるDNAマイクロアレイは，一度に得られる情報量が特に多く，信頼性の高いデータを得やすいことなどから，その利用は非常に多くなっている[1, 2]．抗肥満活性を有する食品や食品成分の機能解析や作用機構解析においても幅広く用いられて，有用な情報を多く提供してきた．

　DNAマイクロアレイを用いた食品の機能解析は，一般的には図1のように行われる[1]．DNAマイクロアレイのシステムには大別して一色蛍光法と二色蛍光法があり，この図にはそれぞれについて示してあるが，何れについても実験を進めるうえでの考え方は変わらない．条件Aと条件Bは，例えば対照群と投与群ということになるが，ある栄養素の欠乏群や過剰摂取群などが用いられる場合もある．また，いくつかの投与量を試したり，何種類かの化合物の効果を調べる場合などは群の数がさらに多くなるが，その場合は一色蛍光法を用いたシステムの方が多くの群間での比較がしやすい．

　さて食品の機能解析におけるマイクロアレイ実験においては，実験動物あるいは培養細胞を用いた例がほとんどであり，ヒトでの検討例は非常に少ない．これは言うまでもなくヒトで遺伝子発現を解析するためのサンプルを得ることの困難さが主原因である．ヒトの食品や栄養条件への応答を調べるために，バイオプシーでの検討，あるいは血球のような採取が容易なサンプルでの検討が行われている例はあるが，例えば後者については応答が明確ではなかったり試料調製のばらつきが強く出たりすることなどから，抗肥満成分のアッセイに用いる場合に困難も多い．ヒトにおいて脂肪蓄積や肥満といった研究にDNAマイクロアレイを適用する場合の問題点については，Baranovaらによる総説に詳しいので，参照されたい[3]．

　実験動物を用いる場合は，用いる動物の種類・雌雄・週齢といった条件や，投与量，投与期間，投与方法，対象とする臓器の選択，組織サンプリングのタイミング等の条件を決定するのが実験

---

[*] Hisanori Kato　東京大学　大学院農学生命科学研究科　応用生命化学専攻
　　栄養化学研究室　准教授

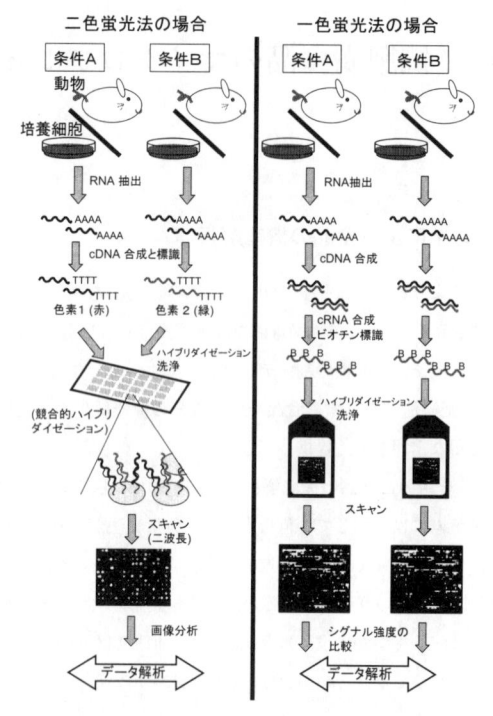

図1　DNAマイクロアレイを用いた解析の流れ
文献1）より改変。

を計画するうえでの重要な検討項目である。これらを決定するうえでの明確な根拠が得られにくいことも多く，各研究者の経験や勘に頼る部分も大きい。培養細胞での実験の場合も，用いる細胞の種類，前培養条件，添加量，処理時間など，やはり事前に考慮しなければならない点は多い。DNAマイクロアレイの実験は，現在でもコストが高いので，実際にアレイに供するサンプルを得る前に，十分な予備実験を行っておく必要がある場合も多いであろう。

2　脂質代謝に関わる転写因子

本章の以下の部分で，いくつかの転写因子（SREBP，PPAR等）が繰り返し登場する。DNAマイクロアレイ解析で，特定のパスウェイの発現が調節されていることが見出された場合に，その上流で共通に働く転写因子の変化が関わっていることが多く，そうした転写因子についての検

第5章　抗肥満食品のマイクロアレイ解析

討が不可欠になるためである。主なものをここで簡単にまとめておくが，いずれも既に広く知られている因子であり他の章でも紹介されているので，この部分は読み飛ばしていただいても構わない。特に重要と考えられるものの役割を図2に簡略化して示した。

　SREBP（Sterol Regulatory Element-Binding Protein）には，SREBP-1（SREBP-1aおよび-1c）とSREBP-2が存在し，前者は脂肪酸合成系の促進，後者についてはコレステロール合成の促進の作用がそれぞれ代表的なものである。SREBP-1のターゲット遺伝子としては，ATPクエン酸リアーゼ，アセチルCoAカルボキシラーゼ，脂肪酸合成酵素，ステアロイルCoA不飽和化酵素，といった脂肪酸合成経路の重要な遺伝子のほか，グリセロ3-リン酸アシルトランスフェラーゼ（トリグリセリド合成），リンゴ酸酵素やグルコース6-リン酸脱水素酵素（NADPH合成）などもある。これらの遺伝子の上流域にあるSRE（Sterol　Regulatory　Element）あるいはE-box配列にSREBP-1は結合する。SREBP-1自身の遺伝子発現は，インスリンによって制御されている。SREBP-2は，細胞内コレステロールレベルによって活性調節を受ける。細胞内コレステロールが低下すると，SREBP-2前駆体からSREBP-2が切り出されて，コレステロール合成経路の数種の遺伝子の発現を上昇させる。LDLレセプターの発現を上げることによるコレステロール取り込みの促進も担う。

　PPAR（Peroxisome Proliferator-Activated Receptor）は，多価不飽和脂肪酸やエイコサノイドをリガンドとする核内レセプターであり，RXR（Retinoid X Receptor）とヘテロダイマーを

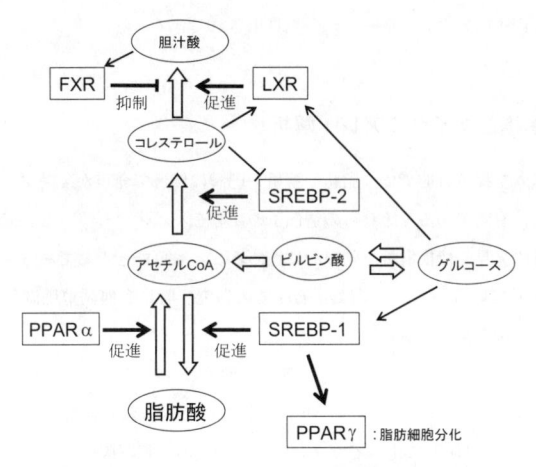

図2　脂質代謝においてキーとなる主な転写因子の作用
　各転写制御因子をボックスで示した。本文中にあるように，これらは複雑なネットワークを形成しているが，図中では代表的な作用を示している。

形成して様々な遺伝子のPPRE（Peroxisome Proliferator Responsive Element）に結合して転写を制御する。PPARα，PPARγ，PPARδ（PPARβ）の3種が存在する。PPARαは肝臓や筋肉において脂質や糖の代謝を制御するが，代表的な作用として脂肪酸酸化に関連する酵素遺伝子の誘導がある。PPARαの標的遺伝子には，アシルCoA酸化酵素，カルニチンパルミトイルトランスフェラーゼ（CPT）などの酵素や，脂肪酸の輸送に関わるタンパク質などがある。PPARγについては，脂肪組織，肝臓，筋肉，免疫細胞等で作用し，脂肪細胞の分化や脂肪蓄積，インスリンに対する応答に関わっている。標的遺伝子には，アシルCoA合成酵素，脱共役タンパク質（UCP）-1，リポタンパク質リパーゼなどがある。PPARによる転写活性化は，各種転写共役因子によって促進や抑制が成されており，そのうちPGC-1（PPARγ coactivator-1）は，様々な外部刺激や栄養状態を仲介する因子として肥満研究における重要度も高い。

　LXR（Liver X Receptor）は，酸化コレステロールをリガンドとするが，活性化されたLXRは肝臓ではコレステロールからの胆汁酸合成を促進し，他の組織では過剰なコレステロールの排出に働く。FXR（Farnesoid X receptor）は，胆汁酸をリガンドとし，胆汁酸合成を負に調節する。このようにLXRやFXRはコレステロールレベルの調節における役割が知られていたが，糖や脂質代謝において多様な役割を担っていることが明らかになってきている。例えば，糖新生の律速酵素であるPEPCKの発現は，SREBP，PPAR，LXR，FXRといった数多くの転写調節因子の制御下にある。最近グルコースもLXRのリガンドであることが発見された。LXRはSREBP-1遺伝子の転写を促進すること，LXR遺伝子はPPARγのターゲットであることも知られている。こうした転写因子間のクロストークが多く見出されてきている。

3　肥満の誘導とマイクロアレイ解析

　肥満のメカニズムを探る目的では，脂肪の蓄積や肥満に伴って発現が変動する遺伝子を幅広く明らかにすることが有効である。それらの遺伝子の変動をバイオマーカーとして，肥満の予防効果を持つ食品成分の発見や機構解析を効率的に進めることも可能となるであろう。このような研究は数多く発表されているが，ここではin vivoでの研究，特に食餌誘導肥満モデルを用いた研究について，一部の例を紹介する。

　Lopezら[4]およびMoraesら[5]は，それぞれラットおよびマウスに高カロリー食を与え，腹部白色脂肪組織における遺伝子発現プロファイルを得ている（何れもAffymetrixのアレイシステム）。前者においては，対照群に比べてマクロ栄養素の代謝，転写因子，ホルモン受容体と情報伝達，レドックス・ストレス関連，および細胞骨格といった遺伝子が多く発現変化していた。脂質代謝関連遺伝子の変化が大きかったが，C/EBPαやPPARγといった転写因子の発現が上昇し

第5章　抗肥満食品のマイクロアレイ解析

ていたことがそうした変化に何らかの役割を担っているのではないかとしている。後者においては，前者とは異なり発現増加したものよりも減少した遺伝子が非常に多かった。特に脂肪酸やコレステロールの合成に関わる遺伝子も低下していた。SREBP-1の発現は変わっておらず，脂肪酸合成等の遺伝子の変化の原因は他のところにあると考えられる。細胞骨格関連の遺伝子が多く変化していたことは，前者と共通していた。これら二報は何れも8～9週間の高脂肪食の結果であるが，得られた結果は異なる部分が多く，これはDNAマイクロアレイを用いた解析にしばしば生じることである。動物種の違いはあるにしても，わずかな実験条件の違いが，結果に大きく影響する場合があることは注意すべきである。一方，得られたデータの取り扱い，結果の解釈や取りまとめに関しては，研究者の主観が多く影響する。データの解釈に至る過程で，できるだけ主観の部分の介入を避け，そのようにしてまとまった結果について，最終的な考察を行うという態度が重要である。

　肝臓での検討を行ったものとしては，Kimら[6]は12週間の高脂肪食摂取の効果をマウスにおいて調べている。これは2色蛍光法によるcDNAアレイを用いた検討である。脂肪酸異化やケトン体生成に関わる遺伝子（アシルCoAオキシダーゼ，HMG-CoAリアーゼなど）の発現上昇，脂質合成系遺伝子（脂肪酸合成酵素，スクアレンエポキシダーゼ等）の発現低下を報告している。また，生体防御やストレス応答に関わる遺伝子は高脂肪食において発現が増加していた。この他にも，情報伝達因子，転写因子，トランスポーターや細胞接着・細胞骨格・細胞内局在等に関わる多くの因子について，遺伝子発現の変化を新たに見出している。

4　食品成分の抗肥満活性とマイクロアレイ解析

　食品成分の抗肥満活性をターゲットとしたトランスクリプトームレベルでの研究，あるいはそれを直接ターゲットとして意識していなくても結果として抗肥満効果につながる効果が認められた研究を合わせると，既に大量の論文報告が存在する。これらを網羅した形で紹介することはできないが，以下に主なものをそれらにおける主要活性成分別に分類して述べる。

　はじめに脂質成分による抗肥満効果の報告例を紹介する。魚油等に多く含まれるn-3系の多価不飽和脂肪酸（オメガ3脂肪酸）には，脂質低下作用が知られている（第2編第12章）。その遺伝子レベルでの作用機構として，SREBP-1の発現低下あるいは活性抑制を介した脂質合成系酵素の発現抑制作用，PPARαの活性化を介したβ酸化系の促進などが既に示されてきている。これに関連したDNAマイクロアレイの報告の例を3つ挙げる。ラットにドコサヘキサエン酸（DHA）リッチな食餌を6週間与えて肝臓の遺伝子発現プロファイルを調べたKramerらの研究[7]では，PPARαの影響下にある遺伝子発現の上昇は比較的小さく，脂肪酸合成系，特にステアロイ

ルCoA不飽和化酵素1の低下が脂質低下作用において重要であると結論している。Bergerら[8,9]は，アラキドン酸リッチな食餌，エイコサヘキサエン酸やDHAが多い魚油を含む食餌，あるいは両者を含む食餌をマウスに約8週間摂取させ，肝臓の遺伝子発現プロファイルを注意深く解析している。PPARαやHNFα，SREBP-1，TNFといった因子の下流にある遺伝子グループの変動が大きいことを報告している。興味深いことに両方の油脂の組み合わせにより，単独では見られなかった変動が多く観察されており，これらを適度に組み合わせることの重要性が示唆されている。レプチン受容体不全のJCR：LA-cpラットは，SREBP-1cを高発現し肥満を呈するモデルである。Dengら[10]は，このラットにオリーブオイルまたは魚油（メンハーデン油）を摂取させ，肝臓のマイクロアレイ解析を行った。各々の油はSREBP-1cを低下させたこと，魚油がPPAR下流の脂肪酸化系を亢進させていたことなどが報告されている。

共役リノール酸による肥満改善効果を調べたものとして，Houseら[11]は肥満モデルマウスにトランス-10，シス-12-共役リノール酸を含む食餌を5日あるいは14日与え，精巣上体周囲脂肪組織においてDNAマイクロアレイ解析を行った。脱共役タンパク質（UCP），カルニチンパルミトイルトランスフェラーゼ（CPT）の発現増加，PPARγ，グルコース輸送体4（GLUT4），ペリリピン（脂肪滴の形成および分解の調節の両方に重要な因子），アディポネクチン（第1編第1章），レジスチン等の発現低下を見出している。

タンパク質やアミノ酸の効果についての報告はあまり多くはないが，食餌タンパク質が遺伝子発現プロファイルに及ぼす影響を調べた最初の例は，Endoら[12]によるものである。ここでは12％カゼイン食をラットに一週間摂食させた場合に対して，12％小麦グルテン食，あるいは無タンパク質食摂取の場合を比較している。グルテン食や無タンパク質食では，代謝が異化の方向に傾くが，肝臓での遺伝子発現プロファイルの結果から，グルテン食ではステアロイルCoA不飽和化酵素の発現の低下，すなわち脂肪酸合成系酵素の低下が見られ，一方無タンパク質食ではCPT-1の発現上昇，すなわち脂肪酸酸化系に関わる酵素の活性化が見られた。

大豆タンパク質には脂質代謝改善効果が広く知られているが，Tachibanaら[13]は分離大豆タンパク質摂取の効果をラット肝臓の遺伝子発現プロファイルから探った結果を報告している。8週間の分離大豆タンパク質摂食後に発現変化が認められた遺伝子群の中で，リンゴ酸酵素やステアロイルCoA不飽和化酵素など脂肪酸合成に関連する遺伝子の発現低下が目立っており，大豆タンパク質による脂質代謝改善の一端を担っていると考えられる。一方，近年各種アミノ酸による抗肥満効果に期待が集まっている。

Fuら[14]は，糖尿病モデルラットを用い，飲水中にアルギニンを1.51％あるいは窒素含量が等しくなるようにアラニンを添加し，10週間飼育した。アルギニン群では体重，脂肪組織重量等が低下していたが，この際の脂肪組織における遺伝子発現プロファイルの解析を行った。その結

第5章　抗肥満食品のマイクロアレイ解析

果，AMPキナーゼ，PGC-1α，NO合成酵素1等のグルコースや脂質代謝調節の要となる様々な遺伝子の発現上昇を観察している。

これまで述べた以外の成分，特にいわゆる非栄養性食品成分についても数多くの報告がある。

特定の成分ではなく，ひとつの食品の効果を調べたものとして，ココアの抗肥満作用（第2編第15章）に関するMatsuiらの論文[15]がある。高脂肪食にココアパウダー（12.5%）あるいは同量の擬似ココアパウダー（カゼイン，牛脂，コーンスターチ等を含む）を添加し，これらで21日間飼育したラットの肝臓および腸間膜脂肪組織における遺伝子発現プロファイルを比較している。何れの組織においてもココア摂取により脂肪酸合成系の遺伝子発現低下が目立っていた。白色脂肪組織においては，PPARγやSREBP-1cの発現低下とUCP2の発現上昇を見出しており，これらがココア摂取群において体重や脂肪重量，血清トリアシルグリセロールが低下していた原因と予想された。

食品中の特定の成分を用いたアレイ研究の多くはポリフェノール類の効果を検討したものである（各ポリフェノールの抗肥満作用については，第2編の各章も参照されたい）。

Aokiら[16]は，甘草由来のフラボノイドオイル（LFO，主成分はイソフラバンのグラブリジン）を高脂肪食誘導肥満マウスに混餌で与え，肝臓中の遺伝子発現プロファイルへの影響を観察した。LFO摂取群では，β酸化系遺伝子の発現上昇，脂肪酸合成系遺伝子の発現低下が見られ，これによって腹部脂肪組織重量の低下や肝臓脂質の低下が生じたとしている。

大豆イソフラボン（ゲニステイン，Genistein）の効果を検討した研究としては，Penzaら[17]によるマウス脂肪組織における解析がある。ゲニステインを様々な量で投与したところ，低用量と高用量とでは脂質蓄積に関して逆の効果があるが，遺伝子発現プロファイルにおいても大きな違いがあることを見出している。例えば，両者で全く違う方向に変化した遺伝子として，ホスホリパーゼA2グループ7（PLA2g7）やホスホリピド輸送タンパク質（PLPt）に着目している。本論文では，これらの作用におけるエストロゲン受容体βの関与についても注意深く検討を行っている。

一方，野菜，果物，プロポリス等に幅広く含まれるフラボノールであるケンフェロール（Kaempferol）でヒト筋細胞を24時間処理し，DNAマイクロアレイ解析を行った報告[18]では，PGC-1α，CPT1，UCP-3などの発現上昇が観察されている。さらに，cAMP依存性のヨードチロニン脱ヨウ素化酵素（甲状腺ホルモンT4を活性型のT3に変換する）の発現や酵素活性を上昇させることも，エネルギー消費促進に寄与しているらしい。さらにこの作用はケルセチン等に比べるとケンフェロールにおいて特に強いことを見出している。

Tsudaらは，アントシアニンが脂肪細胞に及ぼす効果をラット[19]およびヒト[20]から単離した脂肪細胞を用いて解析した（第1編第2章，第2編第9章）。何れの場合も，シアニジン3-グ

ルコシド（C3G）とシアニジン（Cy）それぞれの効果を調べ，両者に共通した変化と何れかに特異的な変化とに分けて記述している。前者の論文では，C3GとCyに共通した興味深い変化として，ホルモン感受性リパーゼおよびペリリピンが顕著に増加していることを挙げている。後者の論文では，C3GとCyに共通した脂質・エネルギー代謝関連の変化として，アシルCoAオキシダーゼ，アディポネクチン，UCP2遺伝子の発現上昇を挙げている。一方，プラスミノーゲンアクチベーターインヒビター1（PAI-1）やインターロイキン6の発現低下から，肥満・糖尿病に関わる炎症性の反応の低下が示唆された。これら2つの研究成果は，ラットとヒトの細胞を用いており，お互いに補い合うものであると言えるが，両者で用いたマイクロアレイに掲載されているプローブセットが大きく異なるため，結果を直接比較したい場合には注意が必要である。

カテキンに関しての論文として，Wolframら[21]はH4IIE肝ガン細胞をエピガロカテキンガレートで処理をした際のアレイ解析の結果を報告している。脂肪酸合成酵素やステアロイルCoA不飽和化酵素，コレステロール合成系酵素，糖新生酵素については発現低下，解糖系酵素は発現上昇したとしている。

リンゴのポリフェノールは，2量体から3量体のプロシアニジンが主成分である。Ohtaら[22]は，ラットに高脂肪食あるいは通常食と共にリンゴポリフェノール（AP）または茶カテキンを与えて，肝臓の遺伝子発現を解析した。APと茶カテキンの両者で同様な変化を示したのは，アシルCoAデヒドロゲナーゼや脂肪酸トランスポーターのCD36等の発現増加やステアロイルCoA不飽和化酵素1の発現低下などであった。一方，脂肪酸合成酵素の発現低下がAPに特異的に見られ，またコレステロールの合成・異化の酵素遺伝子の変化が茶カテキン群に特徴的であった。

Baurら[23]が高脂肪食摂取マウスに赤ワイン等に豊富なポリフェノールであるレスベラトロールを摂食させた結果によると，レスベラトロールは肥満そのものの改善効果は低かったものの，各種指標の肥満に伴う悪化を改善し，寿命を延ばす効果があったとしている。この際にDNAマイクロアレイ解析を肝臓において行った。特に変動が大きかった127のパスウェイには，TCAサイクルや解糖系，Stat3情報伝達経路などが含まれていた。レスベラトロールは，高カロリー食の効果を遺伝子発現レベルで概ね打ち消す方向に作用していた。彼らはレスベラトロールによる遺伝子発現変化をカロリー制限の場合と比較し，IGF-1やmTORのシグナルや解糖系の下方調節，Stat3経路の情報伝達経路の上方調節が共通していることを見出した。

ゴマリグナン（第2編第2章）であるセサミンの効果についても，ラット肝臓でのDNAマイクロアレイ解析を行った結果がTsuruokaら[24]によって報告されている。セサミン（250mg/kg）を3日間経口投与したところ，有意に変化した遺伝子には異物代謝系酵素および脂質代謝関連酵素が特に多かった。ペルオキシソームのβ酸化系の酵素の発現増加や，SREBP-1およびその下流の遺伝子の穏やかな低下があったとしている。

第5章　抗肥満食品のマイクロアレイ解析

5　データベースの利用

　最後に，以上のようなDNAマイクロアレイ解析のデータをより有効に活用するためのデータベースについて紹介する。筆者らが作成したニュートリゲノミクスデータベースは，食品機能に関連するDNAマイクロアレイデータを研究者間で共有することや，ニュートリゲノミクスの文献情報を簡単に抽出することを目的としている。(http://133.11.220.243/nutdb.html，図3)[25]。2007年現在約500件の文献と約50組のマイクロアレイ実験のデータセットが蓄積されている。文献情報は，実際に論文に目を通して情報を確認しながら入力している。これにより，使っている動物種，解析対象の組織あるいは細胞，発行年，食品成分の種類の何れかについて選択すると，対象となる論文の一覧が表示される。各論文はPubMedへのリンクアウトがついているほか，オープンアクセスの雑誌の論文の場合はフルテキストへのリンクもつけてある。さらに，上記GEOにデータがあるものについては，そのデータへリンクがされている。Full Text Search機能も有しているので，ある食品成分名が含まれるニュートリゲノミクス分野の論文を探したい場合，その語を入力すれば，論文中にその語が含まれる論文の書誌情報が得られる。例えば，obesityをキーワードとして入力すると，20件余りの論文がヒットする（2007年現在）。逆の利用法としては，ある遺伝子に注目して，その遺伝子の発現を変化させるような成分を知りたい場

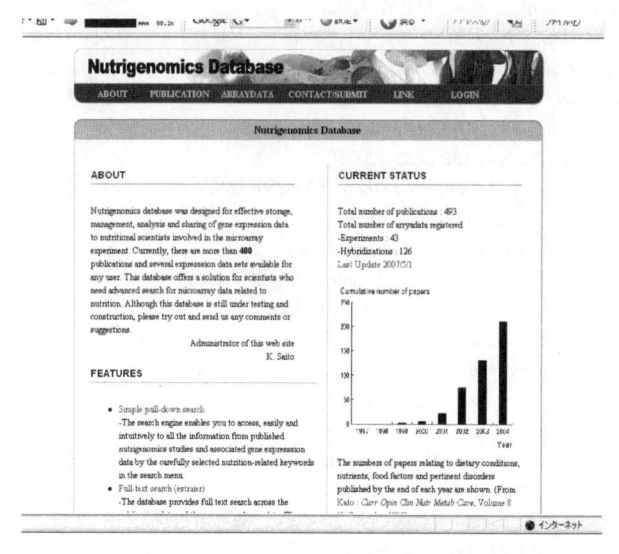

図3　ニュートリゲノミクスデータベースのトップ画面

合，遺伝子名を入力すればその遺伝子について本文中で触れている論文を知ることができる。

　マイクロアレイ実験の生のデータも一部登録されていて，またこれらを横断的に眺めるための機能も付加してある。特に，実験条件の違いによる各組織や培養細胞における基本的な発現プロファイルを多く集めて，リファレンスデータとしての利用を推進できれば有益なものとなると考える。脂肪蓄積，肥満などに伴う発現プロファイルの動きなども同時に取り込むことで，食品成分がこれらを予防・改善する効果を遺伝子発現プロファイルレベルで探る際の基礎データとして活用できるはずである。

文　　　献

1) H. Kato et al., *Curr. Opin. Clin. Nutr. Metab. Care*, **8**, 516 (2005)
2) 松本一朗ほか，化学と生物，**45**, No.4, 246 (2007)
3) A. Baranova et al., *Liver Intern.*, **25**, 1091 (2005)
4) I.P. Lopez et al., *Obes. Res.*, **11**, 188 (2003)
5) R.C. Moraes et al., *Endocrinology*, **144**, 4773 (2003)
6) S. Kim et al., *Gene*, **340**, 99 (2004)
7) J.A. Kramer et al., *J. Nutr.*, **133**, 57 (2003)
8) A. Berger et al., *Lipids Heals Dis.*, **1**, 2 (2002)
9) A. Berger et al., *Lipids Heals Dis.*, **5**, 10 (2006)
10) X. Deng et al., *Endocrinology*, **145**, 5847 (2004)
11) R.L. House et al., *Physiol. Genomics*, **21**, 351 (2005)
12) Y. Endo et al., *J. Nutr.*, **132**, 3632 (2002)
13) N. Tachibana et al., *J. Agr. Food Chem.*, **53**, 4253 (2005)
14) W.J. Fu et al., *J. Nutr.*, **135**, 714 (2005)
15) N. Matsui et al., *Nutrition*, **21**, 594 (2005)
16) F. Aoki et al., *Biosci. Biotechnol. Biochem.*, **71**, 206 (2007)
17) M. Penza et al., *Endocrinology*, **147**, 5740 (2006)
18) W.S. da-Silva et al., *Diabetes*, **56**, 767 (2007)
19) T. Tsuda et al., *Biochim. Biophys. Acta*, **1733**, 137 (2005)
20) T. Tsuda et al., *Biochem. Pharm.*, **71**, 1184 (2006)
21) S. Wolfram et al., *J. Nutr.*, **136**, 2512 (2006)
22) Y. Ohta et al., *J. Oleo Sci.*, **55**, 305 (2006)
23) J.A. Baur et al., *Nature*, **444**, 337 (2006)
24) N. Tsuruoka et al., *Biosci. Biotechnol. Biochem.*, **69**, 179 (2005)
25) K. Saito et al., *Brit. J. Nutr.*, **94**, 493 (2005)

第6章　抗体チップを利用した抗肥満評価法の開発

星野文彦*

1　はじめに

　我々は，アゾ色素を含有する高分子化合物（アゾポリマー）の表面に存在するサブミクロンサイズの物体に向けて光照射すると，アゾポリマー表面が物体の形状に応じて変形することを見出した[1~4]。さらに，その物体を光照射領域に比較的強固に固定できることを見出した。この現象は，固定対象物体を包み込む様にアゾポリマーが変形し，物理的な固定力が増加したことに起因すると考えられる。我々はDNAや蛋白質等の生体物質についても固定できることを示し，サブミクロンサイズの物体と同様にアゾポリマー表面が生体物質の形を認識して変形することによって，固定化されていることを確認した[3]。固定化された蛋白質は，その活性を有することも確認している。

　この分子認識光固定法の特徴として，
① 固定化プロセスが単純で簡易である。
② 固定対象物体の化学的性質に依存しない。
③ 固定対象物体を包み込むことで物体の保護安定化が期待できる。
④ 光パターニングが可能で，複数種の固定化対象物体を任意の位置に配列固定できる。
といった利点が挙げられる。

　分子認識光固定化法の有用な応用先として，蛋白質を2次元平面上に固定化したプロテインチップが挙げられる。プロテインチップには，様々なタイプが存在し，基材，固定化方法，固定化される蛋白質等，今後も用途に合わせカスタマイズされた多種多様なタイプが出現すると思われる。その中でも抗体や抗原蛋白質を固定しスライドグラス上で免疫反応を行う抗体チップについて，抗体の多様性からその汎用性が期待できる。

　本章では，アゾポリマーによる分子認識光固定化法について，その原理の解説と，応用例として，アゾポリマーをコートしたスライドグラスに対し抗体を固定化し，肥満や糖尿病との関連が示唆されているアディポネクチン（Acrp30）を測定対象として確立した2次元平面上で行うOn-chip ELISA法について紹介する。

---

　*　Fumihiko Hoshino　㈱豊田中央研究所　バイオ研究室　研究員

2 分子認識光固定化法の原理

ラジカル重合開始剤としてAzobisisobutyronitrile（AIBN）を用い，CN型アゾ色素を含むモノマとMethylmethacrylateまたはUrethane-urea等の骨格用のモノマとの共重合を行う。CN型アゾ色素を有しポリメタクリレートを主骨格としたアゾポリマーの化学構造を図1に示す。現在，共重合比はモル比で$m = 15$，$n = 85$，平均重量分子量35,000のものを用いている。目的に応じて，主鎖骨格やアゾ色素の構造の異なるアゾポリマーを作り分けることができる[3〜5]。プッシュプルタイプのアゾ色素は，Trans体が安定である一方でcis体が不安定であるため，光照射中は異性化の分子運動が生じる。このアゾ色素を含んだアゾポリマーは，光照射中，可塑化することが知られており，干渉光による強度分布のある光を照射すると，その分布に応じたレリーフ構造が作成される。

アゾポリマーを所定の濃度にてピリジン溶液に溶解し，スピンキャスト装置によりスライドグラスにスピンコートした。スライドグラス上のフィルム厚は，アゾポリマーの濃度によりコントロールができ，用途に応じて5 nmから1 μmのフィルムをスライドグラス上に形成できる。

ポリスチレン微小球をアゾポリマー上に光固定した電子顕微鏡の観察結果を図2に示す。直径100nmのポリスチレン微小球を分散させた水溶液を膜厚1 μmのアゾポリマーフィルム上に数滴垂らし自然乾燥させ，レーザー光を固定用担体上のポリスチレン微小球が配置されたエリアに光照射し，その後，超音波洗浄を行った。ポリスチレン微小球は，超音波洗浄後もアゾポリマー上に保持され，微小球がアゾポリマーに対し沈み込むような形で固定化されていることが観察された。さらに微小球が剥がれた一部の部分には，円形の窪みも見られ，アゾポリマーが光照射によって微小球に沿って変形していることが示唆された。

抗体がアゾポリマー表面に固定されている様子をAFMにより観察した像を図3に示す。抗体

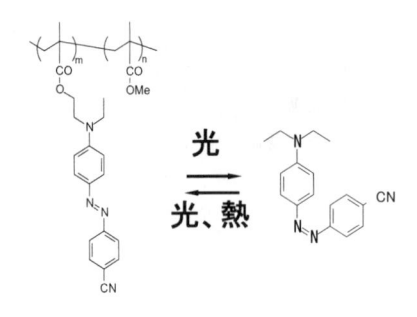

図1　アゾ色素の化学構造

第6章 抗体チップを利用した抗肥満評価法の開発

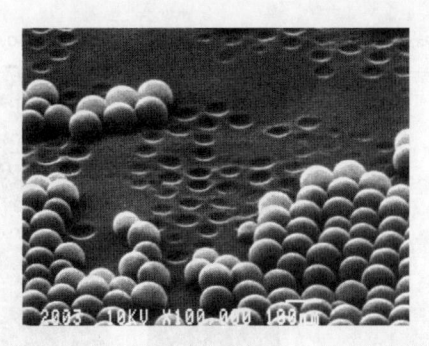

図2 アゾポリマー上に固定化されたポリスチレン微小球（電子顕微鏡像）

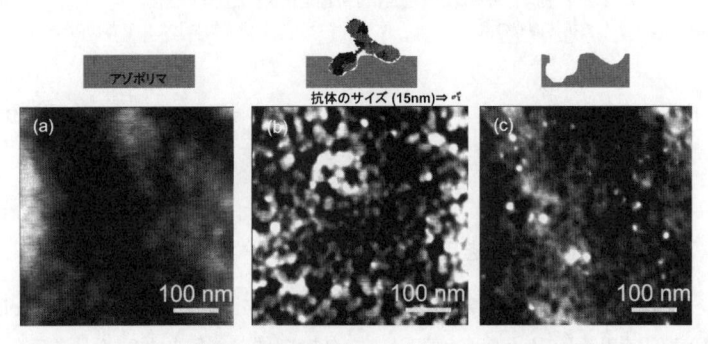

図3 抗体の固定化及び脱離後のアゾポリマー表面のAFM像
（a）固定化前，（b）光固定化後，（c）光固定化後，さらに脱離操作した後

　溶液をアゾポリマーフィルムに滴下し，自然乾燥後，光照射することにより，微小球同様，抗体も固定化することができた。スピンキャストされたアゾポリマー表面はフラットであり（図3（a）），抗体を固定化した後には抗体の粒子サイズに相当する構造が観察された（図3（b））。この構造物の高さは10nm程度であり，観察された構造が1分子の抗体であることを示唆している。さらに抗体は重なり合わず2次元平面状に固定化されていることが示された。この抗体は，陰イオン性界面活性剤であるSDSにより除去され，アゾポリマー表面には，幅20nm，深さ2nmの窪みが観察された（図3（c））。以上より，アゾポリマーは，抗体を分子認識して固定化していることが示唆された。

　アゾポリマーに固定化された抗体について，抗原結合能と特異性を保持しているかどうかを検討した結果を図4に示す。アゾポリマーフィルムを形成したスライドグラスに異なる種の抗体を認識する2種の抗体（抗ヤギ抗体及び抗ウサギ抗体）を光固定化し，Cy5で蛍光標識した抗原（ヤ

71

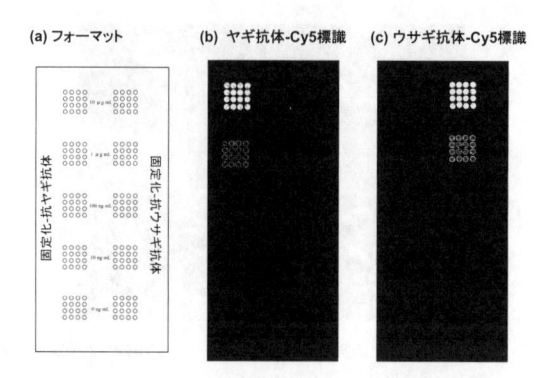

(a) フォーマット　　**(b) ヤギ抗体-Cy5標識**　　**(c) ウサギ抗体-Cy5標識**

図4　分子認識光固定により固定化された抗体の活性
（a）スポットした抗体溶液の濃度とフォーマット，（b）（c）蛍光標識した抗原と反応後の蛍光像

ギ由来抗体及びウサギ由来抗体）と反応させた。蛍光観察の結果，それぞれの固定化抗体は，その高い特異性を保持して固定されていることが示された。

3　分子認識光固定化法を用いた抗体チップ

抗体チップの検討では約40nm厚のアゾポリマーフィルムを形成したスライドグラスを用いた。吐出量0.1μLを連続して抗体溶液を滴下し，ただちに吸引ろ過鐘中にて1分間真空乾燥する。この状態でスライドグラスを光照射する（図5）。光強度20mW/cm^2，25℃，30分間光照射する

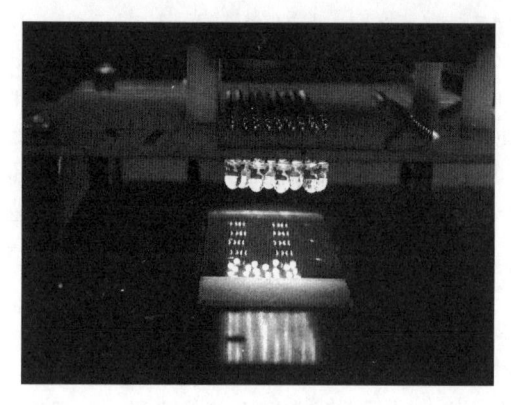

図5　光照射

第6章　抗体チップを利用した抗肥満評価法の開発

ことにより固定化される。これを0.01% Tween 20を含むPBS溶液（TPBS）により洗浄し乾燥させた（抗体チップの完成）。抗体チップは，真空乾燥中，4℃で遮光保存する。尚，光照射による固定化の効果は30分で飽和することを確認している。

4　抗体チップを用いたOn-chipサンドイッチELISA

抗肥満評価の一指標として，マウスアディポネクチンをモデルとして抗体チップの作製と測定法の開発を行った。マウスアディポネクチンを測定するために行ったサンドイッチ法の測定原理を図6に示す。抗mouse-Acrp30ヤギ抗体をアゾポリマーへ光照射により固定化した。ビオチン標識-抗mouse-Acrp30ウサギ抗体を作用させた後，アルカリホスファターゼ（AP）標識ストレプトアビジンと反応させた。

化学発光溶液は，CDP-Star Emerald IIを用いた。化学発光反応は，スライドグラスの中央に50μL滴下しギャップカバーグラスを被せることにより開始し，ただちにスライドグラスを検出装置（アイシン精機：LV-400）に設置した。

サンドイッチ法によりmouse Acrp30を測定した結果を図7に示す。滴下した抗原濃度に比例して化学発光強度が上昇した。最少検出感度は0.1ng/mLであり，0.1～0.8ng/mLにおける直線性を確認した（現在のところ測定マニュアルの改良により0～8ng/mLでの直線性を確認している）。最少検出感度については，汎用ELISA法と同等であった。細胞培養液上清を用いマイクロウェルを利用した汎用ELISA法と比較した結果を図8に示す。抗体チップを用い細胞培養液中のmouse Acrp30を測定した結果では，汎用ELISAとの相関は良好（相関係数$R^2 = 0.97$）であった。これにより，汎用ELISAで行われているサンドイッチ法を，アゾフィルムを形成したスライドグラスを用いた抗体チップで実現できることが証明されたと考えられる。

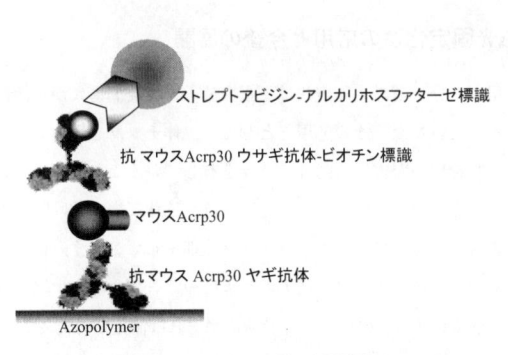

図6　サンドイッチ法の測定原理

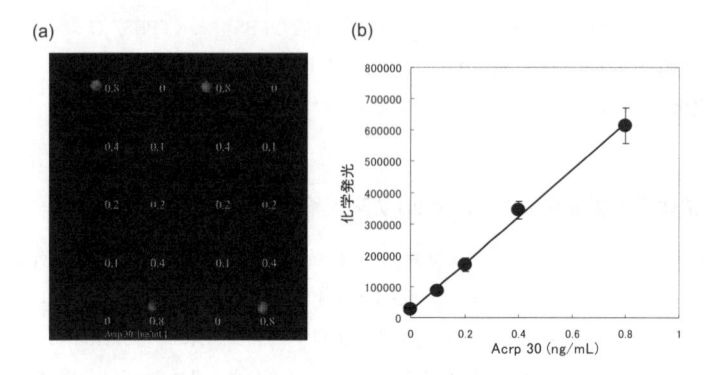

図7　サンドイッチ法におけるmouse Acrp30の標準曲線

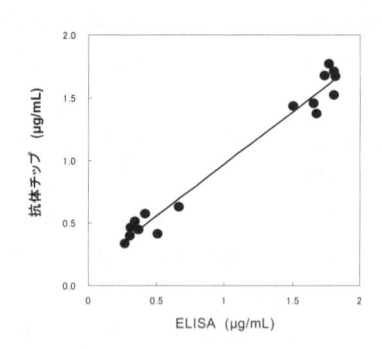

図8　抗体チップとマイクロウェルを利用したELISA法との相関

5　分子認識光固定化法の応用と今後の展開

　アゾポリマーを用いた分子認識光固定法は，蛋白分子を大変簡易にかつ活性を有した状態で固定化できることを示した。また，その応用先として，抗体チップを用いて行うOn-chip　ELISAでは，マイクロウェルを用いた方法と同等の感度を有していること及び実サンプルを測定可能であることを証明した。今回の測定マニュアルでは，抗原抗体反応の前段階でポリスチレンやニトロセルロース等の素材では必須であるブロッキング処理をしておらず，結果を得るまでの時間を短縮化することができた。抗体チップの最大の利点は，サンプル量を大幅に低減できることであり，今回確立した方法では1μLのサンプル希釈液があれば測定が可能である。

　抗体チップについて，今後の課題として，マイクロウェルプレートでは実用化されている測定

第6章 抗体チップを利用した抗肥満評価法の開発

操作部分の自動化装置の開発が望まれる。なぜなら，測定者にとって1μLスケールの溶液をハンドリングするには，若干の技術と慣れが必要であるし，多量のサンプルを処理するには負荷が高すぎるためである。今回の抗体チップでは，ウェルや微細流路を形成せず，2次元平面のみで反応が進むよう測定マニュアルを組み立てた。平面構造をとることで比較的安価に組み上げられると期待できるからである。

アゾポリマーを用いた分子認識光固定法の応用先は，抗体チップに限らず広範囲に及ぶと考えている。酵素を固定化したバイオリアクタやバイオセンサ，細胞を固定化した細胞チップ，AFM用の観察基盤，MEMS用の基盤等々，枚挙にいとまがない。

アゾポリマーを用いた分子認識光固定法は，これまで解決の困難であった様々な研究課題について解決の糸口を提供してくれることを期待している。①光を照射することで固定化能を何度も賦活させることができる，②アゾ色素を導入することで光可塑化さえ生じればポリマー基材を選ばない，③分子鋳型を形成することができる，という特徴を有するからである。蛋白質複合体や脂質と蛋白質の複合体である細胞膜を再構築，蛋白質の配向固定化，ポリマー基材の最適化による不安定な蛋白質の安定的固定化，人工酵素の創製等々も夢ではないと思われる。

文　　献

1) Y. Kawata, M. Tsuchimori, O. Watanabe *et al.*, Non-optically probing near-fieldmicroscopy, *Opt. Commun*, **161**, 6-12 (1999)
2) T. Ikawa, T. O. Watanabe, Y. Kawata *et al.*, Azobenzene polymer surface defomation due to the gradient force of the optical near field of monodispersed polystyrene spheres, *Phys. Rev*, B**64**, 195408 (2001)
3) T. Ikawa, F. Hoshino, O. Watanabe *et al.*, Molecular-Shape Imprinting and Immobilization of Biomolecules on a Polymer Containing Azo Dye, *Langmuir*, **22**, 2747-2753 (2006)
4) O. Watanabe, T. Ikawa, H. Shimoyama *et al.*, Area-selective photoimmobilization of a two-dimensional array of colloidal spheres on a photodeformed template formed in photoresponsive azopolymer film, *Appl. Phys. Lett*, **88**, 204107 (2006)
5) M. Narita, F. Hoshino, M. Mouri, M. Tsuchimori, T. Ikawa and O. Watanabe, Photoinduced Immobilization of Biomolecules on the Surface of Azopolymer Films and Its Dependence on the Concentration and Type of the Azobenzene Moiety, *Macromolecules*, **40**(3), 623-629 (2007)

第2編　素材開発と応用

第2部 条件反射と応用

第1章　ゴマリグナン

井手　隆*

1　はじめに

　ゴマにはリグナンと総称される化合物が含まれている（図1）。セサミンとセサモリンは脂溶性であり約2：1の割合でゴマ種子に存在し、ゴマ搾油過程でほぼ定量的にゴマ油中に移行する。セサミノールはゴマ種子中では主にグルコシドとして存在し、未精製ゴマ油中にはほとんど存在しない。ゴマ油精製過程でセサミンの約半分はエピセサミンに転換し、セサモリンは消失する。セサモリンのかなりの部分はセサミノールに転換すると考えられている[1]。ゴマリグナンには血清脂質濃度低下作用とともに抗肥満作用があることが報告されている。しかし、ゴマリグナンが直接脂肪組織の代謝や遺伝子発現に影響を与えることは現在まで報告されていない。筆者等の研究によりゴマリグナンは肝臓の脂肪酸代謝（脂肪酸酸化および脂肪酸合成）を大きく変化させることが示されている。このような、肝臓の脂肪酸代謝変化がリグナンの抗肥満および血清脂質濃度低下作用に深く関わっていると思われる。本稿では、ゴマに含まれるリグナンがラット肝臓の脂肪酸代謝に与える影響に関し、概説したい。

セサミン　　エピセサミン　　セサミノール　　セサモリン

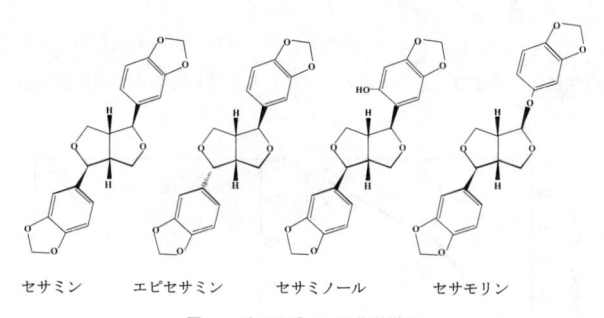

図1　ゴマリグナンの化学構造

＊　Takashi Ide　㈱農業・食品産業技術総合研究機構　食品総合研究所　食品機能研究領域
　　栄養機能ユニット　ユニット長

2　セサミン・エピセサミン混合物がラット肝臓の脂肪酸代謝に与える影響

　ゴマ油精製過程の副産物として得られるセサミン・エピセサミン混合物は動物実験に用いる量での入手が可能であり，その生理作用が数多くの研究者により調べられている。筆者等の研究によりこのセサミン・エピセサミン混合物がラット肝臓の脂肪酸代謝に大きな影響を与えることが明らかとなった。

　図2はラットに15日間0〜0.5％のセサミン・エピセサミン混合物を含む試料を与えたときの，肝臓ミトコンドリアとペルオキシゾーム脂肪酸酸化活性を示したものである。セサミン・エピセサミン混合物は量依存的に脂肪酸酸化活性を上昇させ，0.5％添加食でミトコンドリア活性は約2倍，ペルオキシゾーム活性は10倍以上に増加した[2]。セサミン・エピセサミン混合物はまた量依存的に種々の脂肪酸酸化系酵素の活性を上昇させた。ペルオキシゾーム経路の初発酵素であるアシル-CoA酸化酵素活性は0.5％添加食で約12倍の上昇を示し，他の数多くの酵素の活性も0.5％添加食で2〜4倍の上昇を示した。セサミン・エピセサミン混合物はまた数多くの脂肪酸酸化系酵素のmRNA量を大きく上昇させた。各種ミトコンドリア酵素（カルニチンパルミトイル転移酵素IおよびII，長鎖アシル-CoA脱水素酵素，ミトコンドリア三頭酵素サブユニットαおよびβ，ミトコンドリア3-ケトアシル-CoAチオラーゼ，2,4-ジエノイル-CoA還元酵素，短鎖Δ^3, Δ^2-エノイル-CoA異性化酵素）mRNA量は0.5％添加食で2〜5倍に増加した。ペルオキシゾーム酵素では0.5％添加食によりアシル-CoA酸化酵素，ペルオキシゾーム2頭酵素およびペルオキシゾーム3-ケトアシル-CoAチオラーゼmRNA量はそれぞれ15倍，50倍および6倍に増加した。

　このように，セサミン・エピセサミン混合物は強力に肝臓の脂肪酸酸化系を誘導する作用があることが見いだされた。今まで，食品素材として使われる天然物の中では肝臓の脂肪酸酸化活性

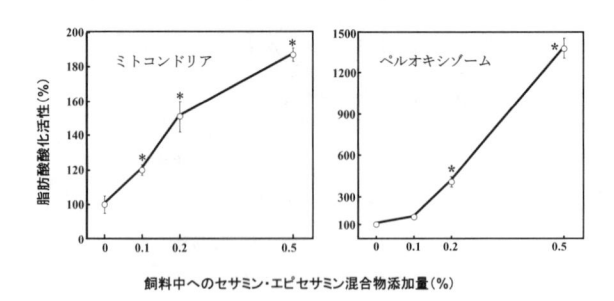

図2　セサミン・エピセサミン混合物がラット肝臓の脂肪酸酸化活性に与える影響
　＊セサミン・エピセサミン混合物無添加食群に対する有意差を示す（$P<0.05$）。

第1章 ゴマリグナン

を上昇させるものとして魚油に含まれるエイコサペンタエン酸（EPA）やドコサヘキサエン酸（DHA），また大豆油やシソ油などに含まれるα-リノレン酸などのn-3系脂肪酸が良く知られている[3~8]。しかし，これら脂肪酸により肝臓脂肪酸酸化活性上昇を引き起こすためには少なくとも飼料に数％以上のレベルで添加する必要がある。セサミン・エピセサミン混合物による脂肪酸酸化上昇は食餌への0.1％の添加ですでに認められ，はるかに強い脂肪酸酸化誘導作用を持つ。脂質代謝制御に深く関わる転写因子としてペルオキシゾーム誘導剤活性化受容体α（peroxisome proliferator-activated receptor α, PPARα）が知られている[9]。脂質低下剤であるクロフィブレートなど，ペルオキシゾーム誘導剤と総称される種々の薬剤はPPARαを活性化することにより肝臓の脂肪酸酸化系酵素の遺伝子発現を増加させる。セサミン・エピセサミン混合物もまたPPARαを介した機構により肝臓の脂肪酸酸化系酵素遺伝子発現を誘導すると考えられる。

　セサミン・エピセサミン混合物は肝臓の脂肪酸酸化活性を上昇させるとともに，脂肪酸合成を低下させる生理活性を示す。セサミン・エピセサミン混合物を0.1％含む飼料はラット肝臓の脂肪酸合成系酵素の活性とmRNA量を20～40％低下させ，0.2および0.4％添加食ではこれらの値は対照の約半分となる[2, 10]。しかし，このような応答はリンゴ酸酵素では観察されず，0.4％添加食ではその活性とmRNA量はむしろ増加する。

　ステロール調節エレメント結合タンパク質1（sterol regulatory element-binding protein, SREBP1）は生体膜結合型の転写因子であり，脂肪酸合成系酵素の遺伝子発現調節に重要な役割を果たしている[11]。SREBP1は約1,150アミノ酸からなるペプチドとして合成され，小胞体膜や核膜に結合して存在する（前駆体SREBP1）。DNA結合配列が存在する，N末端部分（約500アミノ酸）が特異的プロテアーゼにより2段階の反応で切断される。遊離したN末端部分（活性型SREBP1）は核内に移行し，遺伝子プロモーターに存在するステロール調節エレメント（SRE）に結合し，その活性化を引き起こす。SREBP1にはSREBP1aと1cの二つのサブタイプがあるが，ラットやマウス肝臓で高発現するのはSREBP1cであることが知られている。セサミン・エピセサミン混合物がSREBP1のmRNAレベルやタンパク質量に与える影響を検討し，脂肪酸合成系酵素の遺伝子発現低下にSREBP1を介する調節機構が関与するかどうかを調べた。

　セサミン・エピセサミン混合物を0.1あるいは0.2％含む飼料の投与はSREBP1 mRNAレベルを25～30％低下させた。0.4％添加飼料ではその値は対照群の約半分となった[10]。さらに，ウエスタンブロットにより，膜結合型前駆体SREBP1および核内の活性型SREBP1量を調べた（図3）。セサミン・エピセサミン混合物は量依存的に前駆体SREBP1タンパク質量を低下させたが，0.4％添加食で観察される低下は37％程度であり，mRNAレベルの変化から予想されるものより小さかった。これに対し，0.2および0.4％セサミン食は核内に存在する活性型SREBP1量を対照群の約1/5にまで大きく低下させた。このような観察はセサミン・エピセサミン混合物が

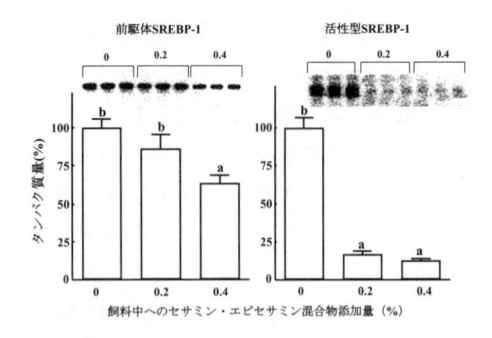

図3 セサミン・エピセサミン混合物がラット肝臓の膜結合型前駆体SREBP-1および核内活性型SREBP-1タンパク質量に与える影響のウエスタンブロットによる解析
値はセサミン無添加群での値を100とした相対値で表示した。値は7～8匹のラットでの平均値±標準誤差を示す。同じ英文字を共有しない値の間には$P<0.05$で有意差があることを示す。

SREBP1の遺伝子発現を低下させるとともに，SREBP1の前駆体から活性型への転換に関与するタンパク分解の過程にも影響を与え，脂肪酸合成系酵素遺伝子発現低下を引き起こすことを示唆している。

セサミン・エピセサミン混合物は多くの脂肪酸合成系酵素の活性と遺伝子発現を低下させる。しかし，リンゴ酸酵素の応答は例外である。数多くの脂肪酸合成系酵素の中で，リンゴ酸酵素遺伝子のみプロモーター部位にペルオキシゾーム誘導剤応答エレメント（PPRE）が存在し，PPARαの活性化はリンゴ酸酵素遺伝子発現誘導を引き起こすことが知られている[12]。セサミン・エピセサミン混合物が脂肪酸酸化系酵素とともにリンゴ酸酵素遺伝子発現を誘導する事実は，セサミン・エピセサミン混合物がPPARαを介する機構により脂肪酸酸化系酵素遺伝子発現上昇を引き起こすとする考えを強く支持するものである。

3 セサミン・エピセサミン混合物と魚油による肝臓脂肪酸酸化活性の相乗的上昇

以上のように我々は，セサミン・エピセサミン混合物が強い脂肪酸酸化誘導作用と脂肪酸合成抑制作用を合わせ持つことを明らかにした。前述のように，その効果はセサミン・エピセサミン混合物と比較してはるかに弱いものの，魚油が脂肪酸酸化活性を上昇させる作用を持つことが知られている。また，この作用はPPARを介するものであることが証明されている[5]。私どもはセサミン・エピセサミン混合物の同時投与がラット肝臓の脂肪酸酸化活性を相乗的に上昇させるこ

とを見いだした[13]。食餌脂肪としてパーム油（飽和脂肪），サフラワー油（リノール酸が主成分）あるいは魚油（EPAを約10％，DHAを約30％含む）を8％レベルで含むセサミン・エピセサミン混合物無添加あるいは添加（0.2％）飼料で飼育したラット肝臓の脂肪酸酸化系酵素の活性を図4に示す。今までに報告されているように，セサミン・エピセサミン混合物無添加食群で魚油はパーム油およびサフラワー油と比較して，脂肪酸酸化系酵素の活性を有意に上昇させ，またセサミン・エピセサミン混合物は添加した脂肪の種類に関わらずその活性を大きく上昇させた。し

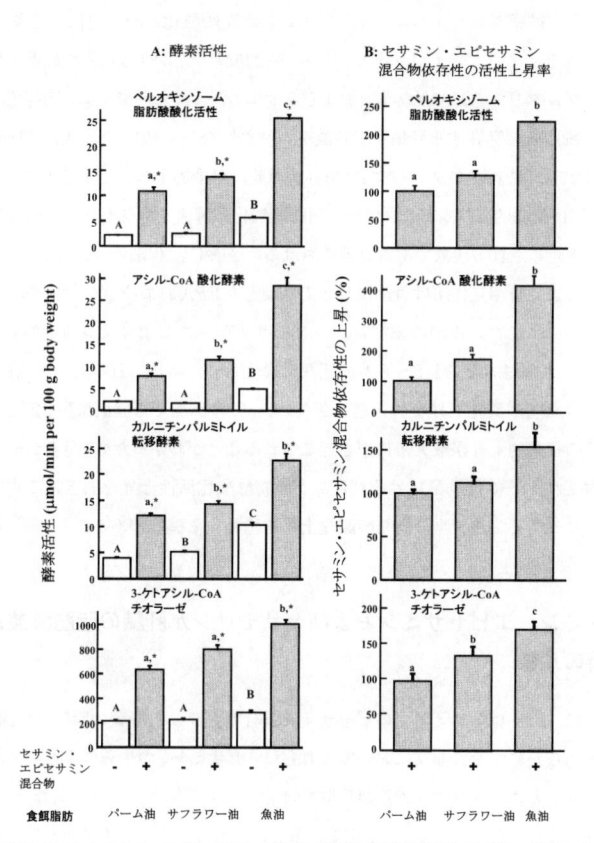

図4　食餌脂肪のタイプとセサミン・エピセサミン混合物が肝臓の脂肪酸酸化系酵素の活性に与える相互作用
セサミン・エピセサミン混合物依存性の酵素活性上昇率はパーム油摂食ラットでの値を100とした相対値で示した。A, B, Cセサミン・エピセサミン混合物無添加群間で同じ英大文字を共有しない値の間には$P<0.05$で有意差があることを示す。＊対応するセサミン・エピセサミン混合物無添加群と比較して，$P<0.05$で有意差があることを示す。a, b, cセサミン・エピセサミン混合物添加群間で同じ英小文字を共有しない値の間には$P<0.05$で有意差があることを示す。

かし，セサミン・エピセサミン混合物による脂肪酸酸化系酵素の活性上昇は魚油を食餌脂肪とした場合，他の食餌脂肪群と比較し明らかに大きいことが観察された（図4A）。各脂肪群におけるセサミン添加群の活性値からセサミン無添加群の活性値を差し引き，パーム油群での値を100として，セサミン・エピセサミン混合物依存性の上昇率を比較すると，その値は魚油群で最も高くこの活性値上昇が相乗的であることがわかる（図4B）。また，脂肪酸酸化に関与する種々の遺伝子の発現量を計測したところ，ペルオキシゾームの脂肪酸酸化系酵素のmRNA量が相乗的に上昇することが観察された。ペルオキシゾームの脂肪酸酸化系酵素遺伝子の多くはPPARαにより活性化される。また，ミトコンドリアの中鎖脂肪酸アシル-CoA脱水素酵素と3-ヒドロキシ-3-メチルグルタリル-CoA合成酵素およびミクロゾームのω-酸化に関与するチートクロームP450 4a1や細胞質に存在する肝臓型脂肪酸タンパク質などもPPARαの標的遺伝子として知られている。しかし，これらのタンパク質のmRNA量に相乗的上昇は認められなかった。したがって，この作用は特異的にペルオキシゾーム脂肪酸酸化系酵素を標的し，PPARα以外の転写因子が関与し，引き起こされる現象であると推察される。さらに，魚油とセサミン・エピセサミン混合物によるこのような相互作用は魚油に替えて精製したEPAおよびDHAエチルエステルを用いても再現出来た[14]。また，魚油の添加レベルをセサミン・エピセサミン混合物の飼料添加量を0.2％と固定し，魚油添加量を1.5〜8％の範囲で変化させた場合，日本人の魚油摂取量にほぼ相当し，単独では脂肪酸酸化上昇を引き起こさない1.5％の添加でも脂肪酸酸化活性とペルオキシゾーム遺伝子の相乗的上昇が最大限に引き起こされることがわかった（未発表データ）。このように，魚油に含まれるn-3脂肪酸にはそれ自身が脂肪酸酸化活性上昇を引き起こす機能とは別に，セサミン・エピセサミン混合物の脂肪酸酸化上昇を増強する機能があることが明らかとなった。

4 セサミン，エピセサミンおよびセサモリンが肝臓の脂肪酸酸化に与える影響の比較

以上のように，我々はセサミン・エピセサミン混合物がラット肝臓の脂肪酸代謝を大きく変化させることを明らかにした。論文においてこれらは"セサミン"の生理作用として記述してきた。しかし，セサミンとエピセサミンが肝臓脂肪酸酸化に与える影響は大きく異なっている[15]。ラットにリグナン無添加食および0.2％のセサミンあるいはエピセサミン添加食を与えた。両者とも，ミトコンドリアとペルオキシゾームのβ酸化活性を増加させた（図5）。セサミンはミトコンドリア活性を1.7倍，ペルオキシゾーム活性を1.6倍に増加させた。しかし，エピセサミンでの増加はそれぞれ，2.3倍および5.1倍とはるかに大きかった。また，両者とも各種脂肪酸酸化系酵素の活性とmRNA量を増加させたが，やはり増加割合はエピセサミンで（1.5〜14倍），セサミンよ

第 1 章　ゴマリグナン

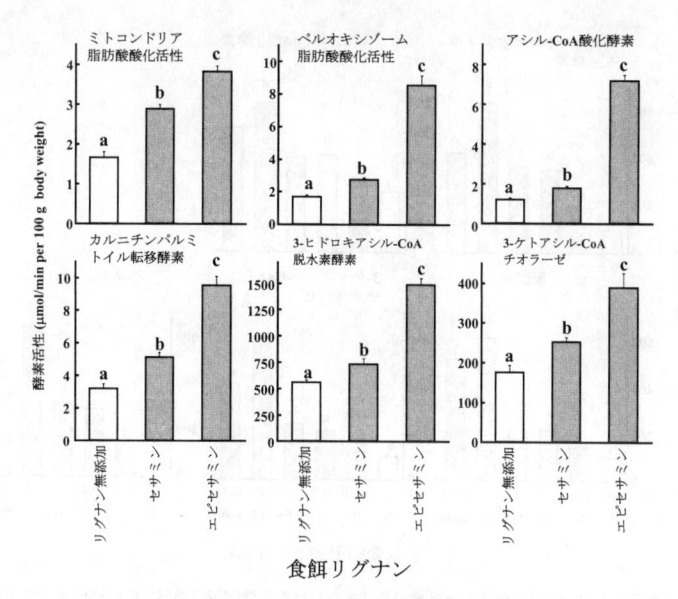

図5　セサミンとエピセサミンがラット肝臓の脂肪酸酸化系酵素の活性に与える影響
値は 7 〜 8 匹のラットでの平均値 ± 標準誤差を示す。同じ英文字を共有しない値の間には $P<0.05$ で有意差があることを示す。

り大きかった（1.3〜2.8倍）。セサミンとエピセサミンは脂肪酸合成系酵素の活性とmRNA量を約半分に低下させたが，その作用には違いは見られなかった。この結果から，セサミンとエピセサミンの1：1混合物であるセサミン標品の脂肪酸酸化誘導作用は主にエピセサミンに起因することが明らかとなった。

　エピセサミンはゴマ油精製の過程でセサミンの異性化により生成するものであり，ゴマには含まれていない。しかし，ゴマをラットに与えると大きな脂肪酸酸化活性上昇が観察される[16]。ゴマに最も多く含まれるリグナンはセサミンであるがその脂肪酸酸化誘導作用は小さいことから，ゴマ中には強力な脂肪酸酸化誘導作用を持つ未知の物質が含まれていると考えられた。セサモリンはゴマに含まれる主要リグナンの一種でありその存在量はセサミンの約2分の1である，しかしその肝臓脂肪酸代謝に与える影響は知られていない。そこで，ゴマ油中からセサモリンを精製し，ラット肝臓の脂肪酸代謝に与える影響を調べた[17]。ラットに0.06あるいは0.2%のセサミンあるいはセサモリンを含む飼料を与えた。また，ゴマはセサミンとセサモリンを約2：1の割合で含むので，セサミンとセサモリン両者をそれぞれ0.14および0.06%含む飼料群も設けた。セサミンとセサモリンは量依存性に脂肪酸酸化系酵素の活性とペルオキシゾーム（図6）とミトコン

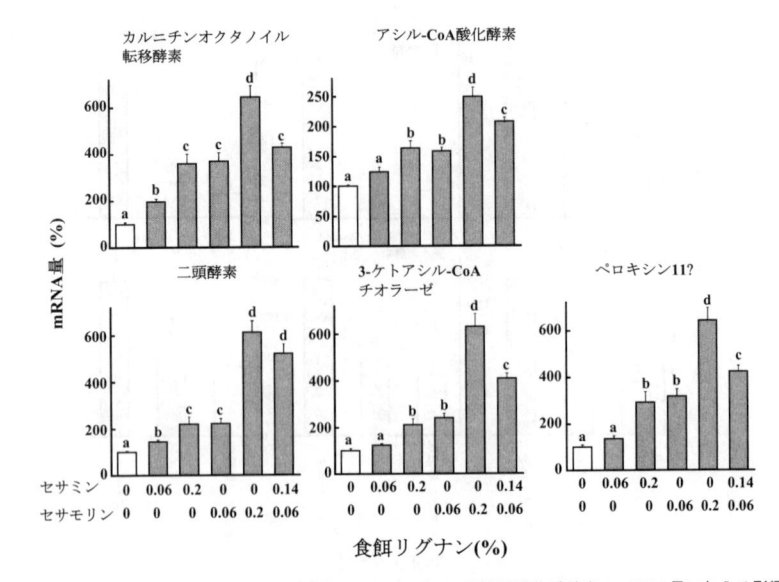

抗肥満食品・素材の開発と応用展開

図6 セサミンとセサモリンがラット肝臓ペルオキシゾーム脂肪酸酸化系酵素のmRNA量に与える影響
値は7～8匹のラットでの平均値±標準誤差を示す。同じ英文字を共有しない値の間には$P<0.05$で有意差があることを示す。

ドリアの脂肪酸酸化系酵素遺伝子発現を上昇させた。上昇の程度はセサモリンでセサミンよりははるかに大きかった。セサミンとセサモリン両者を含む飼料での応答は相加的であった。この結果から、ゴマ摂取による脂肪酸酸化上昇は主にセサモリンに起因すると考えられた。反対に、セサミンとセサモリンは共に脂肪酸合成系酵素の活性とmRNA量を低下させたが、その作用に両者の違いは無かった。

5 おわりに

我々の研究により、ゴマリグナンが肝臓の脂肪酸代謝に大きな影響を与えることが明らかになった。これらの研究の大半は動物実験に使用出来る量の入手が容易である、セサミン・エピセサミン混合物を用いて行われたが、研究の結果セサミン・エピセサミン混合物で見られる強い脂肪酸酸化誘導作用がエピセサミンに主に起因することが明らかとなった。これは、食品の加工過程で強い生理作用を持つ物質が生成する一つの事例として興味深い。また、ゴマに存在するリグナンの中でセサモリンがセサミンと比較してより強い生理活性を持つことが新たに明らかにされ

た。ゴマそのものを動物に与えた場合にも肝臓の脂肪酸代謝が大きく変動するが，その変化は含まれるセサミン，セサモリン量から予想されるよりも大きいようである。ゴマに含まれる他のリグナン種あるいは未知の物質が肝臓の脂肪酸代謝御機能を持つ可能性が考えられる。さらに，セサミン・エピセサミン混合物と魚油の組み合わせは，相乗的な脂肪酸酸化誘導を引き起こす事も明らかにした。私達は日々種々の食品を摂取し，複数の機能性成分を同時摂取している。しかし，複数の機能成分の同時摂取が生体にどのような応答を引き起こすかについての知見は極めて乏しい。日常の食生活が生体機能に与える影響を考える上で，機能成分間の相互作用の解析はこれからの一つの重要な研究課題と考えられる。ここで述べた肝臓の脂肪酸酸化促進と脂肪酸合成抑制作用がゴマリグナンの抗肥満効果発現の大きな原因と考えられる。脂肪組織の代謝変化もまた抗肥満作用に関与する可能性があるが，脂肪組織の種々の遺伝子の発現は種々のゴマリグナン投与によって影響を受けなかった（未発表データ）。しかし，肝臓・脂肪組織以外での代謝変化がリグナンの抗肥満作用に関わる可能性もあり，更なる検討が必要と思われる。

文　献

1) Y. Fukuda *et al.*, *J. Am. Oil Chem. Soc.*, **63**, 1027（1986）
2) L. Ashakumary *et al.*, *Metabolism*, **48**, 1303（1999）
3) T. Ide *et al.*, *J. Lipid Res.*, **37**, 448（1996）
4) Y. Kabir and T. Ide, *Biochim. Biophys. Acta*, **1304**, 105（1996）
5) B. Ren *et al.*, *J. Biol. Chem.*, **272**, 26827（1997）
6) T. Ide *et al.*, *Biochim. Biophys. Acta*, **1485**, 23（2000）
7) D.D. Hong *et al.*, *Biochim. Biophys. Acta*, **1635**, 29（2003）
8) T. Ide *et al.*, *J. Nutr. Biochem.*, **15**, 169（2004）
9) N. Latruffe and Vamecq J., *Biochimie*, **79**, 81（1997）
10) T. Ide *et al.*, *Biochim. Biophys. Acta*, **1534**, 1（2001）
11) J.D. Horton and I. Shinomura, *Curr. Opin. Lipidol.*, **10**, 143（1999）
12) R. Hertz *et al.*, *Biochem. J.*, **319**, 241（1996）
13) T. Ide *et al.*, *Biochim. Biophys. Acta*, **1682**, 80（2004）
14) P.G. Arachchige *et al.*, *Metabolism*, **55**, 381（2006）
15) M. Kushiro *et al.*, *J. Nutr. Biochem.*, **13**, 289（2002）
16) S. Sirato-Yasumoto *et al.*, *J. Agric. Food Chem.*, **49**, 2647（2001）
17) J.S. Lim *et al.*, *Br J Nutr.*, **97**, 85（2007）

第2章 アスタキサンチン

内藤裕二[*1], 吉川敏一[*2]

1 はじめに

　自然界には650種類以上のカロテノイド色素が発見されている。カロテノイド類はその多くが黄色，橙，赤色をしており，にんじんなどの緑黄色野菜に多いβ-カロテンやα-カロテン，トマトの赤い色素のリコピンなどが有名であるが，ヒト血液中でも様々なカロテノイドが検出される（表1）。しかし，アスタキサンチンは通常血液中で検出されることは極めて少ない。最近になり，アスタキサンチンの機能性，特に各種生活習慣病に対する予防効果，合併症抑制効果が見いだされ，食品科学の分野でも注目されつつある。本稿では，アスタキサンチンの物性，作用について解説し，生活習慣病予防，抗疲労，抗肥満に向けた取り組みについて紹介したい。

2 アスタキサンチンとは？

　アスタキサンチンは，カロテノイド類のキサントフィルに属し，ヘマトコッカスという藻類の一種に含まれ，図1のような化学構造を有する赤橙色の天然色素である。それが食物連鎖により魚介類の体内に蓄えられ，ロブスターから最初に分離された。鮭，イクラ，マス，オキアミ，エビ・カニ類などに赤色色素として多く含まれている。エビ，カニなどのアスタキサンチンはタンパク質と結合して青緑色で存在しているが，加熱や酸処理を行うことでタンパク質から分離して

表1　ヒトの血中でみられるカロテノイド

大量	ルテイン，リコピン，β-カロテン，α-カロテン
中等度	ゼアキサンチン，ζ-カロテン，フィトフルエン，フィトエン，β-クリプトキサンチン，α-クリプトキサンチン
少量	アンヒドロルテイン，γ-カロテン，ノイロスポレン

[*1] Yuji Naito　京都府立医科大学　医学部　生体機能分析医学講座　准教授
[*2] Toshikazu Yoshikawa　京都府立医科大学　大学院医学研究科　免疫内科学　教授

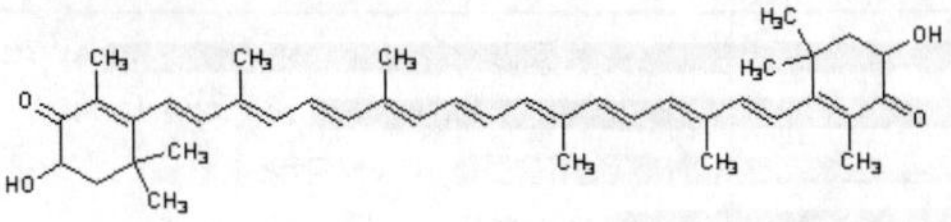

第2章 アスタキサンチン

アスタキサンチン :Astaxanthin

CAS 登録番号:[472-61-7]
CAS 名:3,3'-dihydroxy-β,β-carotene-4,4'-dione　(3,3'-dihydroxy-4,4'-diketo-β-carotene)
分子式:$C_{40}H_{52}O_4$　分子量:596.82

図1　アスタキサンチンの化学構造

表2　アスタキサンチンの天然資源

天然資源	アスタキサンチン含量 (mg/100g)	利用にあたっての特徴
アメリカザリガニ	0.1〜0.3	大量生産に難あり。
サケ	1〜2	そのままを食用。抽出原料としては不適。
オキアミ	3〜4	動物資源として最適。オキアミ特有の臭いや経済性がクリアーされれば有力。
ファフィア酵母	200〜1000	酵母であるので培養技術が確立されれば大量生産できる。厚い細胞壁が問題で、抽出が困難である。
ヘマトコッカス藻	1000〜4000	緑藻。大量培養可能。経済的にも有力。

赤色となる。初期にはオキアミから抽出されたアスタキサンチンを用いて，主に*in vitro*での研究が開始されていたが，最近ではヘマトコッカス藻よりの大量培養に成功し，大量のアスタキサンチンが提供されるようになり，サプリメントとしての利用も開始されつつある（表2）。

3　アスタキサンチンの抗酸化作用

3.1　一重項酸素消去作用

一重項酸素（$^1O_2$）は，基底状態の三重項酸素（普通の酸素）よりエネルギーが高い状態の酸素である。三重項酸素が光エネルギーにより励起されて生成するため反応性も高く，生物体内で発生した場合には，蛋白質，脂質，DNAなどと反応して障害を起こすことが知られている。一重項酸素を消去する物質としては，α-トコフェロールやカロテノイド，ヒスチジンなどのアミノ酸などが知られている。アスタキサンチンは，β-カロテンと同様の強力な一重項酸素消去作用を有しているが，特に，細胞膜などの脂質中の一重項酸素消去に有効である。図2にカロテノ

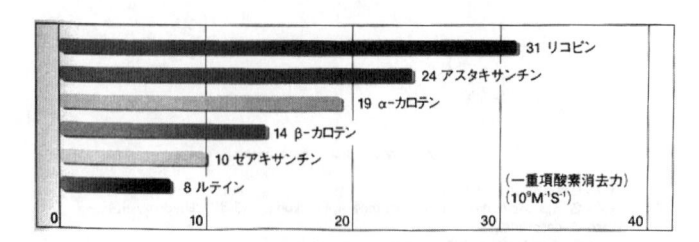

抗肥満食品・素材の開発と応用展開

```
31 リコピン
24 アスタキサンチン
19 α-カロテン
14 β-カロテン
10 ゼアキサンチン
 8 ルテイン
(一重項酸素消去力)
($10^9 M^{-1} S^{-1}$)
```

(Di Mascio et al. Arch. Biochem. Biophys. 1989. 274: 532-538)

図2　カロテノイド類の一重項酸素消去活性

イド類による一重項酸素消去活性の比較を示した。リコピンに最も強い活性がみられたが，アスタキサンチンにも強力な消去活性がある[1]。ここで，重要なことは一重項酸素の消去の機構である。消去反応は以下に示す2つの方法が考えられている。

1) 化学反応　Chemical reaction
　　$^1O_2$ + Carotenoid　→　Carotenoid酸化物　→　分解物

2) 物理的消去　Physical quenching
　　$^1O_2$ + ^{1}Carotenoid　→　$^3O_2$ + ^{3}Carotenoid*
　　^{3}Carotenoid*　→　^{1}Carotenoid + thermal energy

この2つの消去形式の内，物理的消去能の強いものほど優れた抗酸化剤とされており，実際にβ-カロテン，リコピンに比較して，アスタキサンチンは化学反応による酸化物生成が最も少なく，物理的消去活性が最も強いことが報告されている[2]。

3.2　脂質過酸化抑制作用

　アスタキサンチンの脂質過酸化抑制作用も種々の系で見いだされている。ヘム鉄とリノール酸を用いたフリーラジカル連鎖反応による脂質過酸化をカロテノイド類のなかで最も強く抑制し，ラット肝ミクロソームの脂質過酸化反応においてもアスタキサンチンはα-トコフェロールと同じように脂質過酸化を抑制することが報告されている。より生体膜に近い脂質二重膜のモデルのフォスファチジルコリン（PC）リポソームを用いた脂質過酸化反応の系においても，アスタキサンチンはPC過酸化脂質の生成を抑制することから[3]，膜リン脂質の過酸化連鎖反応を阻止する抗酸化物として働くことを示唆している。

第 2 章　アスタキサンチン

4　アスタキサンチンの疾病予防効果

アスタキサンチンの強力な抗酸化作用により，主に以下のような健康効果が期待され，実験動物モデルだけでなく，最近ではヒトを対象とした臨床試験により有効性が確認されているものもある。

4.1　視覚系

アスタキサンチンの視機能や筋肉疲労に関する二重盲検比較試験では，6 mgアスタキサンチンカプセル 1 錠/日，4 週間摂取させた試験が最初である。摂取前後に於ける静止視力・動体視力には変化なかったが，深視力は摂取群が対照群に比べ優れていた。フリッカー値は実験群が対照群に比べて有意に視覚が鋭敏化することが報告されている[4]。アスタキサンチンのVDT作業者の調節力，中心フリッカー値，パターン視覚誘導電位に及ぼす影響を調べた試験[5]で，アスタキサンチン 5 mg/日・4 週間内服させた前後で，有意な調節力改善（$p<0.01$）が認められている。しかし，中心フリッカー値，パターン視覚誘発電位は変化しない。アスタキサンチンの視機能への影響を，40歳以上の健康人で検索した報告では[6]，全例を年齢と性別が同じように 4 群に分け，それぞれに 1 日 1 回，0 mg，2 mg，4 mg，12 mgのアスタキサンチンを28日間服用させた。4 mg群，12 mg群で遠見裸眼視力が有意に改善している。4 mg群と12 mg群では調節緊張時間が有意に短縮していた。屈折値，フリッカー融合頻度，瞳孔反応には変化がなかった。VDT作業などの従事時間が，平均 1 日 7 時間前後の者を被験者としたアスタキサンチンの調節機能および疲れ眼に対する摂取量設定試験[7]が行われ，アスタキサンチン 6 mg/日摂取以上の群で，調節緊張速度が有意に上昇し，自覚症状の改善効果がみられた項目が多いことが見いだされ

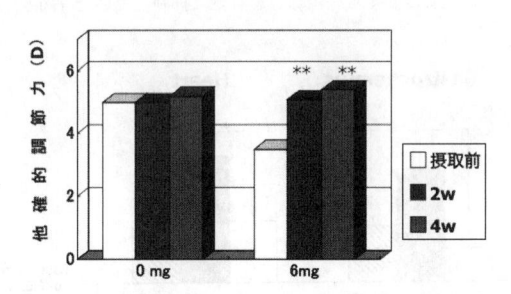

図3　他覚的調節力におけるアスタキサンチンの効果
眼精疲労の訴求者を二重盲検的にプラセボ群（20名），6 mg群（20名）に分け 4 w間摂取した。6 mg群において，2，4 w後の値は摂取前値と比べて有意な改善を認めた。**：$p<0.01$（vs. 摂取前，対応のあるt-test）
（臨床医薬，21，639-650，2005）

ている。アスタキサンチンの摂取量は1日量6mg以上が妥当であると考えられる。さらに調節機能および疲れ眼に対する効果の確認試験[8]にても，アスタキサンチンを1日量6mg摂取することによる，調節力と疲れ眼に対する自覚症状の改善効果が確認され，また安全性でも，摂取に関連する変化は認められていない（図3）。

4.2 抗動脈硬化作用

アスタキサンチンには強力な脂質過酸化抑制作用が認められるため，従来より脂質過酸化反応の関与が注目されている動脈硬化に対する有効性も検証されている。板倉ら[9]は，健常者13人を3つのグループに分け，アスタキサンチンのサプリメントをそれぞれ1日0.6mg，3.6mg，21.6mgを2週間摂取させる介入試験を行った。LDLの酸化され易さを評価した結果，すべてのグループでLDLコレステロールが酸化される時間が延長していることを見いだしている。用量依存性も観察されており，アスタキサンチンの摂取はLDLコレステロールが酸化されにくくなっていることを示している。

4.3 運動に与える影響

急性運動負荷はストレス反応を惹起するが，なかでも急性運動負荷後の遅発性筋損傷の発生には酸化ストレスならびに急性炎症の影響が大きいことを報告した[10]。ラットを用いてトレッドミルによる急性運動負荷をかけた後，経時的に骨格筋由来酵素の血中への逸脱を観察した結果，クレアチンキナーゼの上昇に先行して，筋組織への好中球浸潤，過酸化脂質の上昇が観察された。同モデルを用いてアスタキサンチン食餌（0.02％，3週間）の影響を検討した[11]。その結果，アスタキサンチン食群では，24時間後の筋損傷マーカーであるクレアチンキナーゼの上昇を有意に抑制しただけでなく，筋肉に浸潤する好中球数を有意に抑制していた（図4）。さらに，酸化損

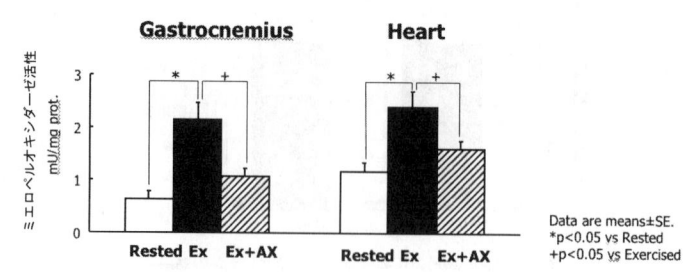

図4 アスタキサンチン摂取群では急性運動負荷後に観察されるヒフク筋，心筋への好中球浸潤が有意に抑制されていた
（文献11より改変引用）

第2章　アスタキサンチン

傷マーカーである 8-hydroxy-deoxyguanosine（酸化修飾DNA）や 4-hydroxy-2-nonenal（HNE）修飾蛋白質が対照群で増加していたが，アスタキサンチン群では有意に抑制されていた．

4.4　抗糖尿病作用

　糖尿病性腎症は近年増加しており，新規に透析をはじめた患者数も慢性腎炎を上回り，第1位となった．また透析導入後も，ほかの原因による腎不全患者と比較すると，血管疾患の合併率が高く生命予後は明らかに不良である．そのため，糖尿病性腎症の原因を解明し，有効な治療法を確立することは臨床上重要な課題と考えられている．糖尿病性腎症の原因としては糸球体過剰濾過，メザンギウム細胞の代謝異常，糖化反応などが考えられるが，近年酸化ストレスの亢進が注目されている．

　db/dbマウス（C57BL/KsJ-db/dbマウス）は，先天的にレプチンレセプターが障害されており，2型糖尿病のモデルマウスとしてよく知られている．われわれは，このdb/dbマウスを用いて，アスタキサンチンが糖毒性の軽減作用，およびその合併症である腎症の発症抑制効果があることを報告した[12,13]．6週齢からアスタキサンチンを投与した結果，18週齢時の尿中アルブミン（糖尿病性腎症の早期診断マーカー）はアスタキサンチン投与db/db群が非投与db/db群よりも有意に低い値であった（図5）．腎糸球体におけるメザンギウム領域の面積比を算出し，組織学的な検討をしたところ，アスタキサンチン投与db/db群が非投与db/db群よりも有意に低い値であった．DNA酸化傷害のバイオマーカーとして 8-OHdG（8-hydroxy-deoxyguanosine）の尿中濃度を測定したが，尿中 8-OHdGは18週齢時でアスタキサンチン投与db/db群が非投与db/db群

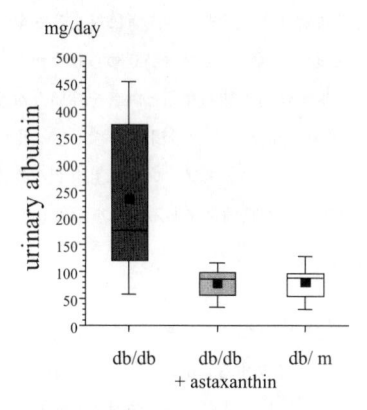

図5　アスタキサンチン治療群では，糖尿病モデルマウス（db/dbマウス）のアルブミン尿を有意に抑制した
　　　（文献13より引用）

よりも有意に低い値であった。アスタキサンチンによる酸化ストレスの軽減が腎症進展を抑制したことも示唆されたので，その作用メカニズムの解明，標的遺伝子群を確認するため，糸球体細胞で発現する遺伝子を網羅的に解析した。標的とする糸球体細胞は腎における占拠体積が少ないため，選択的にRNAを得る方法としてレーザー顕微鏡を応用したマイクロダイセクション法を用いた。腎凍結切片をレーザー顕微鏡観察下に糸球体細胞を選択的に採取し，RNAを得たのちに，Eukaryotic Small Sample Target Labeling Assay，定量的RT増幅法によりcRNAを得た。そして通常の断片化，ハイブリダイゼーションを行ない，GeneChipスキャナーによりmRNA発現量を定量した[14]。2万2690プローブを載せたMouse Expression Set 430 A Chipで解析した結果，989プローブが1.5倍以上変動しており，腎症によって649プローブが発現亢進，340プローブが発現低下を示した。発現が亢進した649プローブ中588は，アスタキサンチン投与により発現が低下しており，発現の低下した340プローブ中198は，アスタキサンチンにより発現が増加していた。対照マウスであるdb/mとの比較で発現の亢進した遺伝子群のシグナル伝達経路を検討した結果，ミトコンドリア電子伝達系酸化的リン酸化に関与する多くの遺伝子群の発現亢進が観察され，アスタキサンチンはそれらの発現亢進を是正していた[15]。

このように，マイクロダイセクション法で得た組織のGeneChip解析手法は，*in vivo*における食品因子の機能性をスクリーニングする手法として極めて優れており，今後，新しい研究分野（ニュートリゲノミクス）の発展に寄与できるものと考えている。

4.5 皮膚への作用

アスタキサンチンがヒト皮膚をUVB照射後の色素沈着を有意に抑制することが報告されている[16]。アスタキサンチンの美肌効果試験で，まず，皮膚に対する安全性は，ヒト皮膚でのパッチテストで異常は認められず，反復塗布試験でも異常が認められなかった。ヒト二重盲験法でアスタキサンチンとトコトリエノール配合健康補助食品と両者を除いた対照食品を用いて効果を比較した結果，肌水分量（目尻），視診，触診（クマ，滑らかさ，しっとりさ，はりの良さ）および自己診断（シミ，ソバカス，ニキビ，フキデモノ）いずれも有意な改善が認められることが報告されている[17]。アスタキサンチンには美肌効果があることを示唆している。

4.6 抗肥満作用

メタボリック症候群モデル動物を用いたアスタキサンチンの有効性が検証中である。メタボリックシンドロームを疾患概念として確立する目的は，「飽食と運動不足によって生じる過栄養を基盤に益々増加してきた心血管病に対して効率よい予防対策を確立すること」である。このような予防対策を科学的評価のもと積極的に進めるためには，動物実験モデルの確立が急務である。

第2章 アスタキサンチン

これまでにもいくつかのモデルが報告されてきているが，われわれはヒト類似性を考え，雄性マウスに発症しやすい，何らかの遺伝的背景の存在，高カロリー食の負荷の3点からメタボリックシンドロームの新規マウスモデルの作製を試み，さらにアスタキサンチンの影響を検討している。5週齢雄性KK/TaJclマウスを1週間の前飼育後，高脂肪食摂取を開始した。高脂肪食：対照食の組成は，グラニュー糖19.85％：49.1％，粉末牛脂37.5％：6.2％が主な差違である。8週間の飼育後には内蔵脂肪が対象に比較して有意に増加するモデルを確立した。現在，試験は進行中であるが，アスタキサンチン投与により内蔵脂肪の軽減，糖負荷試験での改善作用がみられており，その詳細を検討中である。

最近，石倉ら[18]はC57BL/6系マウスに高脂肪食を摂取させアスタキサンチン（150mg/kg）の影響を報告している。アスタキサンチン投与群では，16週間の投与後，内蔵脂肪量は有意に減少しており（図6），空腹時血糖値，インスリン値も有意に低値であった（図7）。以上の結果はア

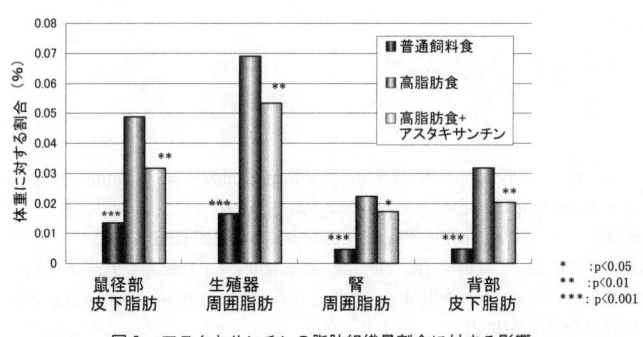

図6　アスタキサンチンの脂肪組織量割合に対する影響
（文献18より引用）

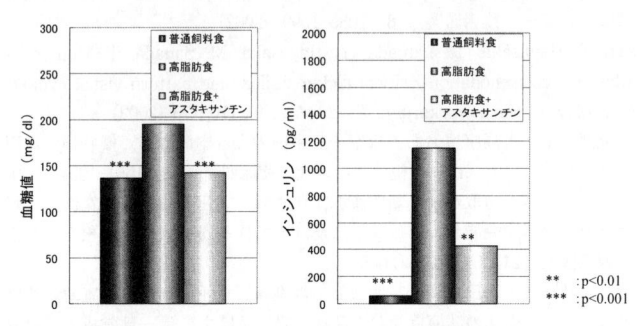

図7　アスタキサンチンの肥満マウス糖代謝への影響
（文献18より引用）

スタキサンチン投与が脂肪蓄積を抑制するだけでなく，インスリン抵抗性を予防する可能性があることを示唆している。われわれのKK/TaJclマウスを用いた実験でも，糖負荷試験の成績ではアスタキサンチンにインスリン抵抗性予防効果を確認しており，今後のヒトでの臨床試験の結果に期待したい。

5 おわりに

アスタキサンチンの基礎と臨床について最近の話題を中心に述べた。科学的評価の手法が進歩するに伴い，より客観的・科学的手法によりアスタキサンチンの機能性が評価されつつある。現在，血清プロテオミクスによる解析を進めており，アスタキサンチンの機能性を評価しうる血清蛋白質バイオマーカーの同定に取り組んでいる。今後の成績にご期待願いたい。

文　　献

1) Di Mascio et al., Lycopene as the most efficient biological carotenoid singlet oxygen quencher, *Arch Biochem Biophys*, **274**, 532-5389 (1989)
2) BR Nielsen et al., *J Photochem Photobio A Chem*, **112**, 127-133 (1998)
3) B.P. Lim, A. Nagao, J. Terao, K. Tanaka, T. Suzuki, K. Takama, Antioxidant activity of xantho-phylls on peroxyl radical-mediated phospholipid peroxidation, *Biochim. Biophys. Acta*, **1126**, 178-184 (1992)
4) 澤木啓祐，吉儀宏，青木和浩，鯉川なつえ，東根明人，金子今朝秋，山口正弘，アスタキサンチンのスポーツパフォーマンスに及ぼす影響—運動選手の視機能と筋肉疲労回復に対する効果について—，臨床医薬，**18**，1085-1099（2002）
5) Y. Nagaki, S. Hayasaka, T. Yamada, Y. Hayasaka, M. Sanada, T. Uonomi, Effects of astaxanthin on accommodation, critical flicker fudion, and pattern visual evoked potential in visual display terminal workers, *J. Trad. Med.*, **19**, 170-173 (2002)
6) 中村彰，磯部綾子，大高康博，あべ松泰子，中田大介，本間知佳，櫻井禅，島田佳明，堀口正之，アスタキサンチンによる視機能の変化，臨床眼科，**58**，1051-1054（2004）
7) 新田卓也，大神一浩，白取謙治，新明康弘，陳進輝，吉田和彦，塚原寛樹，大野重昭，アスタキサンチンの調節機能および疲れ眼に及ぼす影響—健常成人を対象とした摂取量設定試験—，臨床医薬，**21**，543-556（2005）
8) 白取謙治，大神一浩，新田卓也，新明康弘，陳進輝，吉田和彦，塚原寛樹，竹原功，大野重昭，アスタキサンチンの調節機能および疲れ眼に及ぼす影響—健常成人を対象とした効果確認試験—，臨床医薬，**21**，639-650（2005）

第2章　アスタキサンチン

9) T. Iwamoto, K. Hosoda, R. Hirano *et al.*, Inhibition of low-density lipoprotein oxidation by astaxanthin, *J Atheroscler Thromb.*, **7**, 216-22 (2000)
10) W. Aoi, Y. Naito, Y. Takanami *et al.*, Oxidative stress and delayed-onset muscle damage after exercise, *Free Radic Biol Med.*, **37**, 480-7 (2004)
11) W. Aoi, Y. Naito, K. Sakuma *et al.*, Astaxanthin limits exercise-induced skeletal and cardiac muscle damage in mice, *Antioxid Redox Signal*, **5**, 139-44 (2003)
12) K. Uchiyama, Y. Naito *et al.*, Astaxanthin protects b-cells against glucose toxicity in diabetic db/db mice, *Redox Report*, **7**, 290-293 (2002)
13) Y. Naito, K. Uchiyama *et al.*, Prevention of diabetic nephropathy by treatment with astaxanthin in diabetic db/db mice, *BioFactor*, **20**, 49-59 (2004)
14) Y. Naito, K. Uchiyama *et al.*, Laser capture microdissection/GeneChip analysis of gene expression in glomerular cells in diabetic db/db mice, *Redox Report*, **6**, 307-312 (2004)
15) Y. Naito, K. Uchiyama, K. Mizushima *et al.*, Microarray profiling of gene expression patterns in glomerular cells of astaxanthin-treated diabetic mice: a nutrigenomic approach, *Int J Mol Med.*, **18**, 685-695 (2006)
16) 山下栄次，オキアミ由来アスタキサンチンの色素沈着抑制効果，*Fregnance J.*, **14**, 180-185 (1995)
17) T. Seki, H. Sueki, H. Kouno, K. Suganuma, E. Yamashita, Effects of astaxanthin from Haematococcus pluvialis on human skin, *Fragrance J.*, **29**, 98-103 (2001)
18) 石倉正治，飯尾久美子，岡田裕実春，アスタキサンチンの脂肪蓄積抑制効果，第61回日本栄養食糧学会，2007年5月17～20日，京都

第3章　αリポ酸

米井嘉一*

1　αリポ酸の歴史

　αリポ酸（α-lipoic acid）は1951年に動物肝臓からReedら[1]によって抽出された成長促進性ビタミンBの一つであり，細胞内では補酵素としてグルコースからアデノシン3リン酸の合成に関わっている。その後，コエンザイムQ10（CoQ10）やビタミンC，Eに匹敵する抗酸化作用を有することが示された[2]。別名チオクト酸（Thioctic Acid）とも呼ばれる。αリポ酸の抗酸化剤としての特徴は，特に還元型のジヒドロリポ酸は，酸化還元サイクルを通してビタミンC，Eを再生させ，細胞内グルタチオン量を上昇させることにある[3,4]。αリポ酸およびジヒドロリポ酸（dihydrolipoic acid）の構造を図1に示す。

2　サプリメントとしてのαリポ酸

　2004年の食薬区分改正によりαリポ酸が食品（サプリメント）として使用可能となった。それまでαリポ酸は薬価収載医薬品としてLeigh症候群，金属中毒や薬物中毒，騒音性難聴，チオクト酸消費が増大した際の補給（激しい筋肉疲労など）に適応とされた。添付文書に記載された用

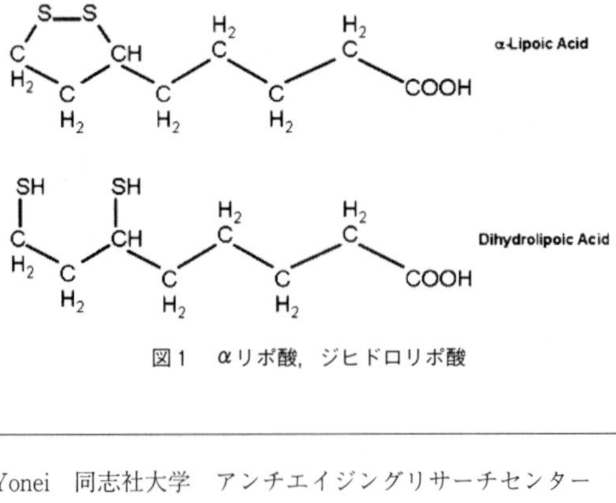

図1　αリポ酸，ジヒドロリポ酸

＊　Yoshikazu Yonei　同志社大学　アンチエイジングリサーチセンター　教授

第3章 αリポ酸

法容量は1日1～3回に分けて10～60mgの経口投与である。欧米ではサプリメント常用量は1日100～600mgとこれより大用量である。日本人での大用量投与についてはほとんど報告がない。2004年11月5日付け食安基発第1105001号厚生労働省医薬食品局食品安全部基準審査課長通知では，αリポ酸が国内で医療用医薬品「チオクト酸」として「通常成人1日1回10～25mgを静脈内，筋肉内または皮下に注射」として用法・用量設定されていたことを根拠に，食品事業者に対し，自らの責任において食品の安全性を確保するために，過剰摂取の注意など消費者への情報提供を促した。これを受けて業界自主基準として摂取目安量（100～200mg）を設定した。

ナチュラルメディシン・データベースによれば，「有効性レベル③」として2型糖尿病の治療，糖尿病症例の四肢焼灼感，疼痛，しびれ感などの症状改善，「有効性レベル④」としてアルコール性肝疾患，HIV関連性脳障害，心臓性自律性ニューロパシーがあげられている[5]。「科学的なデータ不十分」とされるのは，認知症，睡眠障害，HIV感染症，癌，ウィルソン病，心疾患，テングタケ中毒などである。ちなみに有効性レベル③は「効くとは断言できませんが，効能の可能性が科学的に示唆されています」，有効性レベル④は「効かないかもしれません」。

化学構造上『-S-』を含むのでイオウ臭を有すること，抗酸化物質として酸化されやすい性質がある。食品としては摂取量，安全性，臭いが今後の課題であろう。

3 安全性

αリポ酸のLD50はラットで経口1130mg/kg，腹腔内200g/kg，マウスで経口502mg/kg，腹腔内投与160mg/kgである[6]。ヒトでの安全性は動物データから1日数gであれば，ほとんどの成人に安全という科学的データがある。有害事象として経口摂取にて時に皮疹がみられる[5]。チアミン欠乏症者には使用しないが，チアミン欠乏の危険性がある人はチアミンを併用する。血糖値が低下する可能性があるので糖尿病患者は定期的に血糖値を確認する。妊娠中・授乳中の女性，アルコール過剰摂取者，甲状腺疾患のある者には使用しない。

4 吸収

食品やサプリメントから摂取したαリポ酸は消化管より速やかに吸収され，20～60分で最高血中濃度になり，細胞膜を経て細胞内へ移動する[7]。血中半減期は30分である。細胞や組織において抗酸化剤として作用する。食事と一緒に摂取すると吸収率の低下が起こる[8]。αリポ酸は食前60分前または空腹時に摂取する方が効率がよい。

5　生体内における機能

αリポ酸は肝臓や腎臓，心臓などに多く存在し，細胞内では主としてミトコンドリアに局在する[9,10]。食材としては酵母，肝臓，腎臓，ホウレンソウ，ブロッコリー，ジャガイモに含まれるが，主に化学的に合成される。天然αリポ酸はR-体で，細胞内で極微量しか生合成されず，ミトコンドリアコンプレックスと強固に結合しており，その抽出精製は極めて困難である[11]。合成αリポ酸は生物活性を示すR-体と生物活性のないS-体が50%ずつの混合物（ラセミ体）である。

体内や腸内細菌により適切な量が生合成されエネルギー産生のための必要量は少ないため，αリポ酸欠乏症はほとんど認められない。生体内では抗酸化物質として機能するほか，クレブス回路におけるATP産生系といったエネルギー代謝に関与する[10]。解糖系反応ではピルビン酸の酸化的脱炭酸反応の補酵素として作用し，ヒドロキシエチルアミン2リン酸からアセチル基を受け取り，アセチル基をコエンザイムA（CoA）に与えることによりアセチルコエンザイムA（アセチルCoA）を生成する。この間にαリポ酸はアセチルジヒドロリポ酸に変化する。アセチルCoAはオキサロ酢酸にアセチル基を与えてクエン酸に変化する。

6　抗酸化作用

抗酸化ネットワークは身体における酸化ストレスに対する防御機構である（図2）。αリポ酸の作用にはいくつかの側面がある。αリポ酸はフリーラジカル捕捉型抗酸化作用を有するほか，酸化されたビタミンC，ビタミンE，CoQ10を還元して再生する。αリポ酸が還元酵素により還元された代謝産物であるジヒドロリポ酸（図1）にもフリーラジカル捕捉型抗酸化作用と酸化されたビタミンC，E再生作用がみられる[3,4]。またジヒドロリポ酸は，フリーラジカルによる酸化的損傷を受けた脂質，蛋白質，DNAを修復・再生する作用すなわち修復・再生型抗酸化作用を有し，ホスホリパーゼ，プロテアーゼ，トランスフェラーゼ，DNA修復酵素とともに，酸化組織障害の修復を助ける。

健常者31例をαリポ酸600mg，ビタミンE 400IUの単独群と併用群の3群に分け2ヶ月間投与した二重盲検査試験では，いずれの群もBMIと脂質には有意な変化はなく，併用群のみ尿中イソプラスタン生成量が有意に低下した[12]。

一方では，αリポ酸にはオキシダント（酸化ストレス促進）作用が発現する場合もあることが報告されている。ネコにαリポ酸150mg/kg，25週間投与した結果，血漿中αリポ酸とジヒドロリポ酸の濃度は10週目にピークに達し，オキシダント作用を有するアセトアミノフェン（9mg/kgを15週目に1回経口投与）の作用を増強し，血中グルタチオン濃度は低下，血漿中8-OHdG（8

第3章 αリポ酸

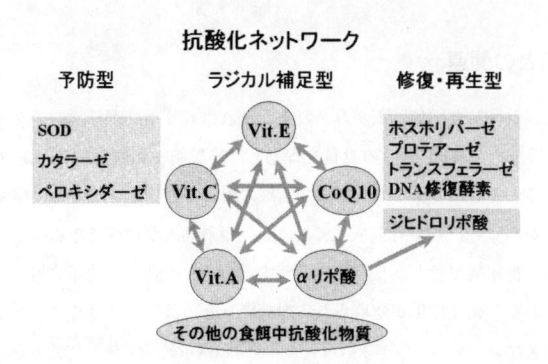

図2 抗酸化ネットワークにおけるαリポ酸の役割
米井嘉一：αリポ酸の機能と応用。「アンチエイジング・ヘルスフード——抗加齢・疾病予防・健康寿命延長への応用——」（監修）水島　裕，サイエンスフォーラム（2007）（文献16）より転載。

-hydroxy-deoxyguanosine）濃度が上昇した[13]。ラットにαリポ酸30mg/kg，12週間投与した結果，血漿中クレアチニンレベルの上昇，スーパーオキシド（O_2^-）産生亢進，尿中イソプラスタン排泄量の増加，糸球体硬化，尿細管間質線維化などの腎機能障害を認めた[14]。また月齢24ヶ月の老齢ラットにαリポ酸100mg/kg，14日間腹腔内に投与し，心筋内酸化物である蛋白カルボニル，ニトロチロシン，終末蛋白酸化物を測定した結果，これらのマーカーの上昇を認めた[15]。

　このように，αリポ酸はジヒドロリポ酸とともに*in vitro*では強力な抗酸化作用を示すものの，単独で用いると動物やヒトの体内では組織・細胞の酸化を促進する場合がある。従って，臨床応用に際しては摂取量，摂取期間，他の抗酸化物質と併用するなど十分な配慮が求められる。

7　血圧に対する影響

　αリポ酸投与は血圧にも影響を及ぼす。高血圧発症ラット（SHR: spontaneously hypertensive rats）にαリポ酸500mg/kg　9週間投与した成績では有意な血圧低下を認めた[17]。10%グルコース負荷により作成した高血圧ラットにαリポ酸500mg/kg　3週間投与した成績ではインスリン抵抗性の改善，フリーラジカル産生量の軽減とともに血圧の有意な低下を認めた[18]。血管の緊張にはNO由来のフリーラジカルが関与しており，αリポ酸の抗酸化作用が緊張緩和の方向に作用したものと推測される。

8　糖尿病との関連

αリポ酸投与後,時に血糖値降下がみられる。これはαリポ酸が細胞内のグルコーストランスポーター（GLUT-4）の細胞膜への動員を促進し,筋細胞や脂肪細胞のインスリンによる糖の取り込みを増加させることによる[19]。糖尿病治療に用いる血糖降下剤薬と併用すると,低血糖を惹起するおそれがある。これが有害事象であるか,相乗効果が期待できるのか決定するにはさらに検証を要する。糖尿病患者がαリポ酸を希望する場合,医師,薬剤師に相談し,定期的血糖測定を行う必要がある。相互作用が認められる血糖降下薬にはグリメピリド,グリブリド,インスリン,ピオグリタゾン,クロルプロパミド,グリピジド,トルブタミドがある。

糖尿病性末梢神経障害に対する効能については,ドイツにおける2型糖尿病性神経障害患者（328名）に対する二重盲検試験で,αリポ酸100mg,600mg,1200mg/日,3週間の静脈内投与を行った結果,600mg投与群と1200mg投与群で末梢神経症状スコアが改善した[20]。αリポ酸200～300mg/日の用量では糖尿病性末梢神経障害に対しては効果がみられないようである[21~23]。

9　糖化への影響

著者らは既報[24]のごとくヒト血清アルブミンにグルコースを加え60℃,40時間インキュベートした後に後期糖化反応生成物（AGEs: advanced glycation end products）を測定した。*in vitro* 実験系では,αリポ酸は3デオキシグルコソン（3DG）,カルボキシメチルリジン（CML）,ペントシジンのいずれも抑制しなかった（図3）[25]。陽性コントロールとしてカモミール,ドクダミ,セイヨウサンザシ,ブドウ葉の混合ハーブエキスを用いた。αリポ酸の糖尿病性末梢神経障害改善作用は抗糖化作用よりか抗酸化作用に基づく機序と考える方が妥当であろう。Fe^{3+}やCu^{3+}の存在下でグルコースが非酵素的酸化を受けスーパーオキシド（O_2^-）を生成すること,抗酸化酵素であるスーパーオキシドディスムターゼ（SOD）やカタラーゼが糖化により活性低下することから,糖尿病患者では酸化ストレスが過大だからである[26]。

10　自験例におけるαリポ酸の評価

日本人健常女性19例に対しαリポ酸270mg/日（4週間）投与した自験例成績を表1～3に示す[27]。光学異性体R-体とS-体の1対1の化学合成αリポ酸を使用した。身体所見では身長・体重・BMI・体脂肪率・腹囲・収縮期血圧・脈拍・基礎代謝量に有意な変動はなかったが,拡張期血圧は有意に低下した（表1）。

第3章 αリポ酸

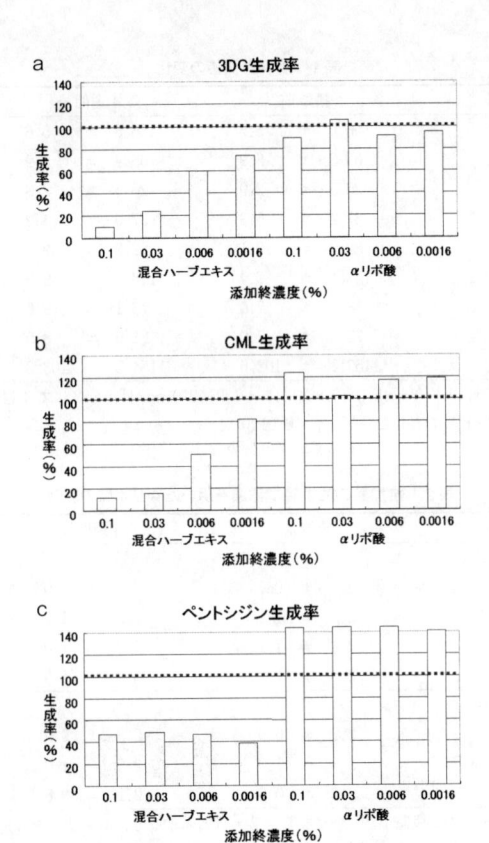

図3 αリポ酸の糖化反応への影響
a: 3デオキシグルコソン(3DG)生成率。b: カルボキシメチルリジン(CML)生成率。
c: ペントシジン生成率。

　自覚症状の評価には（NPO）日本抗加齢協会推奨の抗加齢QOL共通問診票[28,29]（http://www.yonei-labo.com/よりダウンロード可）を用いた。身体の症状32項目のうち「目が疲れる」「目がかすむ」「眼痛」「肩がこる」の4項目，心の症状21項目のうち「いらいらする」「怒りっぽい」「くよくよする」の3項目に有意なスコア改善が認められた（表2）。

　酸化ストレスマーカーの測定結果を表3に示す。αリポ酸投与前後の値を比較すると，8-OHdG・イソプラスタン生成速度には有意差はみられなかったが，両マーカーのクレアチニン補正値は有意に増加した。これらの酸化ストレスマーカーはαリポ酸投与前後ともいずれの項目も

表1 身体計測値の変化

項目	摂取前	4週間後	p値
身長（cm）	156.6 ± 5.5	156.6 ± 5.6	0.331
体重（kg）	65.3 ± 8.9	65.4 ± 8.9	0.523
BMI	26.5 ± 2.9	26.6 ± 2.8	0.408
体脂肪率（%）	37.2 ± 5.3	37.6 ± 4.9	0.275
腹囲（cm）	82.0 ± 10.1	82.2 ± 9.3	0.813
収縮期血圧（mmHg）	122.1 ± 7.4	118.1 ± 9.9	0.060
拡張期血圧（mmHg）	78.0 ± 7.0	73.1 ± 9.6	0.002 **
脈拍（/分）	72.5 ± 7.0	71.6 ± 8.5	0.471
基礎代謝量（kcal）	1159.1 ± 102.6	1154.8 ± 103.3	0.517

日本人健常女性19例（平均年齢45.5±9.8歳）にαリポ酸270mg/日，分3にて4週間経口投与。結果は平均値±標準偏差として表した。**；$p<0.01$。

表2 抗加齢QOL共通問診票を用いたαリポ酸の評価

項目	摂取前	4週間後	p値
（身体の症状）全32項目			
目が疲れる	3.5 ± 0.7	3.1 ± 1.0	0.007 **
目がかすむ	2.8 ± 1.1	2.5 ± 1.2	0.049 *
眼痛	2.4 ± 1.1	2.0 ± 1.0	0.016 *
肩がこる	3.8 ± 1.3	3.2 ± 1.3	0.003 **
（心の症状）全21項目			
いらいらする	2.7 ± 0.9	2.3 ± 0.9	0.002 **
怒りっぽい	2.8 ± 1.0	2.3 ± 1.0	0.014 *
くよくよする	2.5 ± 0.8	2.1 ± 0.8	0.028 *

問診票各項目を1～5の5段階（1=全くなし，2=ほとんどなし，3=少しあり，4=中等度あり，5=高度にあり）のスコアに分け，結果を平均値±標準偏差として表した。
n=19，*；$p<0.05$，**；$p<0.01$。

表3 αリポ酸の酸化ストレスへの影響

項目	摂取前	4週間後	p値
8-OHdG生成速度（ng/kg/hr）	4.3 ± 2.1	5.7 ± 5.1	0.180
イソプラスタン生成速度（ng/kg/hr）	2.3 ± 1.2	4.0 ± 5.7	0.159
クレアチニン（mg/dl）	100.4 ± 47.3	90.2 ± 55.0	0.427
8-OHdG/CRE（ng/mgCRE）	5.9 ± 1.4	7.3 ± 1.4	0.005 **
イソプラスタン/CRE（ng/mgCRE）	3.1 ± 1.1	4.5 ± 2.5	0.037 *

酸化ストレスマーカーとして尿中8-OHdGおよびイソプラスタンを日研ザイル㈱（静岡県）で測定した。早朝第一尿中の8-OHdG，イソプラスタンおよびクレアチニン（CRE）量を測定し，尿量および蓄尿時間（前夜の最終排尿時間から第一尿採取までの時間）から8-OHdG・イソプラスタン生成速度ならびにクレアチニン補正量（8-OHdG／CRE，イソプラスタン／CRE）を算出した。結果を平均値±標準偏差として表した。n=19，*；$p<0.05$，**；$p<0.01$。

標準範囲内であった。

　本研究は無対照パイロットスタディのため早急な結論は出せないが，サプリメント臨床試験の困難さを示している。第一に，対象となる健常者の集め方が難しい。被験者にはαリポ酸不足者も充足者も混在していたと考えられる。不足者にαリポ酸を投与すれば好影響をもたらすが，充分足りている者に付加しても代謝産物が過剰になるだけで益なくして弊害が強調される可能性がある。抗酸化ネットワーク理論から考えると，個々の抗酸化物質量を測定して不足分を補う方法か，あるいは抗酸化物質をバランスよく適量を補う方法のいずれかがよいのではないかと考える。今回のαリポ酸投与量270 mgは日本人にとって比較的高用量で，業界自主規制の用量100～200 mgより多い。

11　まとめ

　αリポ酸の適応根拠として，Natural Medicines Comprehensive Database[5]を参照し有効性レベル③にある２型糖尿病および糖尿病性末梢神経障害の治療補助に対して用いる，あるいは血中αリポ酸を測定した上で欠乏または不足者に補充することは問題ない。症例数は少ないが，抗加齢QOL共通問診票からは眼症状，肩こり，いらいら感に有効である可能性がある。抗酸化ネットワークを考慮して，αリポ酸単独より他の抗酸化物質をいくつか組み合わせて補充するのがよいと思われる。αリポ酸がインスリン抵抗性を改善し骨格筋へのグルコース取り込みを促進し糖尿病治療へ期待された時期もあるが，運動療法の併用[19]が前提となる。

文　　献

1) LJ. Reed, BG. DeBusk, IC. Gunsalus, CSJr. Hornberger, Crystalline alpha-lipoic acid, a catalytic agent associated with pyruvate dehydrogenase., *Science*, **114** (2952), 93-94 (1951)
2) A. Bast, GR. Haenen, Interplay between lipoic acid and glutathione in the protection against microsomal lipid peroxidation., *Biochim et Biophys Acta*, **963**, 558-561 (1988)
3) L. Packer, EH. Witt, HJ. Tritschler, α-lipoic acid as a biological antioxidant., *Free Radic Biol Med.*, **19**, 227-250 (1995)
4) L. Packer, HJ. Tritschler, K. Wessel, Neuroprotection by the metabolic antioxidant α-lipoic acid., *Free Radic Biol Med.*, **22**, 359-378 (1997)
5) 田中平三，門脇孝，篠塚和正，清水俊雄，山田和彦（監訳），健康食品のすべて——ナチュ

ラルメディシン・データベース——，同文書院，東京（2006）
6) GP. Biewenga, GRMM. Haenen, A. Bast, The pharmacology of the antioxidant lipoic acid., *Gen. Pharmacol*, **29**, 315-331 (1997)
7) K. Breithaupt-Grogler, G. Niebch, E. Schnecider, K. Erb, R. Hermann, HH. Blume, BS. Schug, GG. Belz, Dose-proportionality of oral thioctic acid-coincidence of assessments via pooled plasma and individual data., *Eur J Pharm Sci.*, **8**, 57-65 (1999)
8) CH. Gleiter, BS. Schug, R. Hermann, M. Elze, HH. Blume, U. Gundert-Remy, Influence of food intake on the bioavailability of thioctic acid enantiomers., *Eur J Clin Pharmacol*, **50**, 513-514 (1996)
9) 小西徹也，小久保晋，松郷誠一，機能性生理活性物質リポ酸の科学と新素材としての可能性，日本食品新素材研究会誌，**8**，51-64（2006）
10) SD. Wollin, PJ. Jones, α-lipoic acid and cardiovascular disease., *J Nutr*, **133**, 3327-3330 (2003)
11) M. Hofmann, P. Mainka, H. Tritschler, J. Fuchs, G. Zimmer, Decrease of red cell membrane fluidity and -SH group due to hyperglycemic conditions is counteracted by α-lipoic acid., *Arch Biochem Biophys*, **324**, 85-92 (1995)
12) K. Marangon, S. Devaraj, O. Tirosh, L. Packer, I. Jialal, Comparison of the effect of α-lipoic acid and α-tocopherol supplementation on measures of oxidative stress., *Free Radical Biol Med.*, **27**, 1114-1121 (1999)
13) AS. Hill, QR. Rogers, SL. O'Neill, MM. Christopher, Effects of dietary antioxidant supplementation before and after oral acetoaminophen challenge in cats., *Am J Veterinary Rese*, **66**, 196-204 (2005)
14) F. Bhatti, RW. Mankhey, L. Asico, MT. Quinn, WJ. Welch, C. Maric, Mechanisms of antioxidant and pro-oxidant effects of α-lipoic acid in the diabetic and nondiabetic kidney., *Kidney Int.*, **67**, 1371-1380 (2005)
15) U. Cakatay, R. Kayali, A. Sivas, F. Tekeli, Prooxidant activities of α-lipoic acid on oxidative protein damage in the aging rat heart muscle., *Arch Gerontol Geriat*, **40**, 231-240 (2005)
16) 米井嘉一，αリポ酸の機能と応用，「アンチエイジング・ヘルスフード——抗加齢・疾病予防・健康寿命延長への応用——」（監修）水島裕，サイエンスフォーラム，東京（2007）
17) S. Vasdev, CA. Ford, S. Parai, L. Longerich, V. Gadag, Dietary α-lipoic acid supplementation lowers blood pressure in spontaneously hypertensive rats., *J Hypertens*, **18**, 567-573 (2000)
18) A. Midaoui, J. de Champlain, Prevention of hypertension, insulin resistance, and oxidative stress by α-lipoic acid., *Hypertension*, **39**, 303-307 (2002)
19) V. Saengsirisuwan, FR. Perez, JA. Sloniger, T. Maier, EJ. Henriksen, Interactions of exercise training and α-lipoic acid on insulin signaling in skeletal muscle of obese Zucker rats., *Am J Physiol Endocrinol Meta*, **287**, E529-536 (2004)
20) D. Ziegler, M. Hanefeld, KJ. Ruhnau, HP. Meissner, M. Lobisch, K. Schutte, FA. Gries, Treatment of symptomatic diabetic peripheral neuropathy with the anti-oxidant α-

第3章 αリポ酸

lipoic acid., A 3-week multicentre randomized controlled trial (ALADIN Study)., *Diabetologia*, **38**, 1425-1433 (1995)
21) B. Schulz, G. Rechel, I. Hüttl, E. Zander, U. Runge, Zur Wirksader Thioctsäurethrapie bei Typ-I-Diabetikern., Wiss Z Ernst-Moritz-Arndt-Universität Greifswald, *Medizinische Reihe*, **35**, 48-50 (1986)
22) J. Jörg, F. Metz, H. Scharafinski, Zur medikamentösen Behandlung der diabetischen Polyneuropathie mit der α-Liponsäure oder Vitamine B-Präparaten., [Drug treatment of diabetic polyneuropathy with α-lipoic acid or vitamin B preparations. A clinical and neurophysiologic study] *Nervenarzt*, **59**, 36-44 (1988) [Article in German]
23) G. Sachse, B. Willms, Efficacy of thioctic acid in the therapy of peripheral diabetic neuropathy., *Horm Metab Res Suppl*, **9**, 105-108 (1980)
24) M. Yagi, Y. Yonei, Y. Takahashi, N. Matsuura, Herbal extracts inhibit chronic diabetic complications in streptozotocin-induced diabetic rats., *J Nutr Health Aging*, **11** (2007) (in press)
25) 河合博成, 八木雅之, 久保基, 高田晴子, 高田和夫, 米井嘉一, 高橋洋子, 松浦信康, アンチエイジングの観点からみた混合ハーブエキスのヒトへの作用, 第127年会日本薬学会, 富山 (2007)
26) CJ. Mullarkey, D. Edelstein, M. Brownlee, Free radical generation by early glycation products, a mechanism for accelerated atherogenesis in diabetes., *Biochem Biophys Res Commun*, **173**, 932-939 (1990)
27) 望月俊男, 米井嘉一, 石原高文, 高橋穂積, 吉岡稔人, αリポ酸摂取による心身への作用および安全性の検討, 第6回日本抗加齢医学会総会, 東京 (2006)
28) Y. Yonei, Y. Mizuno, H. Togari, Y. Sato, Muscular resistance training using applied pressure and its effects on the promotion of growth hormone secretion., *Anti-Aging Medical Research*, **1**, 13-27 (2004) (http://www.aofaam.org)
29) 米井嘉一, 抗加齢医学入門, 慶応義塾大学出版会, 東京 (2004)

第4章　カプサイシン

渡辺達夫[*]

1　食餌誘発性産熱と肥満

　通常の運動強度のヒトの一日のエネルギー消費を図1に示す[1]。安静時代謝が大きな部分を占め，次いで運動による消費となっている。運動は，努力感を伴い継続が困難な割にはエネルギー消費に対する寄与率は高くはない。残りは，食餌を摂取することによるエネルギーの消費で，食餌誘発性産熱（Diet-induced thermogenesis, DIT; Thermic effect of food, TEF）と呼ばれる。DITの寄与率はもっとも小さいが，通常で5〜10%，過食したときなどは15%にまで達する[2]。

　DITは，以前は特異動的作用（Specific dynamic action）と呼ばれていた食品成分の消化・吸収に伴うエネルギー消費よりも広い概念で，口腔内での刺激等によるエネルギー消費なども含むものである。

　肥満を防ぐには，摂取カロリーを少なくするか，消費カロリーを高めるしかないが，どちらも言うは易く，行うに難いのが現状である。そこで，我々は，DITに注目している。DITを高めることができれば，カロリー消費を高め，ひいては，肥満の予防に貢献しうると考えている。

　DITを高める作用をもつ食品成分がいくつか見つかってきている。その中でもカプサイシン類は，詳細な作用機構が検討されている例である。

安静時代謝　**運動**

60 - 75%　　10%　15-30%

DIT: Diet-Induced Thermogenesis
食餌誘発性体熱産生

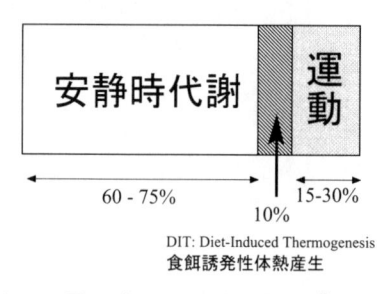

図1　人の一日のエネルギー消費[1]

---

[*]　Tatsuo Watanabe　静岡県立大学　食品栄養科学部　教授

第4章 カプサイシン

2 カプサイシンとは

　カプサイシンは，トウガラシのみが生合成する化合物で，トウガラシの辛味成分の本体である。カプサイシン分子は，バニリルアミンと脂肪酸がアミド結合した化学構造であり，窒素原子を含むことからアルカロイドでもある。カプサイシンの他に脂肪酸部分の異なる十数種の類縁体が天然に存在すると報告されていて[3]，これらはカプサイシノイドと総称されている。カプサイシノイドの中で量的に多いのは，カプサイシンとジヒドロカプサイシンで，これらに次いで，ノルジヒドロカプサイシン，ホモジヒドロカプサイシンなどが比較的含有量が多い[4]。

　カプサイシノイドの含有量は，強辛味と言われる品種で，果実の乾燥重量あたりで0.3%程度，通常流通している品種でもっとも辛いと言われるハバネロで1～2%である。

3 齧歯類でのカプサイシンのエネルギー代謝への作用

3.1 体脂肪蓄積の抑制効果

　カプサイシンを，ラットにおいて肥満を誘発する高脂肪食（脂肪のエネルギー比60%）に添加して10日間与えると，投与量依存的に腎周囲や精巣周囲などの内臓脂肪の蓄積が抑制された[5]。また，マウスでも市販固形食摂取時に一日一回の強制経口投与で2週間カプサイシンを与えると，顕著な体脂肪蓄積の抑制効果が観察された[6]。

3.2 吸収・代謝

　ラットに流動食に懸濁したカプサイシンを胃内に投与して，消化管での残存率を調べたところ，上部消化管でカプサイシンはよく吸収され，3時間で消化管内の残存率は15%であった[7]。また，消化管を部位に分けて結紮した状態でカプサイシン入り流動食を投与すると，胃や空腸，回腸において1時間で50～80%のカプサイシンが吸収された[7]。すなわち，ラットでは経口的に投与したカプサイシンの大半は，胃と小腸で吸収されることがわかる。

　代謝については，まず，ジヒドロカプサイシンで検討された[8]。ラットにジヒドロカプサイシンを経口投与すると，48時間以内に投与量の大半が尿と糞中に排泄された。糞中に数%，尿中にも同程度の未分解化合物が見られたが，大半はバニリルアミン，バニリルアルコール，バニリン酸およびバニリンに代謝され，抱合体か遊離の形で尿中に排泄された。次いでカプサイシンでもラットで同様の検討がなされ，同じ代謝を受けることが示された[9]。

　すなわち，カプサイシンは上部消化管で速やかに吸収され，多くが体内で代謝されることが明らかとなった。

3.3 エネルギー代謝への影響

呼気ガスの分析を用いてエネルギー代謝を調べることができる。大気中の酸素濃度から呼気ガス中の酸素濃度を引くことによって,体内でエネルギー基質の燃焼に用いられた酸素の量が求まり,この値から体内でのエネルギーの消費量を測定できる。また,体内で吸収された酸素に対する生成された二酸化炭素(呼気中の二酸化炭素濃度)の比率である呼吸商から体内で燃焼されている栄養素を推察できる。すなわち,糖質のみが燃焼されているときは,呼吸商は1を示し,脂質のみの燃焼では0.7であり,呼吸商の数値から糖質と脂質の燃焼の割合がわかる。

カプサイシンは,経口投与後,大半が上部消化管で吸収され血中に入ることが示されたことから,腹腔内投与を用いてラットでの酸素消費量と呼吸商の変化が調べられた[10]。カプサイシン投与後,速やかにエネルギー消費が高まった。また,投与直後は糖質の燃焼が高く,投与後2時間で脂質の燃焼が起こることが見出された。さらに,酸素消費量等の変化パターンがアドレナリンを投与した際の変化と似ていて,β-ブロッカーの投与によりカプサイシン投与による変化が抑制された。これらのことから,カプサイシン自身がアドレナリン様の作用を示すか,アドレナリン分泌をもたらすことが示唆された。

また,カプサイシンを経口投与で与えても酸素消費量の増大が認められ[6],食品としてトウガラシを摂取しても,腹腔内投与のときと同様にエネルギー消費が高まることが明らかとなった。

3.4 アドレナリン分泌への影響

ラットへのカプサイシンの腹腔投与後,血糖値の著しい上昇が認められるが[11],種々のブロッカー処理と副腎随質除去によりカプサイシンの効果が完全に消失した[11]ことから,カプサイシンの作用は,アドレナリン分泌を介したものと推察された。アドレナリン濃度の測定には末梢血では数mlを必要とするが,この量はラット全血の数分の一と多量であり,非生理的な採血量である。そこで,0.1ml以下でもアドレナリン濃度を測定可能な,麻酔下ラットで副腎静脈から採血する実験系にてカプサイシンの影響を調べたところ,用量依存的にアドレナリンを分泌させることがわかった[12]。さらに,麻酔下ラットの副腎交感神経活動を高め,神経支配のない摘出副腎での灌流実験ではカプサイシンはアドレナリン分泌を高めることはなく,逆にやや低下させる傾向が見られた[13]。すなわち,カプサイシンは,直接副腎に作用するのでなく,神経性に副腎随質からのアドレナリン分泌を引き起こすことが示された。

3.5 褐色脂肪への作用

脂肪組織には,いわゆる通常の脂肪である白色脂肪と,褐色を呈する褐色脂肪とがある。白色脂肪はエネルギーの貯蔵部位である。それに対して褐色脂肪は産熱組織であり,褐色脂肪組織内

のUCP1が産熱をつかさどる。ラットに10日間カプサイシン（餌に0.014％添加）を摂取させると，UCP1量が増えることが示され[14]，齧歯類でのエネルギー消費に重要な褐色脂肪組織がカプサイシンにより活性化されることが明らかとなった。

3.6　カプサイシン受容体TRPV1の関与

哺乳動物などにはカプサイシンで活性化される受容体が存在し，カプサイシン受容体VR1 (Vanilloid receptor subtype 1) と呼ばれていたが，1997年にその分子実体が明らかになった[15]。その後，この受容体はTRPファミリーに組み込まれ，現在ではTRPV1（Transient receptor potential vanilloid 1）と呼ばれている[16]。

また，カプサイシンで活性化する神経が存在し，カプサイシン感受性神経と名付けられていて，多くは一次知覚神経である[17]。

カプサイシンによるエネルギー代謝やアドレナリン分泌の亢進にTRPV1が関わっているかどうか，2つの手法で調べられている。

一つは，大量のカプサイシン投与でカプサイシン感受性神経の機能が損なわれている動物を用いるものである。新生仔および成体のラットに大量のカプサイシンを皮下投与して作成したカプサイシン脱感作ラットでは，アドレナリン分泌への影響を調べたところ，カプサイシンによるアドレナリン分泌応答は完全に消失した[18]。

もう一つは，カプサイシン受容体の特異的阻害薬の使用である。TRPV1の拮抗阻害剤であるカプサゼピンを投与すると，カプサイシンによるアドレナリン分泌は用量依存的に抑制された[19]。

これらのことから，カプサイシンによるアドレナリン放出には，カプサイシン受容体TRPV1が関わっていることが示唆される。

また，カプシエイトを消化管に投与した後の体温変化（3.7項）も，カプサイシン受容体ノックアウトマウスで消失したことから，カプサイシン受容体の関与が明らかとなった[20]。

3.7　刺激部位

トウガラシとして摂取されたカプサイシンは，どこの感覚神経を刺激して，エネルギー代謝の亢進を引き起こすのであろうか。

昭和女子大学の木村らは，カプサイシンの投与により直腸温と尾温は共に変化するが，別々に制御されていることを示している[21]。京都大学の伏木らは，これを受けて，カプサイシンとカプシエイト（5.1項）を麻酔下ラットの空腸に投与したときの尾部皮膚温，直腸温，褐色脂肪組織温への影響を調べた[20]。カプサイシンでは，いずれの部位でも顕著な温度変化が認められた。これに対し，消化管では検出できるが，血中には出現しないカプシエイトでは，直腸と褐色脂肪

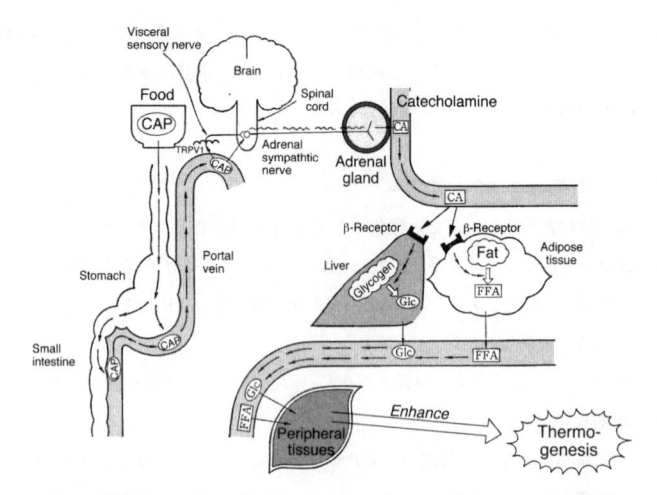

抗肥満食品・素材の開発と応用展開

図2 齧歯類におけるカプサイシンによるエネルギー代謝亢進の作用機構[22]
CAP, capsaicin; CA, catecholamine; Glc, glucose; FFA, free fatty acid
カプサイシン受容体の刺激部位としては，消化管内もありえる。また，交感神経の活性化による褐色脂肪の活性化も起こる。

組織での温度変化は認められたものの，尾温は変化しなかった。カプシエイトを血中に投与したところ，尾温の上昇が観察された。これらのことから，カプサイシンは，腸内と，腸管吸収を経て血中に入ってからの2段階で作用する可能性が示唆された。

3.8 作用機構の概要

齧歯類での作用機構を図2にまとめた[22]。

4 ヒトでの効果

4.1 トウガラシの摂取

実際にヒトが摂取した際の効果としては，まず，トウガラシソースとマスタードソースそれぞれ3gずつを食事に添加したときに，無添加食に比べてDITが高まることが示された[23]。

次いで，10gのトウガラシを食事に添加すると，20歳前後の日本人男性（長距離ランナー）で，炭水化物の燃焼が高まり，β-遮断薬でこの効果が抑えられた[24]。また，トウガラシ食摂取後の安静時と運動負荷時に一過性に血中アドレナリン濃度の上昇することが示された[25]。さらに，22

第4章 カプサイシン

～30歳の日本人女性で高炭水化物食と高脂肪食にトウガラシ10gを添加したときの影響が調べられた[26]。どちらの食事でもDITの増大が観察されたが，高脂肪食の方がDIT増大の割合が高く，高脂肪食のみに比べDITは1.5倍になった[26]。

トウガラシを摂取すると次の食事での自発摂取量が減少することも示されている[27～29]。

これらの効果を受けて，肥満のヒトの減量後の体重の維持にカプサイシンが有効化検討された[30]。中度に肥満の男女120名を4週間の超低エネルギー食で5～10%（4kg以上）体重を減少させ，続いて3ヶ月の体重維持期間に一日あたりカプサイシン135mg（鷹の爪で40g相当）を毎日摂取させた。カプサイシン摂取は体重の維持に影響を与えなかったが，呼吸商は低値を示し，脂質燃焼の割合も高かったことから，脂質の燃焼は高値を維持することが示唆された。

4.2 他の食品成分との併用

トウガラシとカフェインの同時摂取がエネルギー消費に与える影響を8人の白人男性で調べられた[31]。昼食と夕食の前にそれぞれアペタイザー（一回77kcal±3gトウガラシ）を出し，毎食事に飲料（デカフェのコーヒー±200mgカフェイン）を提供した。実験日には昼食に8.6g，夕食に7.2gのトウガラシを加えた。トウガラシとカフェインは，食事の量を減らし，エネルギー消費を高めた。その差は，一日あたり960kcalであった。心拍のパワースペクトル解析では，トウガラシは交感神経／副交感神経活動比を高めた。これらの結果は，トウガラシとカフェインの摂取は食事を自由に摂取できるとき，かなりのエネルギー収支に変化をもたらすことを示唆する。

そのほかに，一日あたり，トウガラシ225mg（カプサイシン0.6mg含有），緑茶抽出物750mg（カテキン188mg含有），カフェイン151mg（緑茶抽出物の分も含めて），チロシン609mg，カルシウム製剤1965mg（カルシウム550mg含有）を一日3回にわけ，19名の肥満男性で，それぞれの食事の30分前に摂取する実験を7日間続けた報告がある[32]。カプサイシンの一回あたりの摂取量は，Yoshiokaらの投与量の100分の1以下であるが，一日あたりのエネルギー消費が，セルロースを主とする偽薬に比べ40kcalほど高値を示した。興味深いことに，トウガラシに腸で解けるコーティングを施して摂取させた場合は，エネルギー消費の増大が認められず，カプサイシンのヒトでの作用部位が胃である可能性を指摘している。同じグループが，4週間の低カロリー食（一日約800kcal）で4%以上の体重減に成功した人で同様のサプリメントの投与を8週間にわたって継続し，8週後でも4時間あたりの消費カロリーが20kcalほど上昇したままであることを報告している[33]。

5 カプサイシン類縁体

カプサイシンと構造の類似している化合物で同様の作用が知られているものには，甘味種トウガラシから抽出・構造決定されたカプシエイトや，オレイン酸を側鎖に持つオルバニル，キダチトウガラシから抽出されたカプサイシノール，生薬ゴシュユのインドールアルカロイドであるエボジアミンなどがある。

カプサイシンの生理作用の多くは，カプサイシン受容体TRPV1の活性化を介して引き起こされることが知られている。このため，TRPV1を活性化する成分はカプサイシン様作用を有することが予想される。

5.1 カプシエイト

カプシエイトは，タイ産の強辛味トウガラシ'CH-19'から矢澤らが選抜・固定した甘味種トウガラシ'CH-19甘'に多量に含まれる無辛味化合物である。カプサイシンがアミドであるのに対し，カプシエイトは，エステルである点のみが異なり，他の化学構造はまったく同一である[34]。カプシエイトにも，カプサイシン同族体とよく似た側鎖構造のみの異なる同族体が存在し，

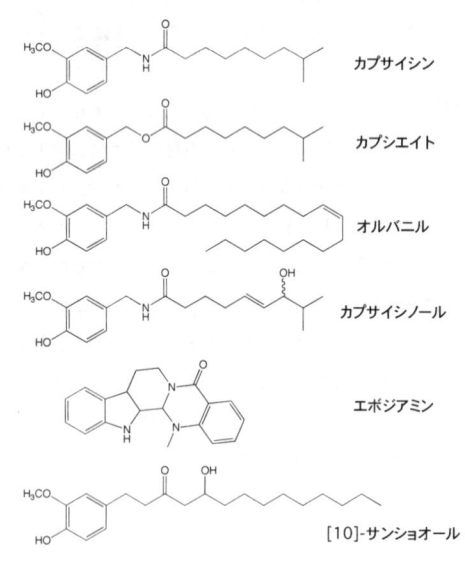

図3 化合物の化学構造式

第4章 カプサイシン

カプシノイドと総称されている[35]。カプシエイトは，強辛味トウガラシの多くに見出される[36]。

カプシエイトは，カプサイシン受容体TRPV1に対しカプサイシンと同程度の親和力で作用し，同程度のCa^{2+}の細胞内への流入を引き起こす[37,38]。TRPV1は辛味の受容体でもあるため，カプシエイトが強辛味であってもおかしくないが，舌の感覚神経終末のTRPV1は味蕾などのように表面に存在するのでなく，やや奥まった位置にある。そのため，脂溶性の極度に高い化合物は細胞層を通過しにくく辛味を示さないと考えられる。実際，カプシエイトはカプサイシンよりも脂溶性が強く，舌や目では辛味や痛みを誘発しないが，TRPV1近傍への投与では痛みを引き起こした[37]。

マウスで，'CH-19甘'やカプシエイトの摂取による体脂肪蓄積の抑制[39]，深部体温の上昇[40]，エネルギー代謝の亢進[39]が認められている。また，2週間の連続摂取で安静時代謝が軽度の運動を課したときと同程度に高められた[41]。

ヒトでも，'CH-19甘'の一過性摂取でのエネルギー代謝の亢進[42]，2週間の連続摂取による内臓脂肪の減少[43]などが報告され，カプシエイトがメタボリックシンドローム対策に有望な成分であることが推察される。

5.2 オルバニル

オルバニルは，刺激のない鎮痛薬候補としてP&G社が開発した化合物である。TRPV1に対するEC_{50}はカプサイシンより一桁低濃度で，カプサイシンと同程度の最大応答を引き起こす高活性化合物である。脂溶性がカプサイシンよりもはるかに強いため，カプシエイト同様，無辛味である[38]。ラットへの静脈投与で強いアドレナリン分泌が引き起こされることが知られている[21]。

5.3 カプサイシノール

タバスコ種トウガラシの仲間である沖縄の島トウガラシ（キダチトウガラシ）から抽出されたカプサイシノールは，TRPV1を賦活化させ，この活性化能に見合う程度にラットにおいてアドレナリン分泌をもたらした[44]。カプサイシノールには光学異性体が存在するが，両異性体ともTRPV1賦活能に違いは認められなかった[44]。

5.4 エボジアミン

エボジア・ルテカルパ（呉茱萸，ゴシュユ）は，中医学で熱性食品に分類される。そのアルカロイドであるエボジアミンは，ラットのTRPV1をカプサイシンの20倍の濃度で活性化するフルアゴニストであった[45]。また，高脂肪高ショ糖食にエボジアミン0.02%を添加して3週間与えたところ，カロリー摂取は等しかったが，体重と腎周囲や精巣周囲脂肪重量の低下が認められた[46]。

5.5 ショウガオール

生ショウガに多く含まれるジンゲロール類と，乾姜に多く含まれるショウガオール類は，ともにラットのTRPV1をカプサイシンの10〜20倍濃度で活性化し[47]，ラットでのアドレナリン分泌亢進作用を有していた[47]。なかでも［10］-ショウガオールは，無辛味で高活性のアゴニストであった。

6 おわりに

カプサイシンおよび類縁化合物によるエネルギー代謝亢進に関連した研究を紹介したが，これら以外にもカプサイシン受容体を活性化する成分が多数見つかってきている[48]。これらの中から肥満の防止に有用な成分が見つかることを期待している。

文 献

1) 鈴木正成，今なぜエネルギー代謝か（細谷憲政編），第一出版，p.97（2000）
2) K.R. Westerterp, *Nutr. Metab.*, **1**, 5 (2004)
3) 野崎倫生，印藤元一，調味料・香辛料の事典（小林彰夫，福場博保編），朝倉書店，p.431 (1991)
4) Y. Zewdie, P.W. Bosland, *Biochem. Syst. Ecol.*, **29**, 161 (2001)
5) T. Kawada, K. Hagihara, K. Iwai, *J. Nutr.*, **116**, 1272 (1986)
6) K. Ohnuki *et al.*, *Biosci. Biotechnol. Biochem.*, **65**, 2735 (2001)
7) T. Kawada *et al.*, *Toxicol. Appl. Pharmacol.*, **72**, 449 (1984)
8) T. Kawada, K. Iwai, *Agric. Biol. Chem.*, **49**, 441 (1985)
9) Y. Oi *et al.*, *J. Agric. Food Chem.*, **40**, 467 (1992)
10) T. Kawada *et al.*, *Proc. Soc. Exp. Biol. Med.*, **183**, 250 (1986)
11) T. Watanabe, T. Kawada, K. Iwai, *Agric. Biol. Chem.*, **51**, 75 (1987)
12) T. Watanabe *et al.*, *Biochem. Biophys. Res. Commun.*, **142**, 259 (1987)
13) T. Watanabe *et al.*, *Am. J. Physiol.*, **255**, E23 (1988)
14) T. Kawada *et al.*, *J. Agric. Food Chem.*, **39**, 651 (1991)
15) M.J. Caterina *et al.*, *Nature*, **389**, 816 (1997)
16) D.E. Clapham, L.W. Runnels, C. Strubing, *Nat. Rev. Neurosci.*, **2**, 387 (2001)
17) J. Szolcsanyi, *Neuropeptides*, **38**, 377 (2004)
18) T. Watanabe, T. Kawada, K. Iwai, *Proc. Soc. Exp. Biol. Med.*, **187**, 370 (1988)
19) T. Watanabe, N. Sakurada, K. Kobata, *Biosci. Biotechnol. Biochem.*, **65**, 2443 (2001)

第4章 カプサイシン

20) 川端二功ほか，第20回日本香辛料研究会講演要旨集, p.17 (2005)
21) A. Kobayashi et al., *Am. J. Physiol.*, **275**, R92 (1998)
22) K. Iwai, A. Yazawa, T. Watanabe, *Proc. Japan Acad.*, **79B**, 207 (2003)
23) C.J.K. Henry, B. Emery, *Human Nutr. Clin. Nutr.*, **40C**, 165 (1986)
24) M. Yoshika et al., *J. Nut. Sci. Vitaminol.*, **41**, 647 (1995)
25) K. Lim et al., *Med. Sci. Sports Exerc.*, **29**, 355 (1997)
26) M. Yoshioka et al., *Br. J. Nutr.*, **80**, 503 (1998)
27) M. Yoshioka et al., *Br. J. Nutr.*, **82**, 115 (1999)
28) M. Yoshioka et al., *Br. J. Nutr.*, **91**, 991 (2004)
29) M.S. Westerterp-Plantenga et al., *Int. J. Obes.*, **29**, 682 (2005)
30) M. P. Lejeune et al., *Br. J. Nutr.*, **90**, 651 (2003)
31) M. Yoshioka et al., *Br. J. Nutr.*, **85**, 203 (2001)
32) A. Belza et al., *Eur. J. Clin. Nutr.*, **59**, 733 (2005)
33) A. Belza et al., *Int. J. Obes.*, **31**, 121 (2007)
34) K. Kobata et al., *J. Agric. Food Chem.*, **46**, 1695 (1998)
35) K. Kobata et al., *J. Nat. Prod.*, **62**, 335 (1999)
36) S. Yazawa et al., *Capsicum Eggplant Newslett.*, **23**, 17 (2004)
37) T. Iida et al., *Neuropharmacology*, **44**, 958 (2003)
38) A. Morita et al., *Life Sci.*, **79**, 2303 (2006)
39) K. Ohnuki et al., *Biosci. Biotechnol. Biochem.*, **65**, 2735 (2001)
40) K. Ohnuki et al., *J. Nutr. Sci. Vitaminol.*, **47**, 295 (2001)
41) Y. Masuda et al., *J. Appl. Physiol.*, **95**, 2408 (2003)
42) K. Ohnuki et al., *Biosci. Biotechnol. Biochem.*, **65**, 2033 (2001)
43) F. Kawabata et al., *Biosci. Biotechnol. Biochem.*, **70**, 2824 (2006)
44) K. Kobata et al., *Biosci. Biotechnol. Biochem.*, **70**, 1904 (2006)
45) L.V. Pearce et al., *Org. Biomol. Chem.*, **2**, 2281 (2004)
46) Y. Kobayashi et al., *Planta Med.*, **67**, 628 (2001)
47) Y. Iwasaki et al., *Nutr. Neurosci.*, **9**, 169 (2006)
48) J.B. Calixto et al., *Pharmacol. Ther.*, **106**, 179 (2005)

第5章 海藻カロテノイド,フコキサンチンの抗肥満活性

宮下和夫*

1 はじめに

　国民の健康に対する関心が高まるにつれ,食品が持つ疾患予防や病態改善等への期待も大きくなっている。特に水産物,野菜,穀類を主食とする日本型食事の病気予防に対する効果が明らかになり,これら一次産品の機能性食品素材への利用の積極的な展開が期待されている。水産物の内,魚油については多様な生理作用が報告されて以来,サプリメントへの利用が欧米を中心に積極的に行われており,市場規模も拡大の一途をたどっている。一方,古くから日本で親しまれてきた海藻については,含まれる多糖類の食物繊維としての働きや,一部の粘性多糖類(フコイダン)の免疫能向上作用と抗腫瘍活性が発見されたが,魚油などと比較してその栄養機能性については,ほとんど関心が持たれていなかった。しかし,ワカメなどの養殖の際に廃棄される未利用部分の有効活用の問題,北海道などでの漁獲時に水揚げされる雑海藻の処理問題,コンブの乾燥・加工の際に廃棄される未利用部分や,従来のアルギン酸工業の工程で排出される残滓の活用といった観点から,海藻中に含まれる新規機能性成分の検索に基づく海藻由来未利用資源の高度な活用が求められている。

2 海藻カロテノイド,フコキサンチン

　海藻中の栄養成分としては多糖類が最も多く,ついで,タンパク質,脂質,無機塩類などが含まれている。海藻タンパク質には必須アミノ酸が多く,その栄養価は,他の良質な陸上植物タンパク質にひけをとらない。また,海藻脂質には,アラキドン酸やエイコサペンタエン酸(EPA)などの高度不飽和脂肪酸も多く含まれている。一般的に我々が口にする海藻は,褐藻,紅藻,緑藻に大別されるが,このうち最も多く利用されているのがワカメやコンブの属する褐藻であり,褐藻脂質の主要成分としては,糖脂質,リン脂質,中性脂質の他にカロテノイドが含まれている。カロテノイドは自然界に存在する最も一般的な色素で,600種類以上が知られている。その

---

　*　Kazuo Miyashita　北海道大学　大学院水産科学研究院　海洋生命資源科学部門・機能性物質化学研究室　教授

第5章　海藻カロテノイド，フコキサンチンの抗肥満活性

うち，体内で吸収されてビタミンAとなるものは50種ほどである。野菜や果物類に含まれるカロテノイドとしては，β-カロテン，リコペン，ルテイン，ゼアキサンチン，β-クリプトキサンチンなどが一般的である。一方，海藻では褐藻のみに含まれるカロテノイドとしてフコキサンチンがある。野菜や果物では複数のカロテノイドが含まれているが，褐藻のカロテノイドはフコキサンチンのみが主に含まれている。褐藻中の脂質含量は種類や生育時期及び生育地域などによっても異なるが，最大7％（乾燥重量あたり），多くは1～3％程度である。フコキサンチン含量も種類などによって大きく異なるが，脂質あたり約10％程度含まれている。

　フコキサンチンは，β-カロテンなどと並んで最も多く自然界に存在するカロテノイドであり，図1に示すように，アレン構造，エポキシド，ヒドロキシル基を有する。他のカロテノイドと同様抗酸化作用を示し[1~3]，また，強い抗癌活性を示す[4~10]。特に，フコキサンチンの抗癌活性は，癌細胞の核内転写因子（PPARγ：proxisome proliferator activated receptor γ）の働きの増大と密接な関係を持つことが我々の研究[10]で明らかにされた。この作用はPPARγのリガンドとして知られている薬剤（トログリタゾン）よりもはるかに強いものであった。この場合，トログリタゾンとフコキサンチンとを併用することにより，大腸癌細胞の増殖がそれぞれを単独で添加するよりもより強く抑制された。これらの結果は，フコキサンチンの分子レベルでの挙動を知る上で極めて有用と考えられた。ところで，トログリタゾンなどのPPARγに対するリガンドは，脂肪細胞に対してもPPARγを介した経路により，そのライフサイクルを制御することが知られている。脂肪細胞は生活習慣病の発症に深く関与すると考えられており，その制御は生活習慣病予防の観点から重要な研究課題となっている。癌細胞で見られたフコキサンチンの分子挙動は，脂肪細胞に対しても何らかの作用を有することを示唆している。また，我々は，腎細胞（CV1）のPPARγに対してフコキサンチンがリガンド活性を有することを認めているが[11]，この結果は，海藻脂質中に含まれるフコキサンチンが抗肥満作用を有する可能性を示すものである。肥満は糖尿病や高血圧，動脈硬化といった生活習慣病の最大の危険因子であることから，肥満の発症機構

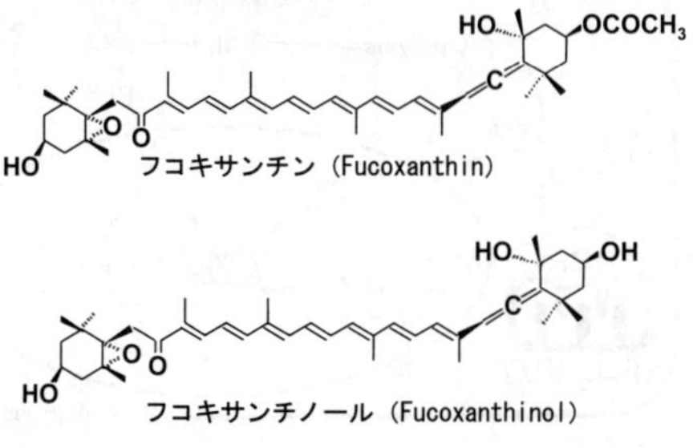

図1　フコキサンチンとフコキサンチノールの構造

抗肥満食品・素材の開発と応用展開

については，積極的な研究が進んでおり，食品因子による肥満防止の試みが大きな研究課題となっている。こうした中，抗肥満活性を有する食品成分の検索は非常に重要な研究分野といえる。

3　白色脂肪組織と褐色脂肪組織

肥満の治療としては運動と食事療法が最も効果的である。日本における肥満人口の増加原因の一つは食習慣の変化によるものとされ，特に欧米型の高カロリー食の大量摂取が肥満の主要な要因と考えられている。そのため，上述のように，魚介類や穀物が中心の古くからの日本食が見直されており，日本食で用いられる食品素材の健康への効果が様々な研究により明らかにされている。例えば魚類にはドコサヘキサエン酸（DHA；22：6n-3）やEPA（20：5n-3）といった高度不飽和脂肪酸が豊富に含まれており，これらによる抗動脈硬化，抗腫瘍，抗アレルギー作用が知られている[12]。また，EPAやDHAを豊富に含む魚油の抗肥満作用も報告されている。河田ら[13]は，ラットにラードまたは魚油を加えた飼料を与えると，魚油投与群において脂肪組織の減少と，褐色脂肪組織（BAT）中での脱共役蛋白質（UCP；体内の脂肪代謝調節に関わる）の発現が上昇することを見いだした。

脂肪組織には白色脂肪組織（WAT）とBATが存在し，それぞれ異なった機能を有する。WATは過剰に摂取したカロリーを脂質として溜め込む役割を持つ。このWATが増加した状態が肥満である。一方，BATは脂肪を分解し熱を産出することで体温を保持すると共に，余分なカロリーを消費する組織である（図2）。この効果はBATのミトコンドリア内膜に特異的に存在する

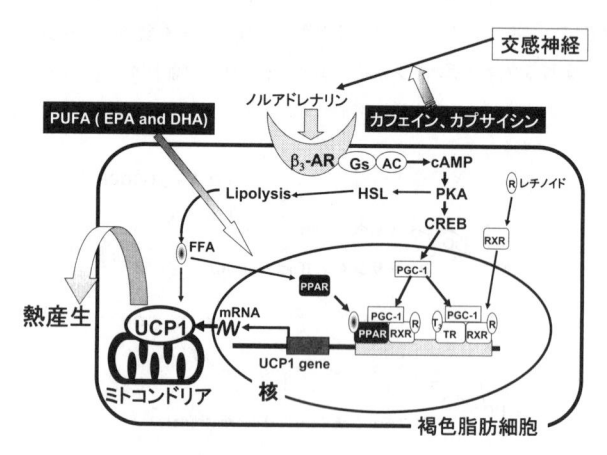

図2　褐色脂肪細胞中でのUCP1の発現

第5章 海藻カロテノイド，フコキサンチンの抗肥満活性

UCP1によるものである。UCP1の発現には様々な生体因子が関わっているが，食品成分としてのカプサイシン，カプシエイト，カフェインなどはノルアドレナリンの分泌の増大を[14,15)]，また，EPAやDHAはPPARγのリガンドとなることによりUCP1の発現を増大させる[16)]。UCPにはUCP1の他にUCP2，UCP3等のサブタイプが存在する[17~19)]。UCP2はWATや骨格筋，脾臓，小腸等の全組織に幅広く存在する。UCP3は骨格筋に存在している。中でもUCP1についてはエネルギー消費と肥満の抑制に関係する多くの研究例がある[20)]。例えば肥満動物ではUCP1の機能が低下していることや，多食しても肥満とならない動物はBAT中のUCP1が増加する。また，人為的にUCP1の発現を低下させたマウスは肥満になるのに対し，高発現マウスは痩せるといった報告もある[21)]。したがって，UCP1の発現を高めることが肥満の治療に効果的であると考えられることから，UCP1は肥満防止にとって極めて重要なターゲット分子である。

ところで，ヒト成人の場合，BATの存在量はWATと比較して圧倒的に少ない。したがって，BAT中でのUCP1の発現促進のみでは有効な抗肥満効果を期待することはできない。これに対して，遺伝子を人為的に操作したマウスにおいて，WAT中では本来存在しないと考えられていたUCP1の発現することが報告された[21)]。すなわち，WAT中にUCP1が発現し，WAT中の脂肪が燃焼すれば最も効率的な脂肪減少を引き起こすばかりでなく，ヒトへの応用が期待できるからである。こうした中，コンブやワカメ等の褐藻中のカロテノイド，フコキサンチンが，WAT中のUCP1発現を介した抗肥満作用を示すことが明らかにされている[22~26)]。

4　ラット及びマウスに対するワカメ油の抗肥満効果

ワカメからエタノールにより脂質を抽出すると，暗褐色の油状成分が得られる。これは，糖脂質を主体とする脂質であるが，このワカメ油にはフコキサンチンが10%程度含まれている。こうして得られたフコキサンチンをラットやマウスに投与すると内臓脂肪（WAT）の顕著な減少が起こる。例えば，基本飼料であるAIN-93Gに含まれる大豆油7%（w/w）のうち0.5%をワカメ油とした群，2%をワカメ油とした群の3群に分け，4週間ラットに投与すると，内臓脂肪（WAT）重量が顕著に低下する（図3）[22)]。同様のフコキサンチンの効果は肥満糖尿病病態マウス（KKAy）に対しても見られる[22)]。この場合には内臓脂肪（WAT）重量低下に伴い体重も有意に減少する。図4は体重100gあたりに換算したマウスの内臓脂肪（WAT）の重量を示している。(A)は子宮周囲，(B)腎周囲と後腹膜，(C)は腸間膜のWAT重量である。子宮周囲，腎周囲と後腹膜のWAT重量はワカメ油0.5%投与群はコントロール群と比較して変化がなかったが，2%投与群では有意な減少が見られる。特に，子宮周囲WATではコントロール群と比較し25%，腎周囲と後腹膜WATは36%重量が減少している。また，腸間膜WATも有意差はないが，

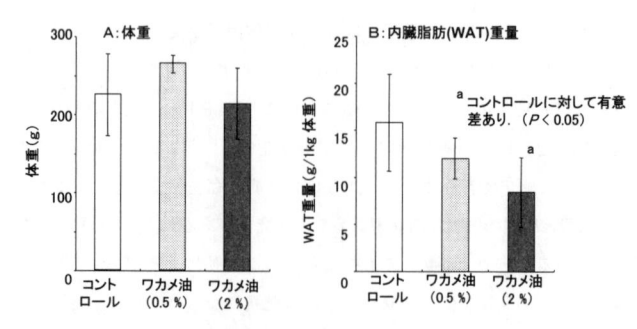

図3 ラット体重（A）及び内臓脂肪（WAT）重量（B）に及ぼすワカメ油投与の影響

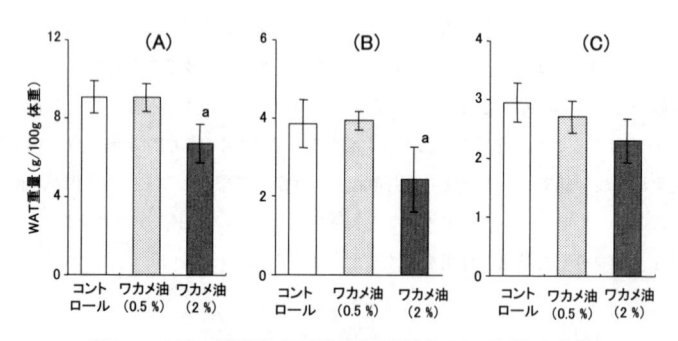

図4 マウスの内臓脂肪（WAT）重量に及ぼすワカメ油投与の効果
（A）：子宮周囲WAT重量，（B）：腎周囲と後腹膜のWAT重量，（C）：腸間膜WAT重量
a, b コントロールに対して有意差あり（a：$P<0.05$；b：$P<0.01$）

コントロールと比較してワカメ油投与群でWAT重量の減少傾向が見られる。

5　マウスWATにおけるUCP1タンパク質と遺伝子の発現[22]

　ワカメ油をマウスに投与すると，体重100gあたりに換算したBATの重量がコントロール群と比較し，ワカメ油投与群において増加傾向を示し，特にワカメ油2％投与群では1.4倍に増加する（図5）。BATには体内のエネルギーを熱として消費するUCP1を有するミトコンドリアが多く含まれており，体内の体温調節や体重調整の役割を担っている。つまりBATが増加することは体内の余分なエネルギーを消費し，肥満を抑制する作用があると考えられる。このことから，内臓脂肪（WAT）の減少は，BATの増大と，BAT中のUCP1による脂肪燃焼がその一因であ

第5章　海藻カロテノイド，フコキサンチンの抗肥満活性

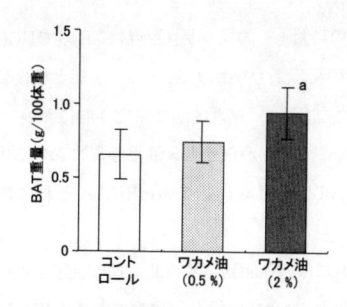

図5　マウスのBAT重量に及ぼすワカメ油投与の効果
　　a　コントロールに対して有意差あり（$P<0.01$）

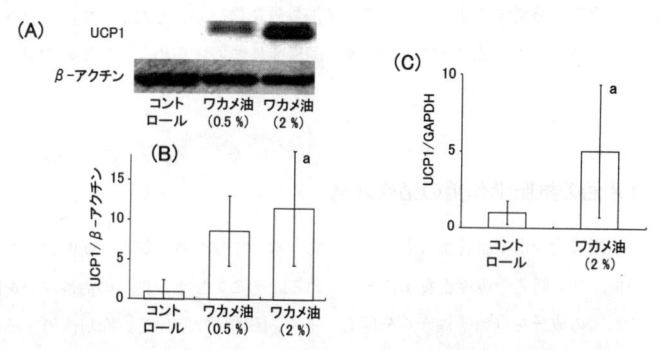

図6　ワカメ油投与による内臓脂肪（WAT）中のUCP1タンパク質（A及びB）と遺伝子（C）の発現
　　a　コントロールに対して有意差あり（$P<0.05$）

ることが推測できる。ただ，BATの増大のみではワカメ油投与による内臓脂肪重量減少を説明することは困難であり，その他の機構の関与を考える必要がある。一方，ヒトの場合，BATの存在量は特に年齢と共に少なくなり，BATの増大が必ずしもヒトの肥満予防に寄与するとは限らない。これに対して，WAT中にも特殊な遺伝子操作をしたマウスではWAT中に本来存在しないUCP1が発現することが知られている[21]。WATは内臓脂肪組織のほとんどを占めており，仮にWAT中でUCP1が発現し，これによりWAT中の脂肪が燃焼すれば，内臓脂肪の減少機構としては最も効果的である。特に，ヒトでの抗肥満を目指す場合には，食品成分によるWAT中でのUCP1の発現とこれによる脂肪燃焼は，理想的な食事療法といえる。

　図6はワカメ油を投与したKK-Ayマウスの，内臓WATでのUCP1蛋白質の発現量のWestern blot法による分析結果である[22]。図から明らかなように，コントロール群のWATではUCP1の

発現がほとんど見られないのに対し，ワカメ油投与群においてUCP1蛋白質がはっきりと確認できる（図6（A））。またその発現量もワカメ油0.5％，2％と濃度依存的に増加している（図6（B））。また，図6（C）に示すように，ワカメ油2％投与群においてUCP1 mRNAの発現量が平均値で約5倍増加している。このことからワカメ油投与群における内臓脂肪（WAT）の減少は，BAT重量の増大よりも，WATにおけるUCP1のmRNA，それに続く蛋白質の発現上昇が主因であると考えられる。

　以上のように，ワカメ油中には内臓脂肪（WAT）中のUCP1蛋白質の発現を特異的に促進する物質が含まれている。KK-Ayマウスの場合，体重に占めるWAT重量が約15％占め，BATの約0.7％と比べかなり大きな割合となっている。WAT中のUCP1の発現量は組織重量あたりではBATには及ばないが，組織全体を考えた場合，その脂質代謝に及ぼす影響は大きい。食品成分でWAT中のUCP1を発現させるものはワカメ油以外にはない。したがって，ワカメ油によるUCP1のWATでの発現は食品成分による肥満抑制機能について極めて興味深い知見を与えるものといえる。

6　ワカメ油の抗肥満作用の活性本体

　ワカメ油中の脂質成分は糖脂質が最も多く68.3％，次いでフコキサンチンが9.64％などとなっている。その他，リン脂質や中性脂質が含まれている。そこでワカメ油中の活性成分を同定するためには，これらの成分をワカメ油から分離し，その内臓脂肪（WAT）抑制作用を確かめる必要がある。糖脂質は1個以上の糖が，グルコシド結合によりモノアシルグリセロールやジアシルグリセロール，長鎖塩基及びセラミドに結合した脂質の総称である。ワカメ油中に含まれるのはグリセロ糖脂質であり，図4でマウスの内臓脂肪（WAT）や体重の減少が大きく見られたワカメ油2％投与群の飼料中には，糖脂質が1.34％，フコキサンチンが0.175％含まれている。そこで糖脂質1.3％とフコキサンチン0.2％を含む2種類の飼料をマウスに投与すると，内臓脂肪（WAT）重量はコントロール群と比較しフコキサンチン投与群において有意な減少が見られるが，こうした効果はワカメ糖脂質にはない（図7）。このことより，ワカメ油の抗肥満作用の活性本体はフコキサンチンであることがわかる。ところで，糖脂質投与群の飼料中にはEPAが含まれている。魚油中のEPAやDHAが抗肥満作用（内臓脂肪（WAT）重量の減少作用）を示すことが報告されているが[13]，その場合，飼料に対し10％の魚油（EPA+DHA含量で約3.5％）を投与している。一方，上述のワカメ油投与実験で用いた糖脂質含量は飼料に対し1.3％と少なく，EPA含量も0.1％以下と極めて微量である。したがって，糖脂質中のEPAの作用が見られず，WATの蓄積に大きな効果が見られないと考えられる。

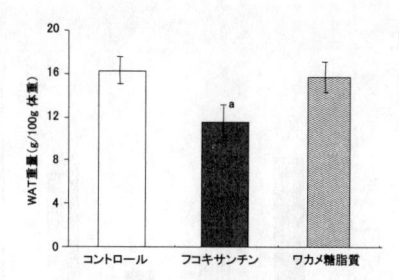

第5章　海藻カロテノイド，フコキサンチンの抗肥満活性

図7　マウスの内臓脂肪（WAT）重量に及ぼすフコキサンチンの効果
　　a　コントロールに対して有意差あり（$P<0.01$）

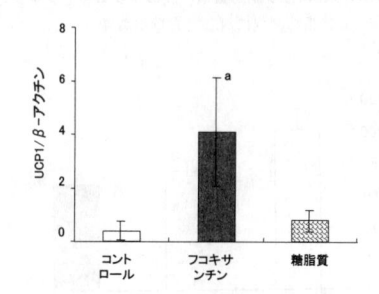

図8　フコキサンチン7及びワカメ糖脂質投与による内臓脂肪（WAT）中のUCP1タンパク質の発現
　　a　コントロールに対して有意差あり（$P<0.05$）

また，フコキサンチン投与群ではWAT中にUCP1蛋白質がはっきりと発現しているのがわかる（図8）。このことより，ワカメ油によるWAT中のUCP1の発現がフコキサンチンにより引き起こされることが確認できる。しかしUCP1の発現レベルはワカメ油投与の際に比べ低い。この理由として，精製したフコキサンチンが不安定であり，飼料調製中に酸化分解すること，ワカメ油として摂取したほうがフコキサンチンの吸収性が高いことなど考えられる[22]。

7　脂肪細胞（3T3-L1）に対するフコキサンチンの作用

図9は3T3-L1前駆脂肪細胞に対してフコキサンチンとβ-カロテンを添加し，分化に及ぼす影響をオイルレッドO法にて検討したものである。図9の未分化細胞と分化細胞との比較からわかるように，脂肪細胞は分化の進行に伴い細胞内に脂質を蓄積する。一方，分化脂肪細胞と比較し，フコキサンチン添加により，10μMで32％，25μM添加で80％，それぞれ脂肪蓄積量が減少する。これに対し，β-カロテン添加細胞では25μM添加では52％脂質蓄積量が増加している。

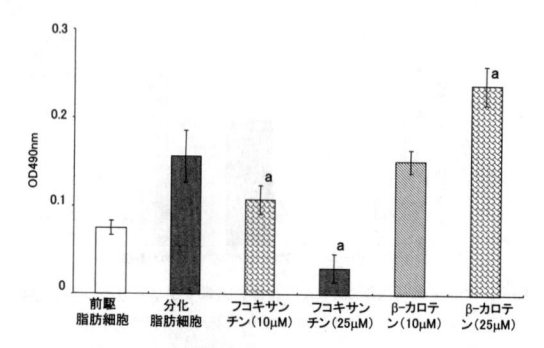

図9 3T3-L1脂肪細胞の分化に伴う脂肪蓄積に及ぼすフコキサンチンとβ-カロテンの影響
a 分化脂肪細胞に対して有意差あり（$P<0.01$）

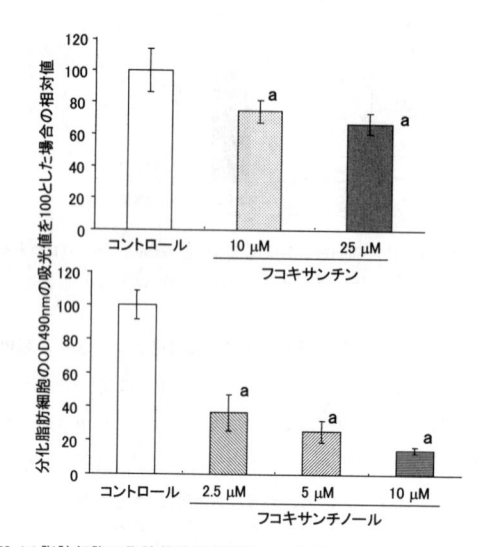

図10 分化3T3-L1脂肪細胞の脂肪蓄積に及ぼすフコキサンチンとフコキサンチノールの影響
a 分化脂肪細胞に対して有意差あり（$P<0.01$）

このようにカロテノイドの種類により3T3-L1脂肪細胞の脂質の蓄積量が大きく変化したことから，フコキサンチンとβ-カロテンが脂肪細胞の分化の進行に異なる影響を与えていることが考えられる。

フコキサンチンは生体内吸収時にフコキサンチノール（図1）に変換される[27]。したがって，生体内でのフコキサンチンの活性本体はフコキサンチノールなどの代謝物と考えられる。図10に

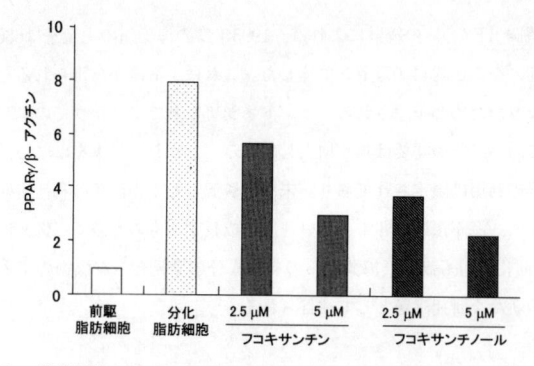

第5章　海藻カロテノイド，フコキサンチンの抗肥満活性

図11　分化3T3-L1脂肪細胞のPPARγ発現量に及ぼすフコキサンチンとフコキサンチノールの影響

示したように，フコキサンチノールも3T3-L1での脂肪蓄積を抑制する。また，両カロテノイド共に，3T3-L1細胞の分化におけるグリセロ-3-リン酸デヒドロゲナーゼの活性をコントロールに比べて有意に抑制する[28]。さらに，フコキサン及びフコキサンチノールは3T3-L1の核内受容体PPARγの発現を減少させる（図11）。PPARγは脂肪細胞の分化に関与する重要な生体因子であり，フコキサンチンやフコキサンチノールの3T3-L1細胞での脂肪蓄積抑制作用はPPARγの制御と密接に関係している。

8　結語

　四方を海に囲まれている国に住む日本人は，縄文時代から海藻を利用してきた民族であり，海藻は日本の伝統食といえる。しかし，生の海藻は特有な臭気及び物性を持っているため，食品加工が限定される。また，特に欧米的な食品と海藻が持つ食品加工上の特徴とは相性がよいとはいえない。こうした点を解決するには，海藻中の各種機能成分の機能性や効率的な利用法を開発し，海藻素材を活用した食品を創出することが重要である。
　我が国の海藻産業はワカメ・コンブなどが主原料であり，多くの海藻加工残滓が排出される。また，未利用海藻資源としては，実用原料として把握されているものとして北海道だけで毎年800トン以上が採取されている。ただ，潜在的にはさらに多くの未利用海藻資源が存在し，機能性成分の発見により新たな需要が期待できる。しかし，現在までに海藻脂質の機能性成分の抗肥満及びこれに基づく各種生活習慣病予防・改善に着目した研究は，国内外でほとんど行われていないのが現状である。その最大の理由は，海藻残渣から機能性成分を効率的に抽出する方法が開発されていないこと，またそれらの成分の機能性に関する知見の少ないことである。

国連食糧農業機関（FAO）の統計によれば，1995年度の海藻類の生産量は680万トン程度であったが，2004年度になると約1400万トンに達した。これは，海藻から得られる粘性多糖類の食素材の需要が高くなったためと予想される。インドネシアなどでは，かつてのエビの養殖場が海藻養殖に転用されており，その需要は年々増大している。しかし，日本をはじめ，沿岸域を多く有する各国での海藻の利用は限定されており，未利用資源としての海藻の利活用研究は，その端緒についたに過ぎない。海藻類には非常に早い速度で成長するものも多く（例えばジャイアントケルプ），炭酸ガス同化作用も高い。海藻からの有用成分の発見と，有機物のエネルギー資源への活用研究は今後の新たな研究課題として注目される。

文　　献

1) Y. Satomi et al., *J. Kyoto Pref. Univ. Med.*, **105**, 739 (1996)
2) T. Nomura et al., *Biochem. Mol. Biol. Int.*, **42**, 361 (1997)
3) A. Murakami et al., *Cancer Lett.*, **149**, 115 (2000)
4) J. Okuzumi et al., *Cancer Lett.*, **55**, 75 (1990)
5) J. Okuzumi et al., *Cancer Lett.*, **68**, 159 (1993)
6) M. Hosokawa et al., *Food Sci. Technol. Res.*, **5**, 243 (1999)
7) E. Nara et al., *Nutrition and Cancer*, **39**, 273 (2001)
8) E. Nara et al., *J. Nutr.*, **131**, 3303 (2001)
9) E. Kotake-Nara et al., *Anticancer Res.*, **22**, 689 (2002)
10) M. Hosokawa et al., *Biochem. Biophys. Acta*, **113**, 1675 (2004)
11) 生研センター基礎研究推進事業，「肥満・脂肪代謝制御の分子機構と食品中の活化性因子に関する研究」，(1999～2003年度)
12) N. Bhaskar et al., *Food Rviews Int.*, **22**, 291 (2006)
13) T. Kawada et al., *J Agric Food Chem.*, **46**, 1225 (1998)
14) A. Kogure et al., *Clin. Experi. Pharm. Physiol.*, **29**, 391 (2002)
15) Y. Masuda et al., *J. Appl. Physiol.*, **95**, 2408 (2003)
16) S.D. Clarke, *British J. Nutr.*, **83**, 59 (2000)
17) B.B. Lowell et al., *Nature*, **366**, 740 (1993)
18) A.G. Dulloo et al., *British J. Nutr.*, **86**, 123 (2001)
19) P. Ježek, *Inter. J. Biochem. & Cell Biol.*, **34**, 1190 (2002)
20) K. Miyashita, Obesity Epidemiology, Pathophysiology, and Prevention, p.463, CRC Taylor & Francis (2007)
21) A. Cederberg et al., *Cell*, **106**, 563 (2002)
22) H. Maeda et al., *Biochem. Biophys. Res. Comm.*, **332**, 392 (2005)

23) 細川雅史ほか,化学と生物, **43**, 150 (2005)
24) 前多隼人ほか,食品工業, **48**(8), 68 (2005)
25) K. Miyashita, *J. Marine Biosci. Biotech.*, **1**, 48 (2006)
26) M. Hosokawa *et al.*, *Carotenoid Sci.*, **10**, 15 (2006)
27) T. Sugawara *et al.*, *J. Nutr.*, **132**, 946 (2002)
28) H. Maeda *et al.*, *Int. J. Mole. Med.*, **18**, 147 (2006)

第6章　亜麻仁リグナン・亜麻仁油

福光　聡[*1]，小堀真珠子[*2]

1　はじめに

　肥満は，様々な疾病のリスクファクターであり，エネルギー摂取量がエネルギー消費量を上回ることで起こる。また，肥満は，脂肪酸酸化や脂肪酸生合成といった脂質代謝調節因子へ影響を及ぼす他，糖尿病，脂質異常症，高血圧などを併発するケースも多いことから，肥満を予防することが様々な生活習慣病改善に必須と考えられる[1~3]。

　現在，様々な企業や研究機関によって食品の健康機能が研究されており，健康食品市場において，メタボリックシンドローム対応食品素材は注目されている分野の一つである。我々は，亜麻の種子である亜麻仁に着目し，亜麻仁に含まれるリグナン，油成分を独自の技術で抽出精製し，製品化することに成功した。

　亜麻仁リグナンには，抗酸化作用，糖尿病予防作用，動脈硬化予防作用などがあることが知られている[4~7]。我々は，亜麻仁リグナンの高脂肪食摂取による肥満に及ぼす影響や亜麻仁リグナンを添加したときの培養脂肪細胞の分化や機能に関連する遺伝子の発現に及ぼす影響及び作用メカニズムを検討した。本稿では，亜麻仁リグナンの肥満抑制に関する研究結果を中心に，これまで報告されている亜麻仁リグナンや亜麻仁油の安全性や応用例について述べる。

2　亜麻仁とは

　亜麻は，アマ目アマ科アマ属の一年生の草本であり，その種子である亜麻仁は，ヨーロッパ，カナダ，アメリカなどでベーグル，マフィンのトッピングとして日常的に食されている。また，リグナン類は，小麦，大麦，オート麦などの食物繊維が多い穀類に含まれているが，亜麻仁はリグナン類の一種であるsecoisolariciresinol diglucoside（SDG）を豊富に含む穀物の一つである[8~10]。SDGは，腸内細菌によって代謝されmammalian lignanと呼ばれるenterodiol及びenterolactone

---

[*1] Satoshi Fukumitsu　日本製粉㈱　中央研究所　機能性素材研究室
[*2] Masuko Kobori　㈵農業・食品産業技術総合研究機構　食品総合研究所　食品機能研究領域　機能性評価技術ユニット

に変換され，これらが活性本体となって様々な機能性を発揮していると考えられている[9,11]。さらに，亜麻仁にはn-3系多価不飽和脂肪酸（n-3系脂肪酸）であるα-リノレン酸が多く含まれている。「日本人の食事摂取基準（2005年版）」においてn-3系脂肪酸の18歳以上の摂取目標量は2.0～2.9g/day以上となっており，亜麻仁油の摂取の重要性は増している[12]。

3　亜麻仁リグナンの構造式

　亜麻仁に含まれる主要リグナン類の構造式を図1に示す。亜麻仁には，約1％のSDGが含まれており，SDGのアグリコンであるsecoisolariciresinolやmatairesinol，pinoresinolも微量であるが含まれる[13]。

4　亜麻仁リグナンの特性・機能

4.1　肥満抑制作用

　我々は，亜麻仁リグナンSDGが，高脂肪食摂取による肥満に関与する内臓脂肪蓄積などを抑制することを確認した。高脂肪食として30％脂肪を含む飼料に0.5％，1％SDGを配合し，4週間，マウスに摂取させたところ，高脂肪食摂取による体重上昇は有意に低下しなかったものの，低下傾向が認められ，内臓脂肪蓄積抑制作用，肝臓トリグリセリド値上昇抑制作用，血清トリグリセリド，総コレステロール，血清インスリン，血清レプチン濃度上昇抑制作用があることが明

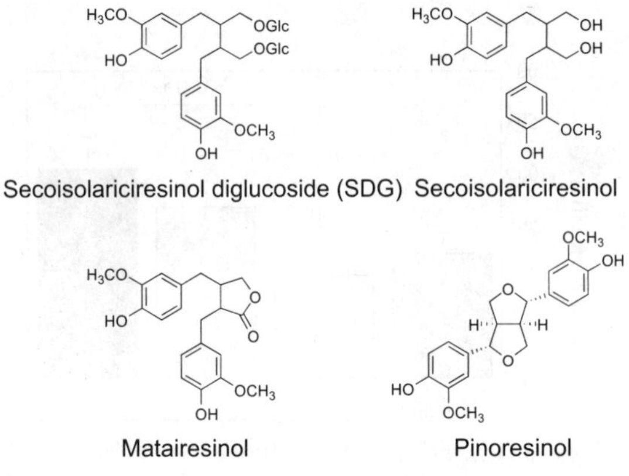

図1　亜麻仁リグナンの構造

らかになった。

　最近の研究により，脂肪細胞は単にエネルギーを貯蔵するだけでなく，脂肪組織から特異的に分泌されるアディポサイトカインを分泌するなど，生体に重要な影響を及ぼしていることが明らかになってきている[14, 15]。アディポサイトカインの一つであるアディポネクチンは，グルコースや脂質のホメオスタシス，インスリン感受性に影響を及ぼし，肥満や２型糖尿病モデル動物などで発現が低下することが報告されている[16, 17]。さらに，アディポネクチンの発現が肥満マウスの骨格筋や肝臓におけるトリグリセリド量を減少させることでインスリン抵抗性を改善することから，アディポネクチンレベルの増加とメタボリックシンドローム予防は強く関係していることが考えられる[17]。我々のマウスを用いた実験では，血清中のアディポネクチン濃度は，低脂肪食摂取群，高脂肪食摂取群，高脂肪＋0.5％SDG食摂取群，高脂肪＋１％SDG食摂取群で変化は認められなかったものの，内臓脂肪組織におけるアディポネクチンの転写レベルでの発現は，高脂肪食摂取群よりも高脂肪＋１％SDG食摂取群で有意な上昇が認められている。図２にその結果を示す。これらのことから，亜麻仁リグナンはアディポネクチンを制御する食品素材として有用である可能性が考えられる。亜麻仁油などに多く含まれるn-3系脂肪酸にもアディポネクチンを血漿，転写レベルで増加させるという報告があり，亜麻仁には肥満を含めたメタボリックシンドローム予防効果が期待できる[18]。

　我々は，さらに亜麻仁リグナンの脂肪組織における作用メカニズムを明らかにするために，脂肪細胞のモデル細胞である3T3-L1を用い，SDGの代謝物であるenterodiolによるインスリン感受性調節因子であるアディポネクチンやレプチン，糖代謝に関与するグルコーストランスポーター４（GLUT4），脂肪細胞の分化及び機能のマスターレギュレーターである転写因子peroxisome

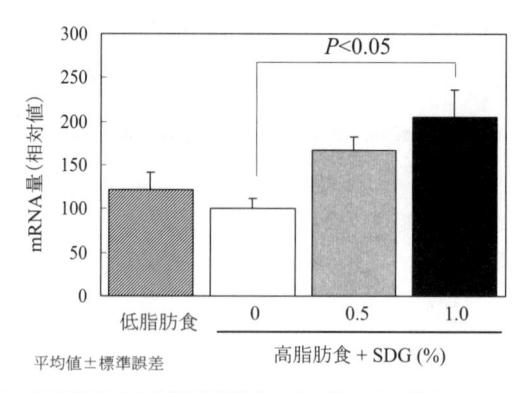

図２　SDG摂取による内臓脂肪組織中アディポネクチン転写レベルへの影響

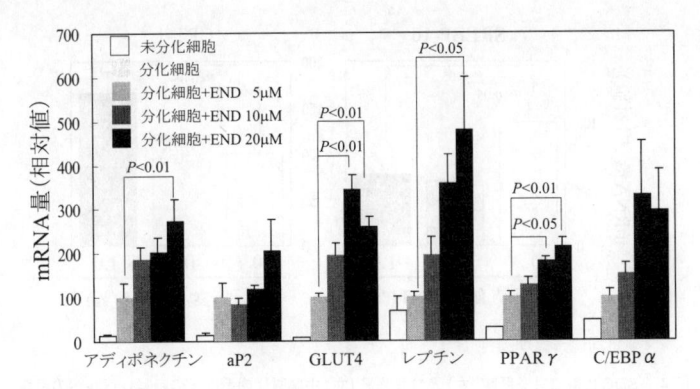

第6章　亜麻仁リグナン・亜麻仁油

図3　Enterodiol（END）が3T3-L1脂肪細胞の脂肪生成関連因子に与える影響

平均値±標準誤差，END: Enterodiol

proliferator-activated receptor-γ（PPARγ）の転写レベルでの発現上昇を確認した．その結果を図3に示す．

また，アディポネクチン，レプチン，GLUT4などの遺伝子のプロモーター領域に存在するPPAR response elements（PPRE）へのPPARγの結合活性が，enterodiolによって増強することも確認している．

これらの結果から，亜麻仁リグナンは脂肪組織においてPPARγのアゴニストとして働き，脂肪細胞の分化や機能に関わる標的遺伝子の転写レベルを制御することで肥満を抑制している可能性が考えられる．

4.2　脂質代謝改善作用

食餌性肥満マウスを用いた実験において，高脂肪食摂取群と比較して1％SDGを高脂肪食へ配合した飼料の摂取により，血清トリグリセリド，総コレステロール濃度，肝臓トリグリセリド量は有意に低下した．また，肝臓中の脂質合成の制御に関与するSterol regulatory element binding protein-1c（SREBP-1c）の転写レベルでの発現は，0.5％，1％SDG配合食の摂取により有意に低下した．さらに，骨格筋においては，高脂肪食摂取群と比較して，1％SDGを高脂肪食へ配合した飼料を摂取させることでCarnitine palmitoyltransferase 1（CPT-1）の転写レベルでの発現が有意に上昇し，脂肪酸燃焼が促進することが示唆された．図4にその結果を示す．

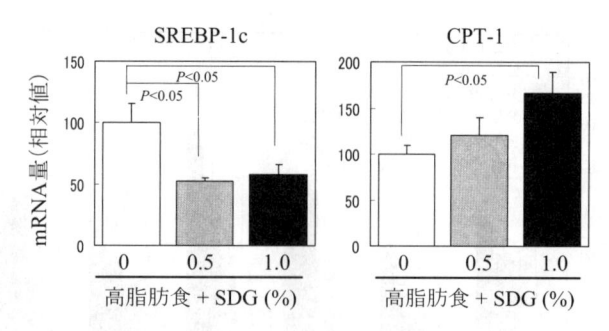

図4 SDG摂取による肝臓(左)及び骨格筋(右)中脂質代謝系因子の転写レベルへの影響

4.3 糖尿病予防作用

　ラットを用いた実験において，SDGの摂取によりⅠ型，Ⅱ型糖尿病を予防，あるいは進行を遅らせることが報告されている[4]。ストレプトゾトシンにより誘発されるⅠ型糖尿病及びZDF/gmi-fa/faラットで発症するⅡ型糖尿病は，ともに酸化ストレスにより発症すると考えられており，SDGは代謝物であるsecoisolariciresinol，enterodiol，enterolactoneの抗酸化作用を介して予防効果を示すと考えられている[4]。

4.4 アテローム性動脈硬化症予防作用

　ウサギを用いた実験において，SDGの摂取により，コレステロール食摂取による大動脈のマロンジアルデヒド（MDA）の生成や動脈硬化が抑えられることが報告されている[5]。

4.5 抗腫瘍効果

　亜麻仁リグナンによる乳癌予防効果，前立腺癌予防効果，結腸癌予防効果などが報告されている[19]。これらのうち，乳癌予防効果については，疫学的研究でリグナンによる予防効果に関する多くの支持がある[19]。また，実験的研究においても，発癌物質で処理したラットを用いた実験で，発癌開始時，促進前後，発達時期など各ステージで亜麻仁やリグナン摂取による予防，改善効果が期待できるデータが示唆されている[19]。これら抗腫瘍効果は，リグナンの抗エストロゲン作用，抗酸化作用，成長因子やエストロゲンの合成や代謝に関わる酵素の阻害作用によるものや亜麻仁油に多く含まれるα-リノレン酸の作用であると考えられている[19]。このように，亜麻仁リグナンの抗腫瘍効果に関しては数多くの疫学的，実験的な研究がなされているが，癌の種類や進行によって投与量やその効果は異なってくることから，さらなるデータ蓄積が必要である。

第6章 亜麻仁リグナン・亜麻仁油

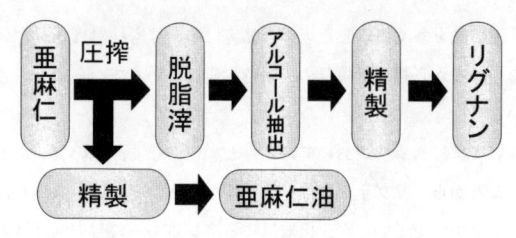

図5 亜麻仁リグナン，亜麻仁油の製造工程

5　亜麻仁リグナン・亜麻仁油の製法

亜麻仁リグナン，亜麻仁油の製法の概略を図5に示す。亜麻仁をコールドプレスという手法で圧搾することで，熱をかけず油の主成分であるn-3系脂肪酸（α-リノレン酸）の酸化を抑えた油を製造できる。また，SDGは水溶性であり，油を圧搾した後の脱脂滓中に大部分が残ることから，脱脂粕を含水アルコールで抽出し，逆相系樹脂などで精製することで高純度のSDGを含む画分を得ることができる。亜麻仁油の絞り粕は，飼料としての利用や廃棄されることが多いが，我々がデータを蓄積しつつある肥満抑制に関する作用や，これまで報告されている糖尿病予防，アテローム性動脈硬化予防など幅広い範囲の疾病の予防効果が期待できる亜麻仁リグナンSDGを高純度に濃縮した製品は，付加価値が高いと考える。

6　安全性

亜麻仁は日本では食経験は少ないが，世界中で年間40万トン以上が消費されていると言われており，健康食品市場においては，年間10万トン以上が消費されている[20]。また，北アメリカでは，亜麻仁粉末として8〜16g/dayを成人の推奨摂取量としており，その中には約80〜160mgのSDG，1.8〜3.6gのαリノレン酸が含まれる[21]。

我々は，SDGが20％含まれる精製品でのマウス（雌雄）を用いた単回経口投与による急性毒性試験を行い，LD50値は5g/kg以上で安全性の高い物質であることを確認した。また，Ames試験においても，SDGは遺伝子突然変異を誘発しなかった。

亜麻仁油に含まれるn-3系脂肪酸は必須脂肪酸であることから，「日本人の食事摂取基準（2005年版）」では17歳以下には摂取目安量が，18歳以上には摂取目標量が策定されている[12]。摂取量や目安量の設定には，平成13年国民栄養調査の粗データ・ベースから算出された性別，年齢階層別の摂取量中央値（50パーセントタイル値）が用いられている[22]。n-3系脂肪酸は多く摂取すると虚血性心疾患が減少するとの報告が多く，18歳以上の摂取目標量は2.0〜2.9g/day以上となっ

ている[12]。n-3系脂肪酸を多く摂取した場合の弊害についても検討はされているが，臨床的に問題となる報告がないことから摂取目標量の上限値設定は行われておらず，n-3系脂肪酸の摂取の重要性は増している[12]。

アレルギーについては，亜麻仁においてほとんど報告がなく，他のアレルギーとの交叉反応に関する知見もないことから，リグナンや油についても明らかでない。海外を含め，亜麻仁リグナンや亜麻仁油製品が市場にでているが，摂取によるアレルギーの報告例は見当たらない[23]。

7 応用例

我々はロースト亜麻仁粒，粉末，油，亜麻仁リグナンを高純度に濃縮したSDG含量40％品を製品化している。亜麻仁は，リグナン類や必須脂肪酸であるαリノレン酸の他に，約28％の食物繊維も含むことから健康食品として関心を集めてきている。ロースト亜麻仁粒や粉末は，パンやベーグル，マフィンなどに配合すると香ばしく，食感も良い。亜麻仁油は，酸化されやすいαリノレン酸が多く含まれることから，サラダドレッシングやスムージー（果物をミキサーでジュースにしたもの）に添加するなど熱をあまりかけない状態で摂取することが望ましい[21]。また，亜麻仁油は，ソフトカプセルなどのサプリメントとしても市販されている。亜麻仁リグナンは，エストロゲン様作用があることから女性の更年期障害の軽減や男性においては前立腺肥大の予防を目的としてソフトカプセル，タブレットなどのサプリメントとして商品化されている。図6に示すように，SDGは熱やpHに対しても安定であり，飲料や焼き菓子など様々な製品として利用で

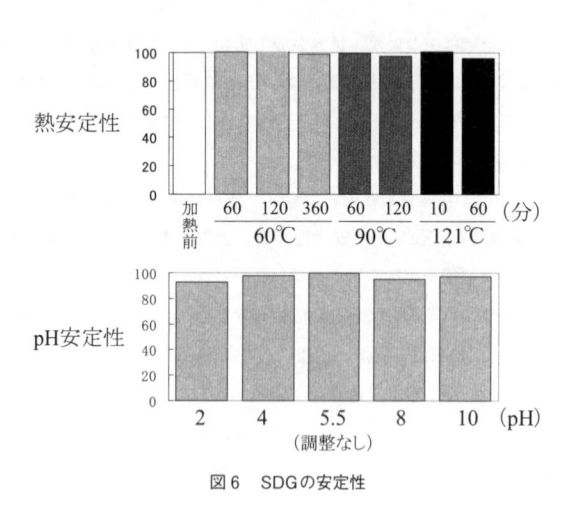

図6 SDGの安定性

第6章 亜麻仁リグナン・亜麻仁油

きる。また，今回の我々の試験結果から，メタボリックシンドローム対応素材としての利用も考えられる。今後も食品機能性に関するデータを蓄積することで亜麻仁リグナンをはじめ，亜麻仁関連素材が配合された製品が増えることが期待される。

文　献

1) J. Triscari et al., Metabolism, **34**(6), 580-7 (1985)
2) M. J. Pagliassotti et al., Ann N Y Acad Sci, **827**, 431-48 (1997)
3) S. Obici et al., Endocrinology, **144**(12), 5172-8 (2003)
4) L. U. Thompson et al., eds. Flaxseed in Human Nutrition, 2nd ed, 274-87, AOCS Press (2003)
5) L. U. Thompson et al., eds. Flaxseed in Human Nutrition, 2nd ed, 260-73, AOCS Press (2003)
6) D. D. Kitts et al., Mol. Cell. Biochem, **202**(1-2), 91-100 (1999)
7) K. Prasad, Mol. Cell. Biochem, **168**(1-2), 117-23 (1997)
8) S. J. Bhathena et al., Am. J. Clin. Nutr., **76**(6), 1191-201 (2002)
9) M. Axelson et al., Nature, **298**(5875), 659-60 (1982)
10) L. U. Thompson et al., Nutr. Cancer, **27**(1), 26-30 (1997)
11) P. D. Nesbitt et al., Am. J. Clin. Nutr., **69**(3), 549-55 (1999)
12) 江崎治ほか，日本栄養・食糧学会誌，**59**(2), 123-58, ㈳日本栄養・食糧学会 (2006)
13) L. U. Thompson et al., eds. Flaxseed in Human Nutrition, 2nd ed, 92-116, AOCS Press (2003)
14) E. Hu et al., J. Biol. Chem., **271**(18), 10697-703 (1996)
15) P. E. Scherer et al., J. Biol. Chem., **270**(45), 26746-9 (1995)
16) N. Fujimoto et al., Biochim Biophys Acta, **1731**(1), 1-12 (2005)
17) T. Yamauchi et al., Nat. Med., **7**(8), 941-6 (2001)
18) P. Flachs et al., Diabetologia, **49**(2), 394-7 (2006)
19) L. U. Thompson et al., eds. Flaxseed in Human Nutrition, 2nd ed, 194-222, AOCS Press (2003)
20) L. U. Thompson et al., eds. Flaxseed in Human Nutrition, 2nd ed, 1-40, AOCS Press (2003)
21) L. U. Thompson et al., eds. Flaxseed in Human Nutrition, 2nd ed, 404-22, AOCS Press (2003)
22) 厚生労働省策定，第一出版 (2005)
23) D. H. Morris, flax-A Health and Nutrition Primer-, 81, Flax Council of Canada (2003)

第7章　β-クリプトキサンチン

矢野昌充[*]

1　はじめに

β-クリプトキサンチン（β-cry）はウンシュウミカンなど一部の果物に含まれるカロテノイドである。近年，機能性研究が進展し，一部のがんや骨粗鬆症に対する予防効果のように，他の機能性成分を上回る効能も見出されている。また，メタボリックシンドローム，疲労などのような最近注目されている健康事象に対する研究も進んでいる。

本稿では，β-cryが比較的後発でなじみが薄い機能性成分であることに鑑み，まずβ-cryの機能性研究の現状を概説し，次いで本題である「抗メタボリックシンドローム」への利用の可能性について述べる。最後に，抗メタボリックシンドローム食品への前提となるβ-cry含有素材開発の現状を紹介する。

2　β-クリプトキサンチンとは（機能性研究の現状）

β-cryはヒト血液中に存在する主要なカロテノイド6種類の1つで，β-カロテン，リコペンのような炭化水素とは違い，含酸素カロテノイドのキサントフィルである。水酸基2つで化学構造が対称形のルテイン，ゼアキサンチンとは異なり，水酸基は1つで，非対称であることに特徴がある（図1）。ヒトの血中濃度は他の5種とほぼ同レベル（β-カロテンはおおよそ$0.3\,\mu$g/ml，リコペン：$0.2\,\mu$g/ml，ルテイン：$0.2\,\mu$g/ml，ゼアキサンチン：$0.05\,\mu$g/ml，α-カロテン：$0.05\,\mu$g/mlであるのに対し，β-cryは$0.1\,\mu$g/ml）である。血中濃度から見て，ヒトの健康増進に貢献している成分と考えられるが，機能性研究はβ-カロテン，リコペンなどに比較し，著しく遅れていた。β-cryを高濃度に含む食品[1]を日常的に豊富に食す機会のない諸外国では，他のカロテノイドほど重要視されなかった結果と推察される。しかし，最近の10年でβ-cry研究は著しく進展している。まず，β-cryの摂取源について述べ，次いで機能性研究の現状を紹介する。

---

[*]　Masamichi Yano　㈱農業・食品産業技術総合研究機構　生物系特定産業技術研究支援センター　新技術開発部　民間研究促進第1課　研究リーダー

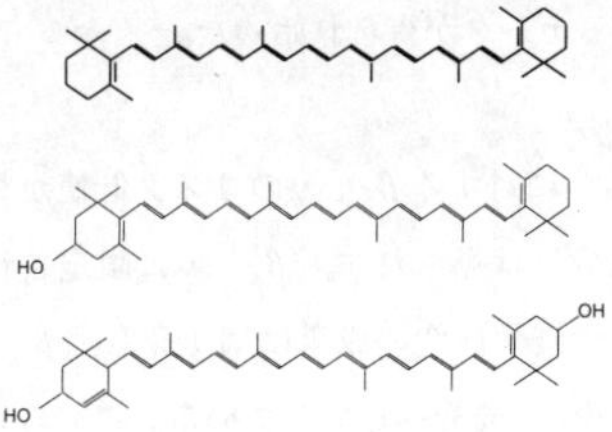

第7章　β-クリプトキサンチン

図1　β-クリプトキサンチンの構造の特徴

2.1　β-cryの摂取源

β-cryに富む食品は多くない。ほとんどが果物で，多いのはパパイヤの約3 mg/100g，あとは約1 mg/100gのウンシュウミカンなどのカンキツ類のほか0.5～1 mg/100gの柿，ビワなどである。野菜では例外的に赤ピーマンに含まれる。なぜ，特定の果物，例えばウンシュウミカンに多く蓄積するのかについては，カロテノイド生合成に関わる遺伝子の発現から解明が進んでいる[2]。

摂取頻度から考えれば，β-cryの摂取源は，パパイヤをよく食す熱帯地方の一部を除けばカンキツ類に限定される。我が国ではカンキツ類，なかでもウンシュウミカン，欧米ではβ-cry含量は低いものの，ジュースとしての摂取が多いオレンジ類が重要な摂取源である。他のカロテノイドと比べると摂取源となる食品数が少ない上に，含有量の絶対量もトマトのリコピン，ニンジンのβ-カロテン，葉物野菜のルテインなどに比べると明らかに低い。そのため，ウンシュウミカンを好む人を除けば，食物からの摂取は著しく少ない。ところが，摂取量が少ないにも関わらず，血清中には他のカロテノイドとほぼ同じレベルの濃度が保たれている。その理由としてβ-cryは吸収効率が良く，体内に蓄積しやすいのではないかと考えられる。図1に示すように水酸基が片方にしかなく，分子内にキサントフィルと炭化水素の双方の性質を有することが一因と考えられるが詳細は不明である。なお，β-cryを1 mg/100g程度含むウンシュウミカンをよく食べる人の血清β-cry濃度は，カロテノイド中最も高濃度のβ-カロテンをも上回る。

2.2　機能性研究の成果の特徴

他のカロテノイドよりは遅れたが，β-cryの機能性研究が近年，大きく進展した。研究は3種類に分類できる。①2000年頃より発表が相次いでいる大規模疫学研究（前向きコホート研究）で，カロテノイドの中でβ-cryに特異的に疾病リスク低値を認める例が散見される。②我が国で，β-cryの調製技術が確立し，機能性研究が進展をみせている。③ウンシュウミカンを食す機会が多く，血清β-cry高濃度者が多いウンシュウミカン生産地での栄養疫学研究が取り組ま

れ，β-cryに多様な効能のあることを示唆するデータが得られ始めた。
2.2.1 大規模疫学研究からの知見

肺がん[3]，糖尿病[4]，リウマチや関節破壊症[5]に対するβ-cryのリスク低値が相次いで報告されている。他のカロテノイド，他の抗酸化成分には見られず，β-cryに限定される場合も少なくない。また，肺がん，糖尿病，リウマチでは疫学研究の成果に端を発し，β-cryの作用を動物やヒトでの検証する研究，メカニズムを解明する研究へ発展している。このうち，メタボリックシンドロームと関わりが深い糖尿病については3節で詳しく紹介する。

2.2.2 β-cry調製技術の開発をきっかけとする機能性研究の発展

上述したようにβ-cry高含有の食品が少ない上に，他のカロテノイドのように藻類や微生物による大量生産の手段がないため，高含有素材が開発できず，広汎な機能性研究を行うことはこれまで事実上不可能であった。しかし，我が国でウンシュウミカン果汁産業の中からβ-cry調製技術が開発され，そこで得られたβ-cryを使用することで，我が国での機能性研究が世界に先駆け進展した。典型的な例ががん予防研究で，詳細はシーエムシー出版「がん予防食品開発の新展開」[6]に記されている。β-cryの発がんプロモーション抑制効力が調査した51種のカロテノイドのうち，最も高かったことをきっかけとして，化学発がんモデル動物を使った研究を経て，近年では肝硬変から肝発がんが危惧されるハイリスク者を対象とする肝発がん予防[7]の臨床ヒト介入試験に使われるまで発展している。

がん予防に次いで進展しているのは骨代謝調節作用[8]である。骨組織培養系の実験では，β-cryに骨形成促進作用と骨吸収抑制作用による骨代謝調節機能のあることが明らかにされた。注目すべきは10^{-8}～10^{-6}モルという低濃度で効力があることで，他のカロテノイドとは明らかに一線を画している。動物実験ではβ-cryの投与で，骨中のカルシウム濃度が上昇するとともに，糖尿病性骨粗鬆症やエステローゲン欠乏誘発の骨密度の低下，骨カルシウム量の減少がβ-cry投与で抑止，修復できることが明らかにされている。閉経後の女性を対象としたヒト介入試験においても，β-cry高含有のウンシュウミカンジュースを飲用することで血清β-cryが増加し，それに伴い骨形成マーカー値が上昇し，逆に骨吸収マーカー値は低下することが認められている。野菜果物の高摂取者は骨密度が高いことを示す多くの疫学研究があるが，野菜果物の効果の一部がβ-cryを介している可能性が高い。

2.2.3 みかん産地における栄養疫学研究

β-cryを含む食品が少ないので，住民間のβ-cry血清濃度の変動幅は小さく，疫学研究によってβ-cryの生理機能を解析することは容易ではない。これに対して，β-cry摂取源のウンシュウミカンを多く摂取する住民がいて，そのため血清β-cry濃度の変動範囲の幅が大きいウンシュウミカン産地住民を対象にすることができれば，β-cryの効果を検出しやすいと考えられ

る。この発想から杉浦らによって，ウンシュウミカン産地で，β-cryに注目した栄養疫学研究が開始された[9〜12]。これまでに血清β-cry高濃度群では，低濃度群に比較して，①アルコールが誘発する肝機能疾患のリスクが低い，②閉経後の女性における骨密度低値のリスクが低いといった傾向が認められたほか，③インスリン抵抗性のリスクが低い，④動脈硬化のリスクが低い，⑤高血糖が誘発する肝機能疾患のリスクが低いなどβ-cryの抗メタボリックシンドローム効果を窺わせる結果も得られている。

以上，β-cry研究の現状を述べた。β-cryがヒト血中に存在する成分のため疫学研究から得られた豊富な知見があることが第1の特徴である。次いで，我が国ではβ-cryに富むウンシュウミカンというβ-cry供給源に恵まれたことから，β-cryの食経験が豊富で，安全性が懸念されることは少ないことが特筆できる。この2点は本項の課題であるβ-cry含有食素材を「肥満抑制，抗メタボリックシンドローム」に役立てる際に，有利な材料となることは間違いない。

3 β-クリプトキサンチンと抗メタボリックシンドローム

β-cryの機能性研究では，疫学研究によって疾病リスクが低値となる結果が認められたことをきっかけに，その成果についての検証やメカニズム研究が発展している事例が多いことは上述した。このような研究発展の仕方は他の機能性成分には少ないのではなかろうか。疾病の種類では肺がん，糖尿病，リウマチや関節破壊症などがその例である。抗骨粗鬆症効果も，関連の豊富な疫学研究を背景に持つ。近年注目を浴びている抗メタボリックシンドロームについても同様な形で研究蓄積が始まっている。そこで，関連の研究成果を，①疫学研究からの発信，②動物実験やヒト介入試験での検証，③メカニズム研究への進化の3段階として表1にまとめてみた。①→②→③と研究が発展している状況が見て取れる。

3.1 糖尿病とβ-cry

糖尿病とβ-cryやウンシュウミカン摂取との関係について問題提起したのは杉浦らの疫学研究[13]である。ウンシュウミカン高摂取群（自記式アンケートでウンシュウミカンの出回る秋冬期に，摂取量4個以上/日と回答）ではウンシュウミカン低摂取群（2〜3個以下/週）に対する糖尿病の有病オッズ比が有意に低かった（約1/2）。この研究ではβ-cryについて解析している訳ではないが，ウンシュウミカンが最も優れたβ-cryの供給源であること，ウンシュウミカンの高摂取頻度者は確実にβ-cry血清濃度が高いことを考えるとウンシュウミカンの糖尿病予防にβ-cryの寄与が予想される。医療や栄養学の分野では，糖尿病との関係で糖分に富む果物の多量摂取は懸念されることが多いことからすると，ウンシュウミカン高摂取群で糖尿病有病オ

抗肥満食品・素材の開発と応用展開

表1 メタボリックシンドローム関連のリスク軽減効果に関する疫学研究と実証研究の関わり

疾病	① 疫学研究からの発信	② 動物試験, ヒト試験での検証	③ メカニズム研究
糖尿病	・β-cry最大の供給源であるウンシュウミカン高摂取群ではウンシュウミカン低摂取群に比べた糖尿病の有病オッズ比が, 有意に低い。 ・耐糖能異常群, 糖尿病患者群でβ-cry血中濃度が有意に低い。 ・糖尿病リスクが低いのはβ-cryの高摂取群であった。 ・血清β-cry高濃度群ではインスリン抵抗性のリスクが半減。	・II型糖尿病モデルマウスにβ-cry含有素材の投与で耐糖能異常を改善。 ・II型糖尿病モデルマウスにウンシュウミカンエキス含有飼料で血糖値上昇を抑制。 ・β-cry高含有ジュースの摂取で, 空腹時, 食事2時間後の血糖値およびインスリン値が有意に低い。	・前駆脂肪細胞でβ-cry含有素材はアディポネクチンの産生を上昇。 ・β-cryにPPARγアンタゴニスト活性。 ・β-cryに脂肪細胞分化誘導活性。
動脈硬化等血管に関わる疾患	・β-cry最大の供給源であるウンシュウミカン高摂取群では高血圧, 心臓病の有病オッズ比が, ウンシュウミカン低摂取群に比べて有意に低い。 ・血清β-cry高濃度群では動脈硬化のリスクが半減。 ・β-cryの血清レベルが高い人ほどHDLコレステロール値が高い。	・I型糖尿病STZ処理ラットの血管内皮障害をウンシュウミカンエキスが完全に抑制。 ・β-cry高含有ジュースの摂取で, HDLコレステロールが上昇。 ・β-crpドリンク剤の継続摂取で運動負荷後の自覚的運動強度 (ボルグ指数) の低下, 運動後の乳酸値低下, 心拍数低下の促進。	・β-cry含有素材で前駆脂肪細胞のアディポネクチン産生が上昇。 ・β-cry含有素材で血管内皮細胞でのNO合成機構に関連した血流量の増加。

＊データの引用先については本文を参照

ッズ比の低値は予想外であった。しかし, 内外の疫学研究を調査するとβ-cryは糖尿病のリスクが小さいという報告 (4例) や糖尿病とは無関係という例 (2例) はあるものの, 糖尿病のリスクが高いという報告例は見あたらない。内外の疫学研究を参考にすれば杉浦らの調査結果の「ウンシュウミカン摂取が多いほど糖尿病が少ない」の方が正しく, むしろ「糖分に富む果物の多量摂取は糖尿病発症へ悪影響」という医療や栄養学の分野の「常識」に問題があると考えられた。上記の調査結果が予想外の結果であったためか, 各所で注目を集め, 一方で疫学研究を深化させ, 他方では動物・ヒト試験での検証試験, メカニズム研究へと発展していった。

疫学研究分野では, 2.2.3項で述べたウンシュウミカン産地でのβ-cryに注目した栄養疫学研究へと発展した。その研究では, 「糖分に富む果物 (ウンシュウミカン) の多量摂取は糖尿病発症へ悪影響」とはならず, 「β-cryの血清濃度が高いほど, すなわちウンシュウミカン摂取が多いほど糖尿病が少ない」を追認し, しかもそのメカニズムを解明するのに役立つデータが得られている。すなわち高β-cry血清濃度群ではインスリン抵抗性のリスクが約1/2であった (図2)[10]。

動物試験では, II型糖尿病のモデルマウスKK-A^{y}でβ-cryを豊富に含む飼料や素材の添加で

第7章 β-クリプトキサンチン

HOMA-IR高値（>3.0）出現の
オッズ比

血清β-クリプトキサンチンレベル3分位

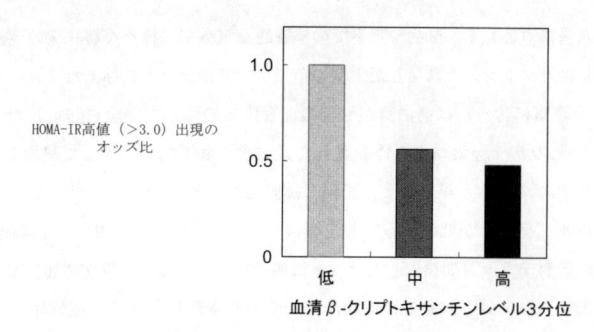

図2　血清中β-クリプトキサンチンレベルの高い人ではインスリン抵抗性のリスクが低い
インスリン抵抗性（HOMA指数で評価）は糖尿病，動脈硬化の危険因子

耐糖能の改善や糖尿病の進展を抑制する研究が2カ所[14,15]から報告されている。ヒト試験での検討も始まっており，予備的な結果ではあるものの，β-cry含有飲料の2週間摂取で空腹時と食事負荷2時間後の血糖値が有意に低くなること，一方でインスリン値も低値となり，より少ないインスリン量で血糖値を下げることから，β-cry含有飲料は耐糖能の改善に役立つと推定している。

メカニズム研究も始まっている。抗メタボリックシンドロームに効能が期待される物質のスクリーニングに核内受容体PPARγのアンタゴニスト活性の有無が調べられるが，佐々木[16]らはβ-cryにこの活性を認め，インスリン抵抗性の改善効果が期待されるとしている。高脂肪食下においては，β-cryは脂肪細胞の分化や脂肪細胞への脂肪酸の流入を抑え，さらに脂肪細胞のサイズを中庸に整えることにより脂肪代謝を健全な状態にできる活性を有している可能性が考えられる。また，向井らは自社（ユニチカ㈱）開発のβ-cry素材の添加でマウス前駆脂肪細胞のアディポネクチン産生能が上昇したことを報告している[17]。

3.2　その他メタボリックシンドローム関連疾患とβ-cry

上述の杉浦らの疫学研究結果[13]によれば，ウンシュウミカン高摂取群はウンシュウミカン低摂取群との比較で，糖尿病の他に高血圧，心臓病の有病オッズ比も有意に低い。また，杉浦らの別の調査[18]では血清β-crp低濃度群ではHDLコレステロールが血清β-crp低濃度群に較べ有意に高いことが認められているし，ウンシュウミカン産地での調査からは血清β-crp高濃度群は血清β-crp低濃度群との比較で動脈硬化のリスクが有意に低い結果[11]を得ていることから，β-cryと動脈硬化予防との関係が注目される。

疫学研究の成果に対応して，動物やヒトでの検証的な実験では様々な興味深いデータが得られている。ストレプトゾトシンで誘発したⅠ型糖尿病モデルラットに与えたウンシュウミカンエキス（β-cryを豊富に含む）は高血糖が原因の血管内皮の障害を完全に防止した[19]。また，向井[17]らは自社開発のβ-cry素材から作製された試験食を9週間にわたって摂取した被験者は，①運動負荷後の乳酸の減少が早いこと，②同じ運動でも心拍数の低下が早くなること，③自覚的運動強度（ボルグ指数）が低下することを報告している。同じく向井[17]らは関連の動物試験を行い，β-cry素材を3ヶ月間摂取したラットは血管拡張による血流量が増加したとしている。

疫学研究や動物試験・ヒト試験で得られたβ-cryの動脈硬化の予防や疲労軽減がどのようなメカニズムによるものか興味深い。解明は十分に進んでいないが，β-cryは動脈硬化予防効果のあるアディポネクチン産生を増加させることや一酸化窒素依存性の血管拡張が観察[17]されることから，β-cryには血管を健全に保つ作用があることが示唆される。今後，この面からの研究を急ぐ必要があろう。

4　β-クリプトキサンチン調製技術

現在，β-cry含有素材は6社から入手できる。いずれもウンシュウミカンが原料である。ウンシュウミカンには果皮に100g当たり概略3〜5mg程度，果肉に1mg程度が含まれている。含量的には果皮に多いが，果皮には収集・保管，抽出・精製などの問題があり，β-cry調製には果肉を使うことが多い。果皮乾燥物である陳皮から調製する1製品を除き，果汁製造工程を工夫することで，高含有素材を調製している。ここでは最も早く開発され，我が国でのβ-cry研究を進展させることに貢献が大きかった㈱えひめ飲料の製造技術[20, 21]を紹介する。

ウンシュウミカンの果汁製造ではインライン搾汁機で搾汁され，果皮やじょうのう膜は搾汁残渣として系外に排出される。果肉は果汁となるが，この果汁にはカロテノイドとして約2mg/100g，β-cryは約1mg含まれる。果汁の製品化にあたっては，果汁中の不溶性固形物量を調製するために，フィニッシャーによる篩別処理や遠心分離処理が行われる。遠心分離の沈降部にカロテノイドが多く含まれることが分かったことから，二段階に遠心分離することにより高カロテノイド含有画分を製造する手法が開発された。すなわち，最初に回転数5000rpmの遠心分離機（SA-60）で遠心分離を行い，低カロテノイドの不溶性固形物を沈降させて廃棄する。次いで，その上清部を回転数6800rpmの遠心分離機（CSA-160）で遠心分離し，高カロテノイドの沈降部を採取し，β-cry高含有素材の原料として利用する。

さらなるβ-cryの高濃度化には，ペクチナーゼ剤を添加して凍結・融解処理を行う。ペクチンの除去と，カロテノイドを含まない可溶性画分から高カロテノイドの不溶性画分を分離促進す

第7章　β-クリプトキサンチン

ることが目的である。最終的に遠心分離で高カロテノイド画分を集め，凍結乾燥処理を行う。製造工程中でカロテノイド濃度が上昇する模様を表2に示した。スタートから580倍濃縮されたカロテノイドで500mg/100gの高含有素材が得られる（β-cryは総カロテノイドのおおむね1/2）。最終段階の素材だけではなく，各段階の素材がβ-cry含有食品の製造に使用可能で，例えばβ-cry高含有ジュースには表2の3.の高含有画分が使用される。

　㈱えひめ飲料による製造法の開発により，果汁製造工程でのカロテノイド（β-cry）の挙動が明らかになったため，β-cry素材の商品化を目指す企業では，それぞれの発想からの高含有素材を開発した。概要を表3に示した。含有量，性状にはかなりの違いがあるが，調査した4社製品すべてで骨代謝改善作用が認められることから分かるようにいずれの素材でもβ-cryの効能を期待できる。含有量は最高でも0.3％と他のカロテノイド素材よりも明らかに低い。しかし，β-cry素材はペースト状または粉末状で，他のカロテノイド素材のような油性であるための作業性の悪さはない。また，β-cryとしての精製度が低いことの反面，β-cry素材にはβ-cry以外にもカンキツに特有の機能性成分を含むというメリットもある。一例をあげると，表3のDにはヘスペリジンが3mg/1gも含まれている。ヘスペリジンはカンキツ由来の重要な機能性成分であり，β-cryの高濃度化をねらうあまり，折角共存しているヘスペリジンを除去することは得策ではない。同様なことはフィトステロールなど他のカンキツ機能性成分についても言える。ウンシュウミカンから調製したβ-cry含有素材は共存する他のカンキツ機能性成分とβ-cryとの相加的，相乗的な効能も期待できる素材で，「抗メタボリックシンドローム」食品やサプリメント開発に応用が期待される。

表2　β-クリプトキサンチン精製用原料パルプの調製

搾汁工程		カロテノイド濃度 (mg/100g)
1．インライン搾汁，フィニッシャー処理	→ 果汁	2.2
2．5000rpmによる遠心分離（SA-60）	→ 果汁中	2.0
	→ 沈殿パルプ	4.7
3．引き続き6800rpmによる遠心分離（CSA-160）	→ 果汁	1.0
	→ 沈殿パルプ	30.2
4．凍結融解処理・可溶性固形物除去	→ 乾燥パルプ	約500.0

抗肥満食品・素材の開発と応用展開

表3 β-クリプトキサンチン含有素材の特徴

開発企業	調製方法の概要	機能性評価事例	β-クリプトキサンチン含有量
A	原料：ウンシュウミカン果汁 高濃度化の手法：遠心分離による高濃度分画の獲得，酵素処理，凍結・融解と遠心分離による非含有画分の除去，凍結乾燥処理	・発がん予防動物試験（大腸，肺，舌） ・抗骨粗鬆作用	カロテノイドとして500mg/100mg以上
B	原料：ウンシュウミカン果汁 高濃度化の手法：遠心分離沈殿画分の酵素処理，水洗，乾燥，粉砕	・糖尿病モデルマウスの耐糖能以上の改善 ・前駆脂肪細胞でのアディポネクチン産生促進 ・血管内皮細胞でのNO合成機構に関連した血流量の増加 ・運動負荷後の自覚的運動強度（ボルグ指数）の低下 ・運動時抗疲労作用 ・抗骨粗鬆作用 ・美白作用	カロテノイドとして0.3%以上
C	原料：ウンシュウミカン清澄果汁製造時の濾過物 ・環状デキストリン添加後乾燥処理		液状素材：15mg/100g 乾燥素材：90mg/100g
D	原料：ウンシュウミカン乾燥果皮 ・エタノール抽出	・抗骨粗鬆作用 ・美白作用	乾燥素材：1000μg/100g 液状素材：330μg/100g
E	原料：ウンシュウミカンじょうのう，さじょう・乾燥粉末	・骨カルシウム増加作用	
F	原料：ウンシュウミカン果汁 高濃度化の手法：遠心分離沈殿画分のペースト化		0.7mg/g

＊：出展は果樹試験研究推進協議会編　βクリプトキサンチン研究集録Ⅵ（非売品なので，著者に連絡のこと）

5　おわりに

　我が国ではウンシュウミカンの生果やカンキツジュースからβ-cryをかなりの量摂取している。このβ-cryが多くの日本国民の健康増進に貢献していることは，疫学研究結果をみれば明らかである。併せて，長年にわたるウンシュウミカンを通じてのβ-cryの食経験は豊富で，安全性の面から問題が生じることも少ない。これらはβ-cryを強化した機能性食品のセールスポイントとなろう。

　一方で，この30年間にウンシュウミカン消費量が1/4に激減した。本稿で紹介したβ-cryの健康増進効果の恩恵にあずかっている人も激減していると言わざるをえない。勿体ないことである。β-cryの健康増進効果の輪郭が，疫学研究・検証試験・メカニズム研究の組み合わせによって明らかになってきたのを機会に，生食，果汁のウンシュウミカンやカンキツ類は勿論，β-cry強化食品，β-cryのバイオアベイラビリティを向上させたドリンク剤やサプリメントなど多

第7章 β-クリプトキサンチン

様な利用方法で，30年前がそうであったと同様に，β-cryが国民健康増進に活かされることを期待したい。

文　　献

1) M. Yano et al., *Food Sci. Technol, Res*, **11**, 13-18（2004）
2) M. Kato et al., *Plant Physiol*, **134**, 824-837（2004）
3) S. Mannisto et al., *Cancer Epidemiol. Biomarkers Prev*, **13**, 40-48（2004）
4) J. Montonen et al., *Diabetes Care*, **27**, 362-366（2004）
5) J. Cerhan et al., *Am. J. Epidemiol*, **157**, 345-354（2003）
6) 矢野昌充，がん予防食品開発の新展開（大澤俊彦監修），シーエムシー出版，285-288（2005）
7) H. Nishino, *Recent Results Cancer Res*, **174**, 67-71（2007）
8) M. Yamaguchi, *YAKUGAKU ZASSHI*, **126**, 1117-1137（2006）
9) M. Sugiura et al., *J Epidemiol*, **15**, 180-186（2005）
10) M. Sugiura et al., *Diabetes Res Clin Pract*, **71**, 82-91（2006）
11) M. Nakamura et al., *Atherosclerosis*, **184**, 363-369（2006）
12) M. Sugiura et al., *J Epidemiol*, **16**, 71-78（2006）
13) M. Sugiura et al., *J. Health Sci*, **48**, 350-353（2002）
14) M. Sugiura et al., *Biosci Biotechnol Biochem*, **70**, 293-295（2006）
15) ユニチカ㈱，平成18年度　産学官連携による食料産業活性化のための新技術開発事業　成果報告会　成果概要集，㈳食品需給センター，147-151（2007）
16) 佐々木貴生ほか，特許出願　WO2005／112904（2005）
17) ユニチカ㈱，平成17年度　産学官連携による食料産業活性化のための新技術開発事業　成果報告会　成果概要集，㈳食品需給センター，167-171（2006）
18) M. Sugiura et al., *J Nutr Sci Vitaminol*, Dec, **50**(6), 410-5（2004）
19) K. Kamata et al., *Biol Pharm Bull*, **28**, 267-270（2005）
20) T. Sumida et al., *Nippon Shokuhin Kagaku Kogaku Kaishi*, **46**, 404-409（1999）
21) T. Sumida et al., *Nippon Shokuhin Kagaku Kogaku Kaishi*, **46**, 833-838（1999）

第8章 アントシアニン

津田孝範[*]

1 はじめに

　アントシアニンはフラボノイド系の植物色素の一つである。ブドウやリンゴ，イチゴ，ブルーベリー等の果実，ナス，シソ，マメ種子の美しい赤色や紫色はアントシアニンによるものである。また花の色も，その多くはアントシアニンを含んでいる。アントシアニンの研究は，これまで化学的な研究が主流であり，花の色の構造と色調，色の発現と安定化についての究明が行われてきた。また植物のアントシアニン生合成系の遺伝子とその発現制御機構が明らかにされ，園芸面から遺伝子工学的手法による花の色の変換についての研究も行われている。青いバラの開発は記憶に新しい。食品化学分野では，果実類の加工保存中における色調の変化と安定性や天然着色料としての応用についての研究が行われてきた。アントシアニンは食用色素としてもすでに多くの種類が開発され，実際に食品の着色に用いられている。しかし生理機能成分としてのアントシアニンの研究は他のフラボノイドと比較すると後発である。その理由としては，アントシアニンが，特殊な構造を持つことに関係している。

　一般にアントシアニンは一部の種類を除き，中性領域では不安定で速やかに分解，退色するため，他のフラボノイド類のような機能を発現するとは考えられてこなかった。しかしながらアントシアニンは，これまでの研究の結果，著者らの研究グループを始めとして，酸化ストレスの抑制など種々の生理作用が明らかになっている。

2 アントシアニンの化学

　アントシアニンは，一般には植物中では糖と結合した形（配糖体）として存在し，色素本体である糖以外の部分（アグリコン）は，アントシアニジンと呼ばれる（図1）。アントシアニンは，B環の置換基，結合糖の種類と数，アシル基の有無により多くの種類がある。またその色調は，B環の置換基により異なり，水酸基の数が増加するに従い，深色化し，メトキシル基の存在は浅色化をもたらす。アントシアニンは，強酸性では，フラビリウム型といわれる構造をとり，赤色

---

[*] Takanori Tsuda　中部大学　応用生物学部　准教授

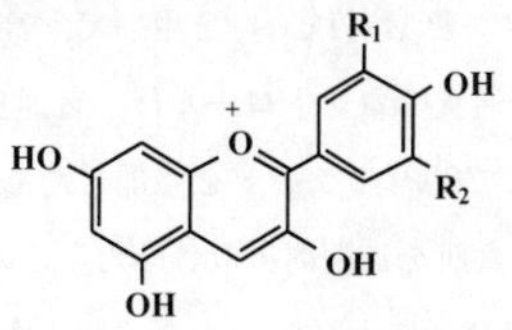

第8章 アントシアニン

R_1	R_2	Anthocyanidin
H	H	Pelargonidin
OH	H	Cyanidin
OCH_3	H	Peonidin
OH	OH	Delphinidin
OCH_3	OH	Petunidin
OCH_3	OCH_3	Malvidin

図1 アントシアニジンの構造

を呈し，比較的安定であるが，弱酸性，中性領域では，水分子と反応して無色のプソイド塩基に変換し，不安定である。アントシアニンは，穀類，いも類，野菜類，豆類，果実類等我々が常食している多くの植物に存在しているが，B環に水酸基を2個持つシアニジン系の分布が最も広く，デルフィニジン系がこれについでいる。アントシアニンの含量は，植物や品種により大いに異なり，収穫時期によっても異なる。

すでに植物色素として広く知られていたアントシアニンであるが，最近では生理機能についてもかなり論じられるようになってきた。これに伴い，代謝・吸収に関する研究もLC-MS/MSなどの分析機器の利用により大きな進展を遂げている。

3 アントシアニンと体脂肪蓄積抑制作用

厚生労働省から出された平成17年国民健康・栄養調査を見ても，メタボリックシンドロームは深刻な問題となっている。この概念において，関連する種々の病態をコントロールしており，鍵となるのが肥満，特に内臓脂肪の蓄積である。したがって下流にある病態を個々に対応することよりも，上流にある内臓脂肪蓄積をコントロールすることでリスクを解消することが重要視されている。このような背景から食品因子による体脂肪蓄積抑制作用が検討されている。

これまでの結果からアントシアニン類は多様な生理機能を持つと考えられ，抗酸化性だけではない，いわゆる"beyond antioxidant"としての機能が期待されている。我々の研究グループはアントシアニンの中で研究実績のあるシアニジン3-グルコシド（C3G）（図2）について体脂肪蓄積抑制作用について検討している[1]。C3Gを多量に含む試料としては，食用色素として用い

られている紫トウモロコシ色素（PCC）を用いて，高脂肪食負荷のマウスに対する色素の効果を検討した。マウスは普通食のコントロール群，普通食＋PCC（C3Gとして0.2％になるように添加）群，主脂肪源として30％のラードを添加した高脂肪食群，高脂肪食＋PCC群の合計4グループを設け，これらの食餌を12週間摂取させた。その結果，体重の増加量は高脂肪食摂取群では，飼育開始5週間目で有意に上昇し，4つの群の中で最大となった。これに対し高脂肪食＋PCC群や，普通食＋PCC群では，コントロール群と差は認められず，PCCの添加は高脂肪食摂取時の体重増加を顕著に抑制した（図3）。

各種脂肪組織重量（皮下脂肪，副睾丸脂肪，腸間膜脂肪，後腹膜脂肪，褐色脂肪）は高脂肪食群で有意に高い値を示すが，PCC摂取によりその上昇は顕著に抑制され，コントロール群と同レベルを維持していた。そこで副睾丸脂肪について組織学的な検討を行ったところ，普通食や

R = -o-β-D-glucose; cyanidin 3-glucoside (C3G)
R = OH; cyanidin (Cy)

図2　アントシアニン（C3G, Cy）の構造

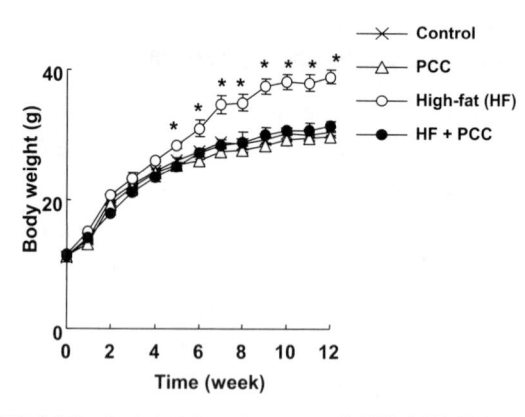

図3　高脂肪食負荷マウスにおけるアントシアニンの体重増加抑制作用（＊；$P<0.05$.）

第8章　アントシアニン

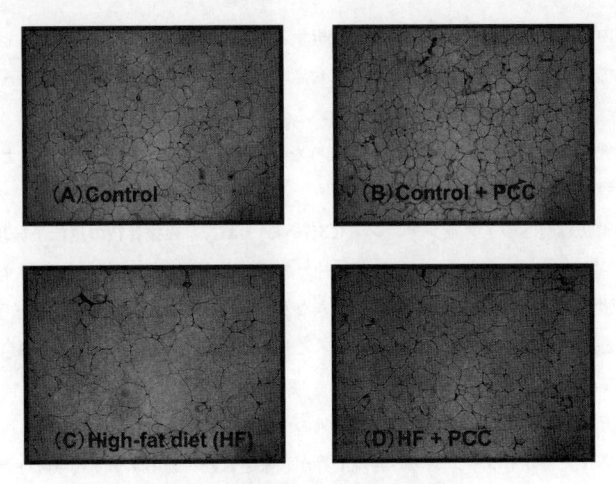

図4　副睾丸脂肪組織のHE染色像

　PCC単独投与群と比較して高脂肪食で明らかに脂肪細胞の肥大化が観察された。しかし高脂肪食＋PCC群では肥大は抑制され，コントロール群とほぼ同程度であった（図4）。
　血清グルコース，インスリン，レプチン濃度は，高脂肪食により有意な上昇を示すが，高脂肪食＋PCC群では普通食群と同程度に維持されていた。なお，この体脂肪蓄積抑制のメカニズムについては，PCCの摂取が脂肪の合成系酵素の発現を顕著に低下させることを見出している。

4　アントシアニンと脂肪細胞機能

　肥満（内臓脂肪蓄積）は，食生活を始めとする生活習慣の改善による抑制はもちろんであるが，同時に脂肪細胞の機能の破綻とその制御がメタボリックシンドロームの進展と抑制に大きく関わっている。このような背景から食品因子の生理機能のターゲットとして脂肪細胞に対するアプローチが重要になってきた。近年，食品因子の肥満や糖尿病に対する予防効果が注目され，脂肪細胞の機能制御を標的とする研究が注目されている。食品因子が脂肪細胞の機能を何らかの形で制御し得るエビデンスは蓄積しつつあるが，食品因子による脂肪細胞の機能の制御を見出すには脂肪細胞に発現している機能分子を網羅的に解析することが重要となる。
　ニュートリゲノミクス（栄養ゲノム科学）は，食品因子の摂取に伴って起こる遺伝子発現量の変動を網羅的に解析する手法であり，このような手法を可能にしたのがDNAマイクロアレイである。DNAマイクロアレイは何万もの遺伝子を小さな板に碁盤の目のように配列させて，目的

とする試料の遺伝子発現レベルを網羅的に解析するものである。すでに詳細については，第1編に述べられているので，省略するが，新たな食品因子の生理機能やバイオマーカーの探求，メカニズム解析へ利用することが盛んに行われている。

我々の研究グループでも，ヒト成熟脂肪細胞などへのアントシアニンの投与によるDNAマイクロアレイ解析を行っている[2,3]。

ヒト成熟脂肪細胞へのアントシアニン（C3GあるいはCy）の投与後の遺伝子発現変化の解析をDNAマイクロアレイ（アフィメトリクス社）で解析した[3]。アフィメトリクス社のアルゴリズム，発現強度からシグナルのうまく検出できなかったものや発現強度の低い遺伝子を削除して信頼できると思われる4538遺伝子を抽出した。これを元にone-way ANOVAに続いてStuden-Newman-Keuls testによる有意差検定を行い，更にコントロールとの比較により1.5倍以上上昇あるいは低下した遺伝子を抽出した。その結果の中でアディポサイトカインについて示すと，いずれの投与でも，アディポネクチンの発現上昇が観察された。他のアディポサイトカインの発現に対する作用としては，興味深いことにPAI-1とInterleukin（IL）-6がC3G，Cyいずれの投与でも低下することが明らかになった。IL-6は炎症性サイトカインの一つであるが，やはり脂肪細胞からも産生され，インスリン抵抗性に関係し，PAI-1の上昇にも関与することが報告されている[4,5]。つまりアントシアニンは，アディポネクチンの発現を上昇させる一方で，炎症性のアディポサイトカインの発現を低下させる。なおいずれの遺伝子もリアルタイムPCR法による発現定量を行って同様な差を認めている（図5）。今後の詳細な検討が必要なのはもちろんであるが，DNAマイクロアレイ解析により食品因子によるこれらのアディポサイトカインの発現制御を見出した例として重要な情報を与えるものと考えられる。

アディポネクチンは核内受容体peroxisome proliferators-activated receptor（PPAR）γの支

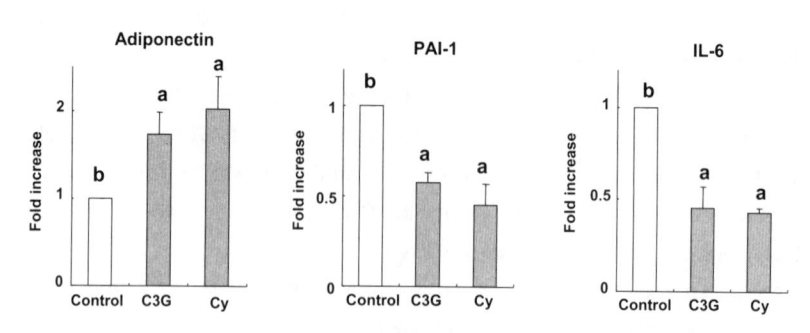

図5　アントシアニンを投与した時のヒト脂肪細胞におけるアディポサイトカインの遺伝子発現量の変化
　　　グラフ上に記載された異なる英小文字は互いに有意差があることを示す

第8章　アントシアニン

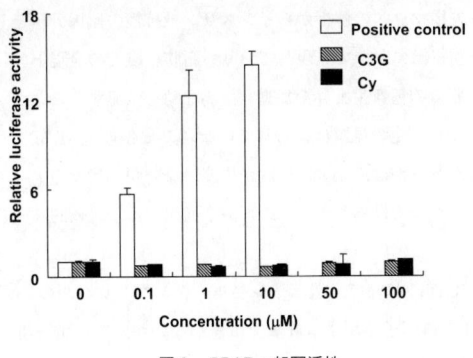

図6　PPARγ転写活性

配下遺伝子であり，liver receptor homolog-1（LRH-1）はその転写を増強することが知られている[6,7]。そこで，アントシアニンのアディポネクチン発現上昇作用について，PPARγを介するかどうかを検討した結果，C3G，CyはいずれもPPARγの転写活性を促進しなかったことから，別の機構を介するものと考えられた（図6）[8]。アントシアニンの脂肪細胞への作用は，未解決の課題もあるが，食品因子として脂肪細胞機能へ好ましい作用を与えることが示唆される。今後はヒトでの効果の検証などが重要となる。

5　アントシアニンの2型糖尿病に対する作用

アントシアニンの高脂肪食負荷マウスにおける体脂肪蓄積抑制作用や脂肪細胞における作用から，2型糖尿病に対する抑制効果が期待される。そこで，2型糖尿病モデルマウスであるKK-A^{y}マウスに精製したC3G（純度95%以上）を0.2%添加した飼料を摂取させた。その結果，C3G摂取群では，随時血糖値の有意な低下が観察された。またインスリン負荷試験においても，C3G群では顕著なインスリンの感受性の改善が認められた（図7）[9]。

このメカニズムの一つとしてアディポネクチンの発現上昇作用が想定された。しかしながら予想に反してアディポネクチンの遺伝子発現量，血清中の濃度はいずれもコントロールとの間に差がなく，アディポネクチン受容体の発現についても同様であった。

そこで，血糖低下作用に関わる他の可能性を検討した。2005年にYang, Grahamらはレチノール結合タンパク質4（RBP4）が新たなアディポサイトカインとして2型糖尿病の発症にリンクしていることを明らかにしている[10]。肥満や2型糖尿病においては，グルコーストランスポーター4（Glut4）の発現が脂肪組織で低下していることは知られていた。この研究グループは，脂

肪組織特異的なGlut4欠損マウスの解析からインスリン抵抗性の原因分子としてRBP4を同定した。RBP4は肝臓や脂肪組織において発現しており，脂肪組織での発現上昇は末梢組織でのインスリン感受性の低下や肝での糖新生上昇を促進し，高血糖を誘発することが示された。ヒトにおける意義については，まだ一定の見解は得られていないこともあり，RBP4が完全に2型糖尿病の発症に関与しているかどうかは，完全に結論が出ていないが，我々のアントシアニンの糖尿病抑制効果は，動物個体レベルではあるが，この理論を適用すると比較的リーズナブルに説明をつけることができる。

Glut4の発現量はC3G群において，遺伝子レベル，タンパクレベルのいずれも著しく上昇している（図8）。RBP4の遺伝子発現量は肝臓では差がないが，白色脂肪組織では有意に低下し

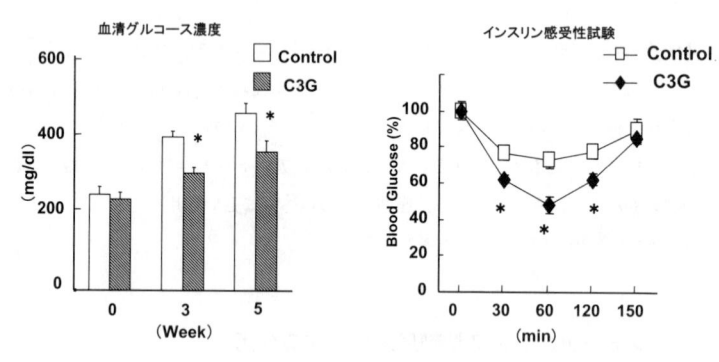

図7　血清グルコース濃度とインスリン感受性試験（＊；P＜0.05.）

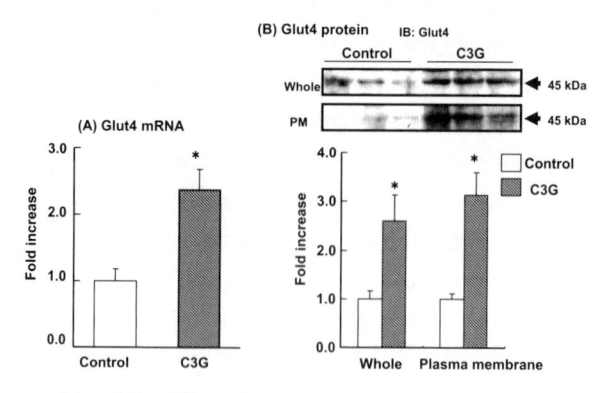

図8　脂肪組織のGlut4 mRNA量とタンパク量（＊；P＜0.05.）

第8章 アントシアニン

ており，血清濃度も同様に低下している（図9）。更に糖新生系の律速酵素の一つであるグルコース6-ホスファターゼの発現はC3Gの摂取で有意な低下を示す（図9）。以上の結果から，C3Gの摂取はGlut4の発現上昇をもたらし，このことがRBP4の発現を低下させることにより末梢組織でのインスリン感受性の低下と糖新生の亢進によるグルコースの流出を抑制すると考えられる（図10）。C3GによるGlut4の発現上昇については，C3Gによる脂肪組織でのMCP-1発現の低下，AMPキナーゼの活性化などが想定されるが，この点は現在更に検討を進めている。以上の結果は，ヒトでのRBP4分子と肥満，糖尿病とのリンクの証明に関する点を明らかにする必要はあるものの，アントシアニンのような食品因子の新しい標的として，今後の研究が期待される。

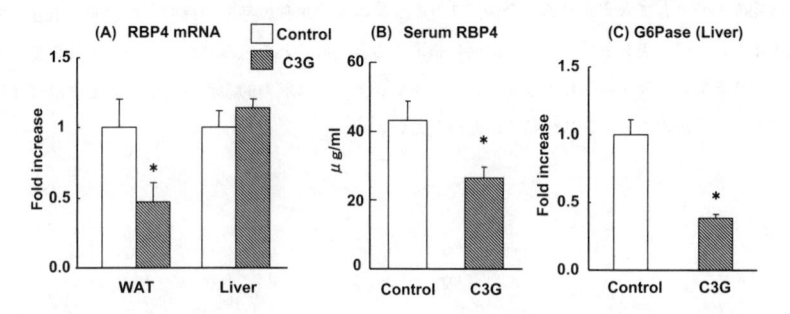

図9　RBP4のmRNA量及び血清濃度，グルコース6-フォスファターゼ（G6Pase）mRNA量（＊；P＜0.05.）

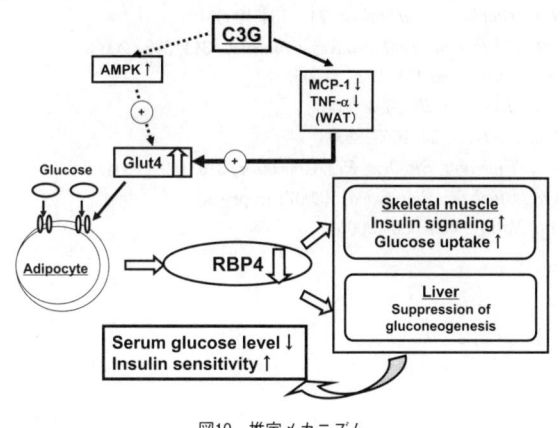

図10　推定メカニズム

6 おわりに

　最近のアントシアニンに関する研究は，抗酸化性の研究から別の機能追及へ移行しているものの，吸収率の低さと生理機能の発現に対してのパラドックス（なぜ吸収率が低いのに生理機能を発現するのか）は埋まっていない。にもかかわらず，一時期に比較すると減ったものの，アントシアニンの代謝・吸収に関する研究は非常に多い。最近では分析方法の検討などの見直しも必要ではないかという議論もされている。生理機能と分子メカニズムが明らかになってこそ，代謝・吸収に関する研究が生きるはずであるが，この点から考えると不思議な研究動向である。食品素材としてアントシアニンを考えた場合，メタボリックシンドローム予防に関する研究は最も重要な研究の一つとして考えられる。今後，アントシアニンの単独投与での機能を科学的に十分に検討するとともに，アントシアニンと同時に摂取する食品因子との組み合わせも議論する必要がある。これまでの研究から明らかなように，アントシアニンは魅力的な食品因子として位置づけられており，今後のエビデンスの蓄積に期待したい。

文　献

1) T. Tsuda et al., J. Nutr., **133**, 2125 (2003)
2) T. Tsuda et al., Biochim. Biophys. Acta., **1733**, 137 (2005)
3) T. Tsuda et al., Biochem. Pharmacol., **71**, 1184 (2006)
4) C. Lagathu et al., Biochem. Biophys. Res. Commun., **311**, 372 (2003)
5) G. Rega et al., Circulation, **111**, 1938 (2005)
6) N. Maeda et al., Diabetes, **50**, 2094 (2001)
7) M. Iwaki et al., Diabetes, **52**, 1655 (2003)
8) T. Tsuda et al., Biochem. Biophys. Res. Commun., **316**, 149 (2004)
9) R. Sasaki et al., Biochem. Pharmacol. (2007) in press
10) Q. Yang et al., Nature, **436**, 356 (2005)

第9章　クルクミノイド類

上野有紀*

　ターメリックは，世界的にはインド料理をはじめとする香辛料として知られ，日本ではウコン茶として伝統的に使用されている。また，ターメリックは生薬として，中国，インド，インドネシアなどで用いられてきた。クルクミン，ジメトキシクルクミン，ビスメトキシクルクミン（図1）は，ターメリック中に含まれる主要なクルクミノイドとして知られる。クルクミンは，ターメリック中の主要な黄色色素であるだけでなく，抗炎症作用，抗酸化作用，抗腫瘍活性などさまざまな生理活性を有する（表1）。本稿ではクルクミンが持つ肥満に関連した生理作用について紹介する。

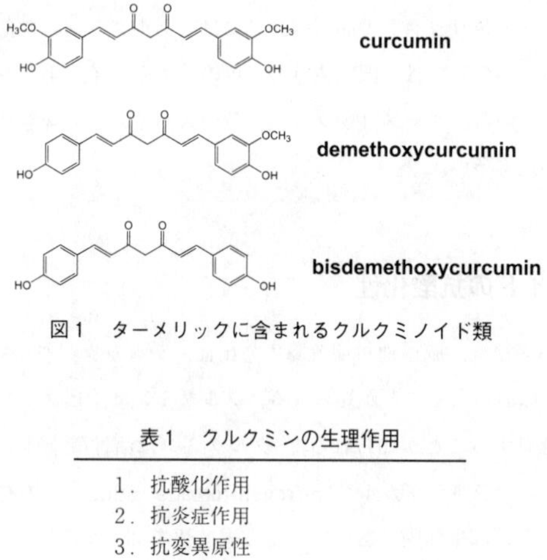

図1　ターメリックに含まれるクルクミノイド類

表1　クルクミンの生理作用

1. 抗酸化作用
2. 抗炎症作用
3. 抗変異原性
4. 抗腫瘍活性
5. 抗ウイルス作用
6. 免疫調節作用
7. 神経保護作用
8. 創傷治癒増強作用

＊　Yuki Ueno　名古屋大学　大学院生命農学研究科　研究員

1 アキウコンとは[1~3]

アキウコン（*Curcuma longa* L.）は熱帯・亜熱帯アジアが原産地として知られる。日本では伝統的に沖縄のみで生産され、木綿や紙を染色する目的で多く用いられてきた。ウコンは染色用だけでなく、結核や喘息などの病気に効果を示すものとして珍重され、さらにウコン茶や発酵ウコン茶などに利用されてきた。アキウコンの最大の生産国はインドであり、ほとんどが香辛料「ターメリック」として利用されている。アキウコンの名前は、秋（8~11月）に花を咲かせることに由来する。ターメリックに近縁な植物であるハルウコン（*Curcuma aromatica* Salisb.）は、4~6月頃に開花し、主として生薬として用いられる。ハルウコンは、別名「キョウオウ」とも呼ばれ、根茎の黄色色素の含量が少ないために薄い黄色である。また同じ近縁の植物として、シロウコンやムラサキウコンと呼ばれるガジュツ（*Curcuma zedoaria* Rosc.）は、強い苦みを持ち、主として薬用に用いられている。

アキウコンの主成分はクルクミノイドと呼ばれる3種類のクルクミン類縁体の混合物である（図1）。クルクミノイドの中でも主成分はクルクミンであり、色素成分の80％以上を占めている。香辛料としての「ターメリック」の品質の評価には、クルクミンの含量が重要な指標とされる。クルクミンは食品工業分野では、沢庵漬けの黄色の着色やウインナーソーセージの羊腸の外側の染色にも利用されている。ターメリックは、複数のスパイスと混合され、カレーパウダーとして用いられることが最も多い。

2 クルクミノイドの抗酸化性

酸化ストレスは、心筋梗塞、脳虚血再灌流障害、出血、ショック、神経細胞障害、低酸素症、がん等の種々の病気の原因となることが知られる。クルクミンは、ビタミンCやビタミンEと比較して強い抗酸化性を有することが知られる[4]。クルクミンは活性酸素種やスーパーオキシドアニオンラジカル、ヒドロキシルラジカル[5]、nitrogen dioxide radical[6,7] の有力なスカベンジャーである。また、クルクミンは生体内においても脂質過酸化を抑制する[8]。クルクミンが示す種々の生理作用の中でも、クルクミン代謝物とその抗酸化性の関与が検討されてきた[9]。すなわち、クルクミンを摂取するとまず腸上皮細胞で還元され、強力な抗酸化性を持つテトラヒドロクルクミンに変換される（図2）。このテトラヒドロクルクミンが脂質ラジカルを捕捉することが明らかにされている[9]。クルクミノイドによるヒトLDL酸化の抑制活性は、テトラヒドロクルクミン＞クルクミン＞α-トコフェロールの順で高いと報告されている[10]。

第9章 クルクミノイド類

クルクミン
- ターメリック中に数%含有
- 黄色難溶性色素
- 抗酸化作用

curcumin
(CUR)

還元

テトラヒドロクルクミン
- クルクミンの還元により生成
- 無色
- 抗酸化作用 > CUR
- 光安定性, 熱安定性, 溶解性 > CUR
- 腎障害抑制, 発癌予防作用等

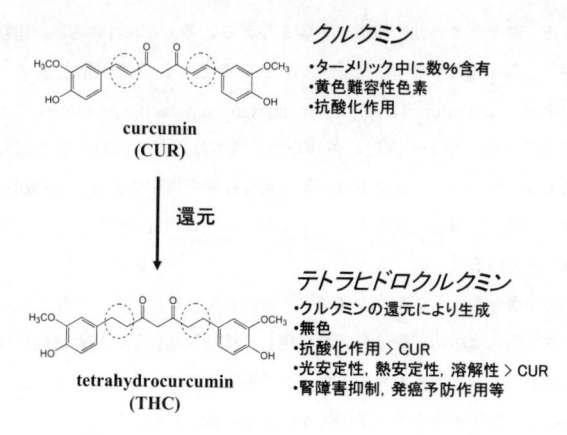

tetrahydrocurcumin
(THC)

図2　テトラヒドロクルクミンの化学構造とその性質

3　クルクミノイドの抗炎症作用

　クルクミノイドの抗炎症作用について，多くの研究が行われている。クルクミンは，炎症促進に作用する inducible nitric oxide synthase（iNOS），lipoxygenase（LOX），cyclooxygenase-2（COX-2）の発現阻害作用を有する[11]。クルクミンは，lipopolysaccharide によって誘導されるマクロファージの活性化による NO 産生を抑制する[12]。各種クルクミノイドの抗炎症作用を tumor necrosis factor-α（TNF-α）による転写因子 NF-κB 活性化抑制作用で評価すると，クルクミン＞ジメトキシクルクミン＞ビスメトキシクルクミン＞テトラヒドロクルクミンであった[13]。また，TNF-α により誘導される炎症関連遺伝子 COX-2 の発現抑制活性も，NF-κB 活性化抑制活性と同様に，クルクミン＞ジメトキシクルクミン＞ビスメトキシクルクミン＞テトラヒドロクルクミンであった[11]。クルクミノイドの抗炎症作用の機序として，クルクミンによる転写因子 NF-κB，activator protein 1（AP-1）の DNA 結合阻害が考えられている[14]。

4　肥満における酸化ストレスとクルクミノイドによる脂肪細胞機能に対する効果

　酸化ストレスは種々の疾患の発症や進展の要因となり得る。また，酸化ストレスの亢進は，血管系細胞に直接影響を与え，高血圧や動脈硬化の発症にも関与することが知られる。脂質の蓄積は，ヒトとマウスでの全身性の酸化ストレスと関連している。肥満マウスの脂肪組織における活性酸素種の産生は，NADPH オキシダーゼの発現増加と抗酸化酵素の発現低下をともなって増加

し，肝臓，骨格筋，動脈などの他の組織に影響を与えると考えられている[15]。脂肪細胞では脂肪酸レベルが上昇し，NAPDHオキシダーゼを介して酸化ストレスが増加するとadiponectin, plasminogen activator inhibitor-1, IL-6, monocyto chmotactic protein-1などのアディポサイトカインの産生の調節不全が引き起こされる。蓄積された脂肪における酸化ストレスの増加は，肥満に付随するメタボリックシンドロームの重要な発症機序であり，脂肪組織でのレドックス状態の調節は，肥満に起因したメタボリックシンドロームの有効な改善または治療手段となりうることが示唆されている[15]。

　我々は，抗酸化作用を有するクルクミノイドの脂肪細胞機能に対する作用についての検討を行った。アディポネクチンは脂肪細胞において発現し，抗糖尿病作用，抗動脈硬化作用，糖・脂質代謝亢進作用などを有するアディポサイトカインである。アディポネクチンは，インスリン抵抗性惹起分子である炎症性サイトカインTNF-αによって発現が負に制御されることが知られ，肥満・糖尿病を発症すると血中のTNF-T濃度が上昇し，アディポネクチン濃度が低下する[16]。我々は，クルクミノイドのTNF-αによるアディポネクチン発現低下に対する影響を検討した。マウス由来3T3-L1脂肪細胞では，TNF-αによりアディポネクチン発現・分泌ともに低下した。それに対し，クルクミンまたはテトラヒドロクルクミンはTNF-αによるアディポネクチン発現・分泌低下を有意に抑制した。アディポネクチン発現・分泌低下の抑制作用は，クルクミンよりもテトラヒドロクルクミンの方が強かった。クルクミンおよびテトラヒドロクルクミンが脂肪細胞の遺伝子発現変動に与える影響を，DNAマイクロアレイにより解析したところ，クルクミンおよびテトラヒドロクルクミンにより抗酸化酵素および脂肪酸β酸化に関連する酵素の発現が上昇し，一部の炎症性サイトカインの発現が低下することを見出した（論文準備中）。0.1%クルクミノイドを含有した高脂肪食摂取ラットでは，生殖器周囲脂肪組織重量が有意に低下するとともに，肝臓でのfatty acid synthaseの酵素活性が低下し，acyl-CoA oxidaseの酵素活性が上昇することが報告されている[17]。これらのことから，クルクミノイドは炎症性サイトカインあるいは酸化ストレスによる脂肪細胞機能低下に対して抑制に作用するとともに，高脂肪食摂取時の肝臓での脂肪酸合成の抑制と脂肪酸β酸化の促進に作用して脂肪組織重量の増加抑制に働くことによって，肥満が関連する病態の改善・予防効果をもたらす可能性が考えられる。

5　クルクミンの生体内代謝とテトラヒドロクルクミン

　テトラヒドロクルクミンは*in vivo*での主要な代謝産物の一つである[18〜21]。クルクミンは腸で吸収された後，大部分は内因性の還元酵素によりジヒドロクルクミン，さらにテトラヒドロクルクミン，ヘキサヒドロクルクミンへと代謝される。また別の経路として，β-glucronidaseによ

り，curcumin-glucronoside，dihydrocurcumin-glucronoside，tetrahydrocurcumin-glucronoside，hexahydrocurcumin-glucronosideへと代謝される[18]。テトラヒドロクルクミンはさまざまなpHの緩衝液中で安定であり，さらに消化管より吸収されやすい。したがって，テトラヒドロクルクミンはクルクミンによって誘導される生理作用において重要な役割を果たすと考えられる。テトラヒドロクルクミンは，クルクミンよりも強い抗酸化性，光安定性，熱安定性，溶解性を示す。また，テトラヒドロクルクミンは，腎障害抑制作用，発ガン抑制作用などの生理作用を有する（図2）。

6 クルクミノイドの抗白内障作用

　白内障は，水晶体の一部または全体が白色または黄褐色に混濁する疾患である。近年，糖尿病患者の増加にともない，白内障を併発する患者数も急激に増えてきている。また肥満が白内障発症に関連するとの臨床研究の報告もある[22]。白内障の発症要因は，これまでの研究からポリオール代謝の亢進による水晶体内の浸透圧の上昇[23]，およびタンパク質の糖化反応の促進[24,25]，酸化ストレス[26〜28]などが知られている。著者らは，クルクミンが経口吸収される際に変換されて生じるテトラヒドロクルクミンの抗白内障作用について検討を行った[29]。まず，ガラクトース誘導白内障ラットに対するクルクミノイドの効果を検討した。コントロール群，ガラクトース群，ガラクトース＋クルクミン群，ガラクトース＋テトラヒドロクルクミン群の各群の水晶体の濁度を比較すると，ガラクトース群では濁度が顕著に上昇したのに対し，ガラクトース＋クルクミン群およびガラクトース＋テトラヒドロクルクミン群では濁度の上昇は有意に抑制された（図3）。その抑制作用はクルクミンよりもテトラヒドロクルクミンの方が強かった。さらにこのテトラヒドロクルクミンによる抗白内障作用を，水晶体の器官培養法により検討したところ，キシロース添加培地ではコントロールと比較して，水晶体の濁度が増加したのに対し，キシロース＋テトラヒドロクルクミン添加培地では水晶体の混濁が有意に抑制された（図4）。ポリオールの生成に対するテトラヒドロクルクミンの効果を調べたところ，テトラヒドロクルクミンの添加による影響は認められなかった（図4）。テトラヒドロクルクミンによるレンズ混濁抑制作用とその抗酸化性との関連を検討するため，水晶体内の脂質過酸化物量および還元型グルタチオン（GSH）を定量した。キシロースにより混濁した水晶体中の過酸化脂質量（malondialdehyde）は，controlと比較して約3倍に増加したのに対し，テトラヒドロクルクミン添加によりmalondialdehyde生成量はコントロールとほぼ同程度まで抑制された（図5A）。水晶体中のGSH量は，キシロース添加により有意に低下したのに対し，テトラヒドロクルクミン添加によりGSH量の低下が抑制された（図5B）。これまでに白内障では，水晶体中のGSH量が減少すると報告されている[30]。

抗肥満食品・素材の開発と応用展開

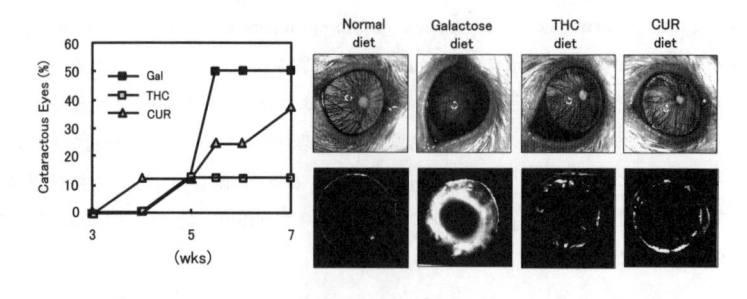

図3 白内障動物モデルにおける経口投与テトラヒドロクルクミンの効果
（文献28）より引用）

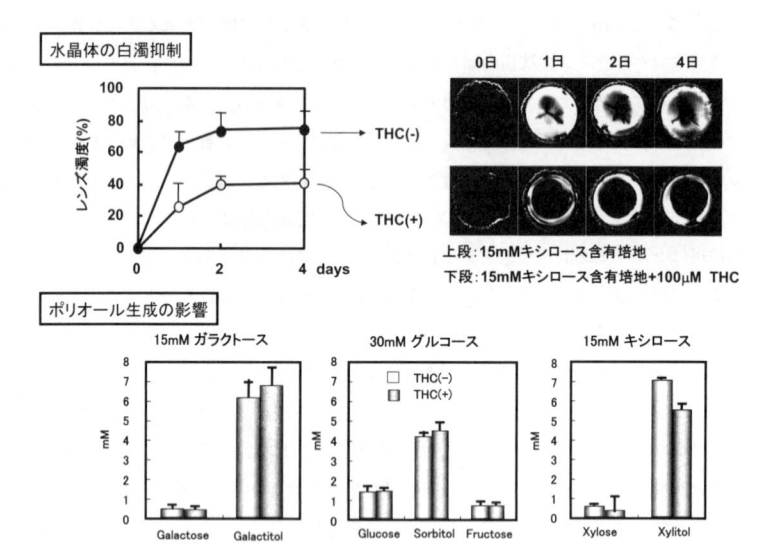

図4 テトラヒドロクルクミンによるラット水晶体白濁抑制とポリオール生成への影響
（文献28）より一部引用）

第9章　クルクミノイド類

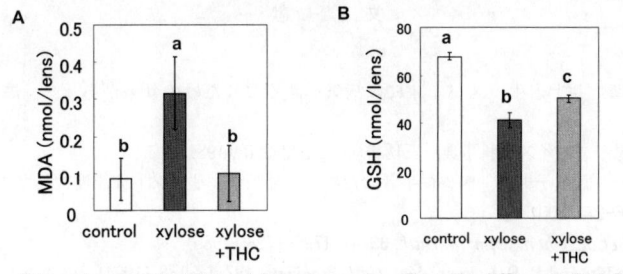

The values with different letters are significantly different, P<0.05.

図5　白内障における酸化ストレスとテトラヒドロクルクミンによる抑制

（文献28）より引用）

したがって本実験により，テトラヒドロクルクミンは水晶体においてGSH量を増加させるか，もしくはGSHの低下を抑制することにより，白内障を抑制している可能性が考えられた。さらに抗酸化酵素glutathione peroxidase（GPx）とsuperoxidfe dismutase（SOD）活性に対するテトラヒドロクルクミンの影響を検討した。キシロース添加によりGPx，SODの有意な活性低下が認められた。これに対しテトラヒドロクルクミンの添加により，GPx，SOD活性の回復が見られた。これらの結果から，テトラヒドロクルクミンが水晶体において抗酸化物質として作用し，また抗酸化酵素の発現を調節することにより，水晶体の酸化傷害が抑制され，濁度が改善したものと考えられる。

7　おわりに

ターメリックの主成分であるクルクミンの生理作用についての研究は，数多く行われている。食品成分の生体内代謝産物の生理機能に関する研究例はまだ数少なく，食品の機能性を考える上で，大変重要である。クルクミンとその代謝物であるテトラヒドロクルクミンの持つ個体レベルでの生理機能は，多種多様であることが明らかになりつつある。近年，肥満・メタボリックシンドロームにおいて，活性酸素・フリーラジカルの関与が示唆されている中で，抗酸化物質によって肥満・メタボリックシンドロームの進展が抑制できるのではないか，と期待されている。今後，肥満・メタボリックシンドロームにおける酸化ストレスの関与の詳細が分子レベルで解析されるとともに，今後のクルクミノイドの機能性に関する研究結果が期待される。

文　献

1) 大澤俊彦,井上宏生,スパイスには病気を防ぐこれだけの効果があった,廣済堂出版 (1999)
2) 武政三男,スパイス百科事典,三琇書房,p.372-380 (1981)
3) 吉川敏一,辻智子編著,医療従事者のための完全版サプリメント機能性食品ガイド,講談社,p.26-27 (2004)
4) S. Toda et al., *Chem. Pharm. Bull.*, **33**(4), 1725-1728 (1985)
5) A. C. Reddy and B. R. Lokesh, *Mol. Cell. Biochem.*, **137**(1), 1-8 (1994)
6) M. K. Unnikrishnan and M. N. Rao, *Mol. Cell. Biochem.*, **146**(1), 35-37 (1995)
7) Sreejayan and M. N. Rao, *J. Pharm. Pharmacol.*, **49**(1), 105-107 (1997)
8) A. C. Reddy and B. R. Lokesh, *Mol. Cell. Biochem.*, **111**(1-2), 117-124 (1992)
9) Y. Sugiyama et al., *Biochem. Pharmacol.*, **52**(4), 519-525 (1996)
10) M. Naito et al., *J. Atheroscler. Thromb.*, **9**(5), 243-250 (2002)
11) H. P. Ammon et al., *J. Ethnopharmacol.*, **38**(2-3), 113-119 (1993)
12) M. H. Pan et al., *Biochem. Pharmacol.*, **60**(11), 1665-1676 (2000)
13) S. K. Sandur et al., *Carcinogenesis*, **28**(8), 1765-1773 (2007)
14) G. Kang et al., *J. Pharmacol. Sci.*, **94**(3), 325-328 (2004)
15) S. Furukawa et al., *J. Clin. Invest.*, **114**(12), 1752-1761 (2004)
16) N. Maeda et al., *Nature Med.*, **8**(7), 731-737 (2002)
17) A. Asai and T. Miyazawa, *J. Nutr.*, **131**(11), 2932-2935 (2001)
18) M. H. Pan et al., *Drug Metab. Dispos.*, **27**(4), 486-494 (1999)
19) J. K. Lin and S. Y. Lin-Shiau, *Proc. Natl. Sci. Counc. Repub. China B*, **25**(2), 59-66 (2001)
20) J. K. Lin et al., *Biofactors*, **13**(1-4), 153-158 (2000)
21) C. R. Ireson et al., *Cancer Epidemiol. Biomarkers Prev.*, **11**(1), 105-111 (2002)
22) N. Cheung and T. Y. Wong, *Surv. Ophthalmol.*, **52**(2), 180-195 (2007)
23) J. H. Kinoshita et al., *JAMA*, **246**(3), 257-261 (1981)
24) H. Yan et al., *Biochem. J.*, **328**, 599-605 (1997)
25) A. Stevens, *J. Am. Optom. Accoc.*, **69**(8), 519-530 (1998)
26) Y. Ohta et al., *Curr. Eye Res.*, **15**(1), 1-7 (1996)
27) D. Ozmen et al., *Ann. Clin. Biochem.*, **34**, 190-192 (1997)
28) A. W. Stitt, *Br. J. Ophthalmol.*, **85**(6), 746-753 (2001)
29) 上野有紀ほか,抗酸化食品因子による糖尿病合併症予防,食と生活習慣病――予防医学に向けた最新の展開（菅原努監修,大東肇,西野輔翼,大澤俊彦,吉川敏一,吉川正明編),昭和堂,p.157-165 (2003)
30) Y. Ohta et al., *Curr. Eye Res.*, **15**(1), 1-7 (1996)

第10章 フラボノイド
―エピガロカテキンガレート(EGCG)による脂肪燃焼作用―

Frank Thielecke[*1], 平松浩次郎[*2]

　フラボノイドとは，1,3-ジフェニルプロパノイド骨格を有する化合物群の総称である。化学構造の違いから，フラボン，フラボノール，フラバノン，フラバノール等に分類される。フラボノイド類の代表的な効能・効果に抗酸化効果が知られている。しかしフラバノール骨格を有するエピガロカテキンガレート（EGCG，（図1））をはじめとしたカテキン類を除くと，ミルセチン，ケルセチンなど，ごく限られた物質が脂肪の蓄積に関与すると言われているグルコース輸送担体を介したグルコースの取り込みを防ぐことが報告されているのみである[1,2)]。フラボノイドの中で最も多くの報告がある成分は，EGCGを含めた緑茶カテキンであるため，この章では in vitro, 動物試験におけるEGCGの抗肥満メカニズムと，緑茶カテキンおよびEGCGによる最近のヒトデータについて紹介する。

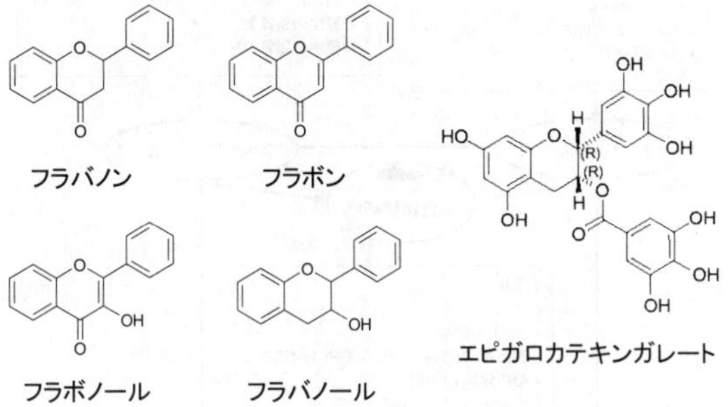

図1　代表的なフラボノイドの基本骨格とエピガロカテキンガレート

---

* 1　Frank Thielecke　DSM Nutritional Products New Business Development
　　　　　　　　　　　Global Science Manager, Human Nutrition & Health
* 2　Kojiro Hiramatsu　DSMニュートリションジャパン㈱　ヒューマンニュートリション本部
　　　　　　　　　　　テクニカルマネージャー

1　EGCGによる脂肪燃焼について

　肥満に起因する健康上の問題が世界中で深刻化している。先進国の中でも米国におけるこの問題は突出しており，2003～2004年における同国民の体重過多および肥満者の割合は，それぞれ66.3%および32.2%と言われている[3]。

　数年間にわたって体重を管理することは容易ではない。したがって，それほど長期間を必要とせずに体重を管理する方法に注目が集まっている。今日，体重管理に関与すると期待されている様々な機能性素材が報告されているが，天然物質として緑茶カテキン，特にEGCGが注目されている。

2　in vitro，動物試験によるEGCGの抗肥満メカニズム

　肥満を防ぐ単純な理論は，摂取エネルギーを減少させ，消費エネルギーを増加させることである。脂肪細胞，肝細胞および腸細胞の活性の複雑な変化がこれらのエネルギーの増減に関与して

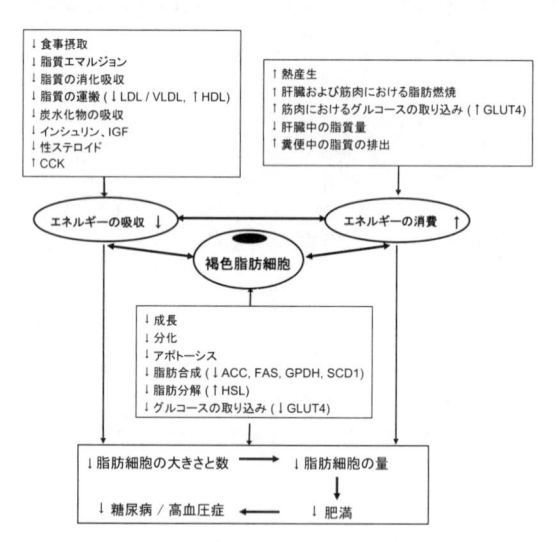

図2　肥満および肥満に伴う糖尿病や高血圧症予防のためのEGCGのメカニズム
HDL：高密度リポタンパク質，LDL：低密度リポタンパク質，VLDL：超低密度リポタンパク質，IGF：インシュリン様成長因子，CCK：コレシストキニン，GLUT4：グルコース輸送担体4，ACC：アセチルCoAカルボキシラーゼ，FAS：脂肪酸合成酵素，GPDH：α-グリセロリン酸脱水素酵素，SCD1：ステアリン酸CoA脱飽和酵素1，HSL：ホルモン感受性リパーゼ

第10章 フラボノイド

いると示唆されている[10]。*In vitro*において緑茶カテキン，特にEGCGが脂肪細胞の分化および増殖の抑制[4,5]，脂肪吸収の低減[6~8]，褐色脂肪細胞中のCOMT（カテコール-O-メチルトランスフェラーゼ）の阻害[9]等の作用により抗肥満作用を示すことが報告されている。

動物試験においても緑茶カテキン，特にEGCGによる抗肥満効果が確認されている。例えば，脂肪細胞の低減[5,10~13]，高脂血症モデルラットにおける中性脂肪の低減[6]，遊離脂肪酸および総コレステロールの低減[10]，マウスにおけるβ-酸化の促進と持久力の向上[14,15]などである。

緑茶カテキンまたはEGCGによる抗肥満および肥満に伴う疾病を防ぐそれ以外の作用については，多くの*in vitro*および動物試験により確認されている（図2）。尚，これらの作用の詳細については最近の論文[16~18]を参照していただきたい。

3 緑茶カテキンによるヒトでの抗肥満効果に関する研究

中国には昔から「緑茶を飲むことで体重を管理できる」，すなわち「緑茶は脂肪を洗い落とす」という言い伝えがある。最近の台湾での疫学調査により，この言い伝えの信憑性が増している[19]。10年以上，毎日平均434mLのお茶を飲む人は，体脂肪が低く，腰回りが小さく，ウエスト・ヒップ比（WHR）が少なくなる傾向にあることが示唆されている。この研究においてEGCG自体の摂取量は報告されていないが，1杯の緑茶（237mL）に含有されているEGCGの量は30~130mgであるとの報告[20]より，緑茶434mL中に含まれるEGCGは55~238mgと推定される。

さらに最近では，EGCGを高濃度に含んだ緑茶カテキンのヒトに対する体重・体脂肪低減作用について研究されている（表1）。多嚢胞性卵巣症候群の肥満女性患者（BMI中央値：30.5）に対し，緑茶カテキンを含有したカプセルを摂取させた。12週間毎日摂取した群では体重が2.4%減少したが，コントロール群では体重，体脂肪ともに増加した[21]。残念ながらこの研究結果は群間の相違のために統計的な有意差が不足している。不足の理由は，試験結果において大きな変動があったことが考えられる。さらにこの研究における被験者は，高いBMI値を有し多嚢胞性卵巣症候群である肥満女性であるため，肥満である健常者とは異なった応答が体内で起こったこともその理由として考えられる。

一方，Chantreらは中程度の肥満患者に対する緑茶カテキンを含有したカプセル摂取による体重減少について報告している[22]。すなわち，ベースラインと比較して体重が4.6%減少し，ウエスト・ヒップ比（WHR）も4.5%減少した。興味深いことに，これらの変化率は薬物治療に相当するほどである。しかし二重盲検法による結果ではなくオープン試験により得られた結果であるため，慎重に評価する必要がある。

緑茶カテキンによる体重および体脂肪の減少は，より厳密にコントロールされた試験方法によ

抗肥満食品・素材の開発と応用展開

表1 高濃度のEGCGを含んだ緑茶または緑茶抽出物によるヒト試験の結果
(体重・体脂肪について)

文献	試験デザイン	被験者	成分(1日あたり摂取量)	摂取期間	主な結果 体重(kg)	脂肪量(kg)	BMI
[22]	オープン,コントロール無し	男性7名,女性63名 BMI:28.9	・緑茶抽出物(カテキン 375mg(EGCG 270mg含有))	12週間	-3.5	報告なし	報告なし
[23]	ケースコントロール	女性23名 BMI:24~25	・緑茶抽出物(カテキン 483mg(EGCG 300mg含有)) ・コントロール(カテキン 118.5mg(EGCG 32mg含有))	12週間	-0.5	-1.7	-0.6
[26]	ランダム化,プラセボ対照,平行群間比較	男性26名,女性78名 BMI:25~35	・緑茶抽出物(カテキン 573mg(EGCG 323mg/カフェイン 104mg含有)) ・コントロール(プラセボ)	13週間	0.6	0.5	0.2
[25]	二重盲検,コントロール有り	男性35名 BMI:24.9~25.0	・緑茶抽出物(カテキン 690mg(EGCG 136mg/カフェイン 75mg含有)) ・コントロール(ウーロン茶(EGCG 3mg/カフェイン 78mg含有))	12週間(低カロリー摂取)	-1.1*	-0.7*	-0.4*
[24]	ランダム化,二重盲検,コントロール有り	男性43名,女性37名 BMI:25.9~26.5	・コントロール(カテキン 126.5mg(EGCG 25.2mg含有)) ・緑茶抽出物(カテキン 588mg(EGCG 115mg含有))	12週間	-1.25*	-1.37*	-0.49*
[21]	ランダム化,平行群間比較,プラセボ対照	肥満な女性34名,BMI:30.9	・緑茶抽出物含有カプセル(EGCG 540mg含有)	12週間	-1.8	-0.2%	-0.3
[27]	ランダム化,平行群間比較,プラセボ対照	男性23名,女性53名 BMI:25~35	・低常習性カフェイン摂取(プラセボ) ・高常習性カフェイン摂取(プラセボ) ・低常習性カフェイン+緑茶抽出物(EGCG 270mg/カフェイン 150mg) ・高常習性カフェイン+緑茶抽出物(EGCG 270mg/カフェイン 150mg)	13週間	低常習性カフェイン摂取群 -2.8* 高常習性カフェイン摂取群 0.3	-2.1* 0.1	-0.9* 0.2

「主な結果」は,特に明記しない限り,緑茶カテキンによる正味の効果,*$p<0.05$

っても確認されている[23,24]。また,緑茶カテキンをサプリメント的に摂取するのではなく,食事と一緒に摂取した場合でも効果があることを確認できる。例えば,高濃度の緑茶カテキンを含有したウーロン茶を毎日12週間摂取した軽度肥満の健常者の群では,コントロール群(食事のみ摂取)と比較して有意に体重および体脂肪が減少した[25]。尚,この試験における被験者は,摂取エネルギーを通常の90%に制限している。

Kovacsらは,上述した研究とは異なった角度,すなわち,摂取エネルギー制限に伴う体重減少後,緑茶カテキン摂取によるリバウンドへの影響について報告している[26]。最初の4週間に超低カロリー食のみを摂取したところ,体重が5.8kg,体脂肪が3.1kgそれぞれ減少した。その後13週間,通常の食事と緑茶カテキンを摂取したところ,体重および体脂肪はベースラインよりは

第10章 フラボノイド

まだ低いものの,4週間の摂取エネルギー制限後の体重および体脂肪よりそれぞれ1.7kg,0.2kg増加した。

このように摂取カロリー制限による体重減少後,緑茶カテキンのような天然成分による体重のさらなる減少は起こらないことは想像できる。しかしながらこの研究においてKovacsらは,日常で高濃度のカフェインを摂取していると緑茶カテキンの効果が現れにくくなる可能性を示唆している。この可能性は最近,Westerterp-Plantengaらの研究によって確認された。すなわち,被験者が毎日多量のカフェイン(>300mg/日)を摂取している場合,その被験者が最初の4週間,摂取エネルギーを制限し,次の体重を維持する期間(13週間)で毎日緑茶カテキンを摂取すると,若干のリバウンドが確認されたが,被験者が少量のカフェイン(<300mg/日)を摂取している場合,リバウンドが確認されず,逆に体重および体脂肪の減少が確認された[27]。

概して上述した大部分の研究は,緑茶カテキンを摂取することで体重と体脂肪が減少することを示唆している。試験によって異なるが,体重の減少は1.1kg[23]から3.5kg[22],体脂肪の減少は0.7kg[25]から1.54kg[24]までが報告されている。このような体重・体脂肪低減の割合は,被験者の体重および体脂肪率によって減少する。被験者数および人種,カフェインの摂取の有無など,試験デザインが異なるため,それぞれの研究を直接比較することは難しいが,全体的な傾向として緑茶カテキンの体重・体脂肪における効果は認められる。したがってより厳密にコントロールされた試験デザインによるヒト試験を行うことでこの「傾向」が「確証」になると考えられる。

緑茶カテキンの抗肥満効果を示唆している研究に加えて,緑茶カテキンによる抗肥満メカニズムの研究も行われている。特に,緑茶抽出物またはEGCGによるエネルギー消費と脂肪の酸化に関する研究が注目されている(表2)。

Dullooらは,EGCG 270mgとカフェイン150mgを含む緑茶抽出物を摂取すると,エネルギー消費と脂肪の酸化がそれぞれ4%および35%増加したことを報告している[28]。またRumplerらは,EGCG 244mgとカフェイン270mgを含むウーロン茶を摂取することでエネルギー消費が2.9%,脂肪の酸化が12%それぞれ増加したことを報告した[29]。特にRumplerらの研究において,被験者はDullooらの研究のほぼ2倍量のカフェインを摂取している。カフェインは熱産生と脂肪の酸化を促進することが知られているため,摂取量の違いによる結果の差に興味が持たれる。

最近Rudelleらは,緑茶抽出物(EGCGとして282mg含有),カルシウム633mg,カフェイン300mgを含む飲料を摂取することで,脂肪の酸化が3.3%,熱産生が4.6%それぞれ増加したことを報告している[30]。さらにBérubé-ParentらはEGCG 270mgとカフェイン600mgを摂取することによりエネルギー消費が8%増加することを示唆した[31]。DullooらやRumplerらの結果と違い,RudelleらやBérubé-Parentらの結果では脂肪の酸化に関して明らかな有意差は認められなかった。後者2つの試験ではカフェインの摂取量が多いためEGCGを摂取しても用量依存的に脂

表2　高濃度のEGCGを含んだ緑茶，緑茶抽出物，ウーロン茶，あるいはカフェインによるヒト試験の結果
（エネルギー消費および脂肪の差酸化について）

文献	試験デザイン	被験者	成分（1日あたり摂取量）	摂取期間	主な結果
[31]	ランダム化，二重盲検，プラセボ対照，クロスオーバー	男性健常者14名 BMI：20～27	・カフェイン600mg + EGCG 270mg ・カフェイン600mg + EGCG 600mg ・カフェイン600mg + EGCG 900mg ・カフェイン600mg + EGCG 1,200mg ・コントロール（プラセボ）	1日	24-hエネルギー消費量：8%↑（有意差あり） 呼吸商：0.02↓ 脂肪の酸化：20g/日↑ 炭水化物の酸化：一定
[28]	ランダム化，二重盲検，プラセボ対照，クロスオーバー	男性健常者10名 BMI：25.1	・緑茶抽出物（カテキン375mg（EGCG 270mg，カフェイン150mg含む）） ・カフェイン（150mg） ・コントロール（プラセボ）	1日	緑茶抽出物摂取群 24hエネルギー消費量：4%↑（$p<0.01$） 24h呼吸商：3.4%↓（$p<0.001$） 脂肪の酸化：35%↑（$p<0.001$） 尿中ノルエピネフリン：40%↑（$p<0.05$）
[32]	ランダム化，コントロール有り，クロスオーバー	女性健常者11名 BMI：21.1	・ウーロン茶（EGCG 81mg，カフェイン77mg含有） ・緑茶（EGCG 156mg，カフェイン161mg含有） ・コントロール（水）	単回投与	ウーロン茶 エネルギー消費量：110.7±17.7 kJ/2h↑（$p<0.05$），呼吸商は有意差なし。 緑茶： エネルギー消費量：49.5±0.4 kJ/2h↑（$p<0.05$），呼吸商は有意差なし。 コントロール エネルギー消費量：11.2±1.1 kJ/2h↑
[33]	コントロール有り，平行群間比較	男性健常者14名 BMI：23.1～24.5	・緑茶（EGCG 218mg，カフェイン≤40mg含有）+運動 ・コントロール（運動）	8週間	エネルギー消費量：有意差なし。 脂肪の酸化（静止時）：36%↑ 脂肪の酸化（運動中）：31%↑
[30]	ランダム化，二重盲検，プラセボ対照，クロスオーバー	男性・女性健常者 計31名 BMI：21.8±1.8	・EGCG 282mg，カフェイン300mg，カルシウム633mg含有 ・コントロール（プラセボ）	3日	24-hエネルギー消費量：4.6%↑（対プラセボ） 脂肪の酸化：3.2g/日↑（3.3%↑） 炭水化物の酸化：20g/日↑（6.5%↑）
[29]	ランダム化，クロスオーバー	男性健常者12名 BMI：25.9	・緑茶（EGCG 122mg含有） ・緑茶（EGCG 244mg含有） ・カフェイン（270mg） ・コントロール（水）	3日	緑茶（EGCG 122mg）：（対コントロール） 24hエネルギー消費量：0.5%↑ 脂肪の酸化：2%↑ 緑茶（EGCG 244mg）：（対コントロール） 24hエネルギー消費量：2.9%↑ 脂肪の酸化：12%↑ カフェイン：（対コントロール） 24hエネルギー消費量：3.4%↑ 脂肪の酸化：8%↑

肪の酸化は促進されなかったと考えられる。すなわち，EGCGによる効果が期待できないほど，カフェインの摂取量が多かった可能性が考えられる[27]。EGCG 156mgとカフェイン161mgを含有するウーロン茶を摂取した場合，脂肪の酸化に影響を与えずにエネルギー消費が累積的に増大することが報告されている[32]。しかしながら他の研究と試験デザインが異なるため，それらの結果

第10章　フラボノイド

を直接比較することは難しい。ただし，長期間の摂取期間では脂肪の酸化の増加が明らかである。静止時と運動時でそれぞれ緑茶カテキン（EGCG 218mg含有）を含む飲料を8週間摂取すると，静止時では36%，運動時では31%，脂肪の酸化が増加した[33]。飲料中のカフェイン含量は40mg以下であるため，この研究における脂肪酸化の増加はEGCGやその他のカテキンによる効果であると考えられる。

4　まとめ

In vitro, *in vivo*を含め，フラボノイド類の中で最も抗肥満効果が報告されている素材はEGCGを含めた緑茶カテキンである。疫学調査より，緑茶を飲むことで健康が増進されることが示唆されているが，緑茶カテキンによる体重・体脂肪の低減作用に関するヒト試験の報告数はまだ少ないほうである。しかし報告されたすべての研究において，緑茶カテキンを摂取した場合，ベースラインと比較して体重・体脂肪の減少があったことが確認されている。緑茶カテキンにより脂肪の酸化が増加することもいくつかの研究で示唆されている。現在までに報告されている研究を考慮すると，緑茶カテキンによる抗肥満作用をさらに解明するためには，緑茶カテキンの摂取期間を12週間以上にする必要がある。エネルギー摂取量や身体の活動量など，コントロールの精度を上げることによって，これらの要素で変動する各種の結果を最小限にすることも必要である。

*In vitro*や*in vivo*を含めた基礎データより，EGCGは緑茶による抗肥満効果の一端を担っていると考えられる。今後，ヒトでの抗肥満試験では，関与する成分を明確に規定できるEGCG純品を用いてその有効性等を評価することが望まれる。

文　　献

1) O. Kwon *et al.*, *FASEB J.*, **21**, 366 (2007)
2) P. Strobel *et al.*, *Biochem J.*, **15**, 471 (2005)
3) C.L. Ogden *et al.*, *JAMA*, **295**, 1549 (2006)
4) P.F. Hung *et al.*, *Am J Physiol Cell Physiol*, **288**, C1094 (2005)
5) S. Wolfram *et al.*, *Ann Nutr Metab*, **49**, 54 (2005)
6) M.C. Yang *et al.*, *J Nutr Biochem*, **12**, 14 (2001)
7) D.G. Raederstorff *et al.*, *J Nutr Biochem*, **14**, 326 (2003)

8) C. Juhel et al., *J Nutr Biochem*, **11**, 45 (2000)
9) A.G. Dulloo et al., *Int J Obes Relat Metab Disord*, **24**, 252 (2000)
10) H. Ashida et al., *Biofactors*, **22**, 135 (2004)
11) J.J. Choo, *J Nutr Biochem*, **14**, 671 (2003)
12) N. Hasegawa et al., *Phytother Res*, **17**, 477 (2003)
13) S. Klaus et al., *Int J Obes Relat Metab Disord*, **29**, 615 (2005)
14) A. Shimotoyodome et al., *Med Sci Sports Exerc*, **37**, 1884 (2005)
15) T. Murase et al., *Am J Physiol Regul Integr Comp Physiol*, **290**, R1550 (2006)
16) S. Wolfram et al., *Mol Nutr Food Res*, **50**, 176 (2006)
17) Y.H. Kao et al., *Mol Nutr Food Res*, **50**, 188 (2006)
18) V. Crespy et al., *J Nutr*, **134**, 3431S (2004)
19) C.H. Wu et al., *Obes Res*, **11**, 1088 (2003)
20) J.V. Higdon et al., *Crit Rev Food Sci Nutr*, **43**, 89 (2003)
21) C.C. Chan et al., *J Soc Gynecol Investig*, **13**, 63 (2006)
22) P. Chantre et al., *Phytomedicine*, **9**, 3 (2002)
23) T. Hase et al., *J Oleo Sci*, **50**, 599 (2001)
24) T. Tsuchida et al., *Progress in Medicine*, **9**, 2189 (2002)
25) T. Nagao et al., *Am J Clin Nutr*, **81**, 122 (2005)
26) E.M. Kovacs et al., *Br J Nutr*, **91**, 431 (2004)
27) M.S. Westerterp-Plantenga et al., *Obes Res*, **13**, 1195 (2005)
28) A.G. Dulloo et al., *Am J Clin Nutr*, **70**, 1040 (1999)
29) W. Rumpler et al., *J Nutr*, **131**, 2848 (2001)
30) S. Rudelle et al., *Obesity (Silver Spring)*, **15**, 349 (2007)
31) S. Berube-Parent et al., *Br J Nutr*, **94**, 432 (2005)
32) T. Komatsu, *J. Med. Invest.*, **50**, 170 (2003)
33) N. Ota et al., *J Health Sci*, **51**, 233 (2005)

第11章 オメガ3脂肪酸

鈴木平光*

1 はじめに

オメガ3脂肪酸はω3またはn-3脂肪酸と表記されることが多い。オメガ3脂肪酸の生体調節機能としては，心血管系疾患（心筋梗塞，脳梗塞，動脈硬化症，血栓症，狭心症など）の予防，抗腫瘍作用，脳機能の維持向上作用（子供の脳の発達促進，認知症の予防・改善など），抗炎症作用などが知られている。また，生化学的には，オメガ3脂肪酸は肝臓でのβ酸化を促進し，脂質の燃焼能を高めるとされている。さらに，オメガ3脂肪酸は，肝臓の働きを活発にし，肝臓の脂肪を減らす働きがあり，脂肪肝を予防する。しかし，オメガ3脂肪酸を摂取することによる抗肥満効果については不明である。

メタボリックシンドロームでは，内臓脂肪の他，血圧，血中トリグリセリド，血糖が高いことや血中HDL-コレステロールが低いことが危険因子となっている。オメガ3脂肪酸は，血圧上昇抑制作用，血中トリグリセリド低下作用，血糖低下作用，HDL-コレステロール上昇作用を有している。このことから，オメガ3脂肪酸は抗メタボリックシンドローム効果を有すると考えられている。

本稿では，オメガ3脂肪酸について解説した後，血圧，血中脂質，血糖に及ぼすオメガ3脂肪酸（特に，エイコサペンタエン酸やドコサヘキサエン酸）摂取の影響について述べる。

2 オメガ3脂肪酸とは

オメガ3脂肪酸は天然に存在する不飽和脂肪酸の一種である。ω3とは，長鎖脂肪酸のメチル基末端から数えて3番目と4番目の炭素同士が二重結合になっていることを示している。また，ω3はn-3とも言われている。n-3とは，長鎖脂肪酸のカルボキシル基末端から数えた炭素数から3を差し引いた数と4を差し引いた数の炭素間に二重結合があることを示している。ω3でもn-3でも，結果的には，同じところに二重結合がある。

自然界に多いオメガ3脂肪酸は，α-リノレン酸（C18：3 n-3, α-Linolenic acid, LNA），エ

---

* Hiramitsu Suzuki 女子栄養大学 栄養学部 教授

イコサペンタエン酸またはイコサペンタエン酸（C20：5 n-3，Eicosapentaenoic acid，EPA；Icosapentaenoic acid，IPA），ドコサペンタエン酸（C22：5 n-3，Docosapentaenoic acid，DPA），ドコサヘキサエン酸（C22：6 n-3，Docosahexaenoic acid，DHA）である。これらの脂肪酸のうち，α-リノレン酸のみが植物性で，エゴマ油（シソ油），大豆油，ナタネ油に豊富に含まれている。しかし，α-リノレン酸は動物体内には微量しか存在していない。一方，EPA，DPA，DHAは，魚介類の脂質に豊富に存在している[1]。

　EPA，DPA，DHAの含有量は，魚介類の種類，大きさ，季節等により異なっている。一般に，脂質（油）が多い種類や季節，また，同一種の場合，大きいほどこれらの脂肪酸の含有量は多い。さらに，これらの脂肪酸は蓄積脂質であるトリグリセリドよりも組織脂質であるリン脂質に高濃度に含まれている。オメガ3脂肪酸を豊富に含む魚介類中のEPA，DPA，DHAの含有量を表1に示した。この表を見ると，多くの魚では，EPAやDPAよりもDHAの方が多いことがわかる。

　日本人の食事調査から，魚介類を1日100g程度摂取している人では，EPAが0.5g/日，DHAが0.7g/日と考えられているが，これは高齢者の場合であって，若齢者では魚介類の摂取量が少なく，40～50g/日であり，EPAやDHAの摂取量も高齢者の半分程度と思われる。

　オメガ3脂肪酸は，消化吸収が良く，摂取したものの60～80％は腸管から吸収される。吸収されたオメガ3脂肪酸は，血中リポタンパク質中の中性脂肪やリン脂質となって，種々の臓器に移行する。多くの臓器では，これらの脂肪酸が取り込まれたことを確認することができるが，脳で

表1　魚介類中のEPA・DPA・DHA含量（g/100g）[1]

魚介類	EPA	DPA	DHA
あんこう・きも	2.30	0.46	3.60
くろまぐろ・脂身	1.40	0.31	3.20
みなみまぐろ・脂身	1.30	0.32	2.70
すじこ	2.10	0.72	2.40
たいせいようさば	1.60	0.29	2.30
ぶり	0.94	0.32	1.70
さんま	0.89	0.22	1.70
きちじ	1.50	0.26	1.50
まいわし	1.20	0.26	1.30
ぎんざけ	0.74	0.34	1.20
うなぎ	0.58	0.45	1.10
かつお（秋）	0.40	0.06	0.97
たいせいようあじ	0.41	0.10	0.89
にしん	0.88	0.07	0.77

は，α-リノレン酸，EPA，DPAはほとんど認められず，DHAの取り込みのみが明確である。なお，α-リノレン酸の一部（数％）は，肝臓等でEPAやDHAの合成に利用される。また，これらの脂肪酸の一部はβ酸化され，エネルギー源ともなる。一方，臓器に取り込まれたオメガ3脂肪酸は生体膜の一部となり，膜機能の維持増進に役立っている[2]。

3　血圧とオメガ3脂肪酸摂取

3.1　動物実験の結果

EPAやDHAを豊富に含む魚油には，血圧を軽度に下げる効果がある。ラットを魚油含有飼料で8週間飼育すると，心臓リン脂質のアラキドン酸などn-6系列の不飽和脂肪酸が減少し，DHAが増加する。このとき，給餌ストレスによる心拍数の増加が認められず，また，ストレスを与えていないときの収縮期血圧が低下する[3]。高血圧自然発症ラット（SHR）を用いた実験では，飼料中にEPAを6.39g/kg，DHAを4.94g/kg含有させ，その飼料で10週間飼育したところ，血小板凝縮速度の低下，血漿脂質の低下，総抗酸化能の上昇とともに，血圧の低下が認められている[4]。これらの動物実験以外にもいくつかの報告があり，血圧低下効果が確認されている。

3.2　ヒト試験の結果

魚油の血圧に及ぼす影響については，動物実験よりもヒト試験の方が多い。疫学研究の結果では，オメガ3脂肪酸（魚油）摂取と血圧との相関は認められていないが，高血圧症患者（軽度から中等度）にMaxEPA（濃縮魚油）を1日当り2～4g与えたところ，血圧の軽度の低下が観察されている[5]。本態性高血圧症患者の場合も，1日当り50mlのMaxEPA（EPAとして10g）を4週間与えたところ，収縮期及び拡張期の血圧低下が見られている[6]。また，1日当り1.8gのEPAエチルエステルを与えた場合も，16週間後には収縮期及び拡張期の血圧が低下している[7]。さらに，毎日EPA＋DHAを4g，16週間摂取した場合にも，血圧の低下が認められている[8]。

軽度の本態性高血圧症患者にEPAエチルエステル2.04g＋DHAエチルエステル1.4gを毎日，16週間与えた試験でも，収縮期及び拡張期の血圧低下が見られている[9]。しかし，健常者にDHAを1日当り0.75gまたは1.50g，6週間与えた場合には，血圧への影響は認められていない[10]。

これらの結果から，血圧が高いヒトの場合，かなり多量のオメガ3脂肪酸を毎日摂取すれば，血圧の低下効果が得られるが，正常血圧のヒトに少量のオメガ3脂肪酸を与えた場合には，血圧を下げることはないと考えられる。したがって，メタボリックシンドロームの進行に関与する高血圧症の改善には，オメガ3脂肪酸の多めの摂取が必要であると思われる。

4 血中脂質とオメガ3脂肪酸摂取

4.1 動物実験の結果

多くの動物実験の結果から,魚油には血中脂質を低下させる作用があることがわかっている。魚油を摂取し,血中のトリグリセリドが低下した場合には,肝臓でのトリグリセリドの合成抑制やその代謝,すなわちトリグリセリドの肝臓から胆汁を介しての排出促進などが関係していると考えられているが,詳細は不明である。また,コレステロールが低下した場合には,小腸から血中への取り込みの低下,コレステロール合成酵素活性の低下による合成抑制,胆汁を介しての排出促進などの機構が働いているものと考えられている[11]。

4ヶ月齢のマウスを高純度のEPAやDHAが多量に含まれる飼料で6日間飼育した筆者らの動物実験でも,血中のトリグリセリド,コレステロール,リン脂質の低下を認めている(図1)[12]。また,HDL-コレステロールについては,魚油摂取により増加,不変,低下と異なった結果が報告されている。これは,魚油の投与量が多く,総コレステロールの低下が極端であるときはHDL-コレステロールも低下してしまうが,投与量が少ない場合には,総コレステロールの低下が極端でないため,HDL-コレステロールが上昇するものと思われる。なお,LDL-コレステロール/HDL-コレステロールの比は,魚油大量投与の場合(総コレステロールが極端に低下した場合)でも低下する。

これらの動物実験の結果から,オメガ3脂肪酸(特にEPAやDHA)摂取により,血中脂質であるトリグリセリドの低下とHDL-コレステロールの増加が期待できる。

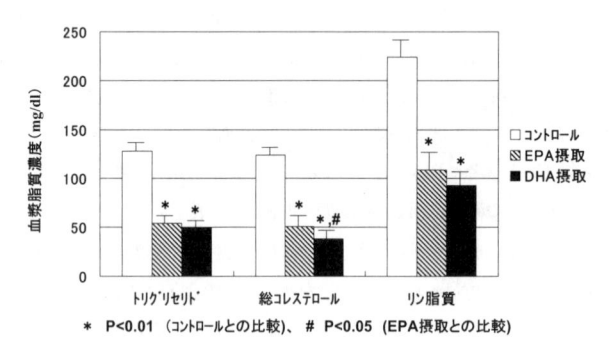

図1 マウスの血漿脂質に及ぼす5%EPAまたはDHA含有飼料摂取の影響(6日間)[12]

第11章　オメガ3脂肪酸

4.2　ヒト試験の結果

　血中脂質と魚食や魚油摂取との関係については30年程前から疫学研究が活発に行われている。グリーンランドのイヌイットの調査では，海産物の摂取が血清HDLと正の相関があるが，VLDLやトリグリセリドと負の相関があることを明らかにしている[13]。カナダ国ヌナビックのイヌイットの調査においても，血漿リン脂質中のオメガ3脂肪酸はHDL-コレステロールと正の相関があり，トリグリセリドや総コレステロール／HDL-コレステロールの比とは負の相関がある[14]。また，南インド沿岸の調査では，魚を食べ，オメガ3脂肪酸を摂取している人では，魚を食べない人に比べ，血清コレステロールやトリグリセリドが少なく，女性の場合はリン脂質も少ないとしている[15]。このとき，魚を食べる人では，血清LDL-コレステロール，LDL-コレステロール／HDL-コレステロール比，総コレステロール／HDL-コレステロール比が低く，血清HDL-コレステロールは高いことが示されている[16]。さらに，カナダ国のジェームス湾に住むクリー族は1日平均60gの魚を食べており，血漿中のHDLとEPAやDHAとの間に正の相関があり，EPA及びEPA＋DHAとトリグリセリドとの間には負の相関がある[17]。このように，魚介類に豊富なオメガ3脂肪酸の摂取は，血中のオメガ3脂肪酸及びHDL-コレステロールと正の相関を示し，トリグリセリドと負の相関を示すこと，また，血中のオメガ3脂肪酸レベルはHDL-コレステロールと正の，トリグリセリドと負の相関を示すことが知られている。

　このような調査研究の結果は，介入試験の結果とも非常に良く一致している。高リポタンパク血症患者に1日当りEPA3.2g，DHA2.2gを含む魚油を6週間与えた試験では，血漿中のトリグリセリドやVLDL-コレステロールが低下し，HDL-コレステロールが増加している[18]。また，冠動脈疾患患者にEPA5.4g，DHA3.6gを6週間与えた場合にも，血漿中のトリグリセリドの低下とHDL-コレステロールの若干の上昇が認められている[19]。さらに，1日当り1.8gまたは2.7gのEPAエチルエステルを動脈硬化・血栓性疾患患者に16週間与えると，血清中のトリグリセリド及びコレステロールが低下する[20]。魚油の濃縮物であるMaxEPAを初めの1年間はEPAとして3.6g，次の年から1.8gにして7年間摂取した介入試験でも，トリグリセリド及びコレステロールの低下とHDL-コレステロールの上昇が認められている（図2）[21]。なお，このとき，トリグリセリドや総コレステロールは高い人ほど低下しやすいことが観察されている。この他，高脂血症患者，閉経後の女性，高トリグリセリド血症の患者にオメガ3脂肪酸を与えたときも血清トリグリセリドが低下する[2]。また，急性心筋梗塞患者でも魚介類に豊富なオメガ3脂肪酸を4g摂取すると，トリグリセリド及び総コレステロールが低下し，HDL-コレステロールが上昇する[2]。

　これらのヒト試験の結果から，メタボリックシンドロームの危険因子となっている血中脂質においては，魚介類のオメガ3脂肪酸であるEPAやDHAを多めに摂取することによりトリグリセリドは低下し，HDL-コレステロールは増加すると考えられる。

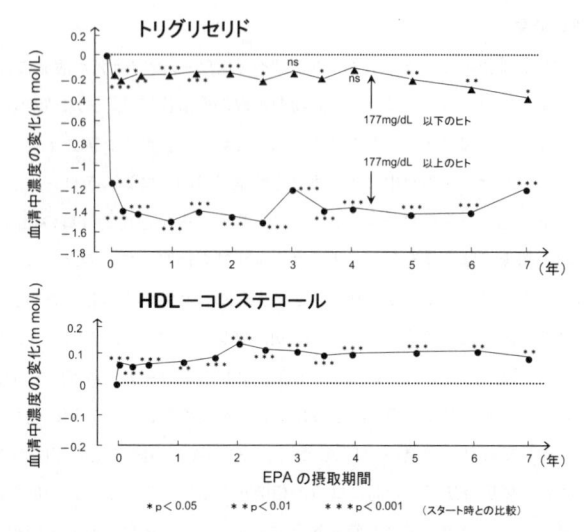

抗肥満食品・素材の開発と応用展開

図2　EPAの摂取による血清トリグリセリド及びHDL-コレステロールの変化[21]

5　血糖とオメガ3脂肪酸摂取

5.1　動物実験の結果

　糖尿病モデル動物を用いたオメガ3脂肪酸（特に魚油）摂取実験の多くで，血漿脂質の低下を伴う血糖の低下が示されている。20％の魚油食をSHRに14週間与えたとき，膵臓のβ細胞からのインスリンの分泌が高まり，耐糖能が改善する[22]。db/dbマウス（高インスリン血症を伴うインスリン非依存性糖尿病モデル動物）に20％魚油食を与えた場合，糖負荷試験のときの30分及び60分目の血糖値は低く，血漿インスリンレベルは高いことが報告[23]されている。また，KK-Ayマウス（インスリン非依存性糖尿病モデル動物）に0.5g/kg体重の投与量でDHAを単回経口投与すると，10時間後には血糖値が低下する。さらに，0.1g/kg体重で30日間連続経口投与した場合にも，血糖値の上昇が抑制されている[24]。また，このマウスに魚油食を摂取させると，体重には変化がなく，腹部の脂肪が少なくなり，レプチンのレベルが低下し，血糖値が低下することが認められている[25]。高ショ糖食で飼育したDahlラット（食塩過敏性）にEPAエチルエステルを16週間与えた場合にも，耐糖能試験時のインスリンや血糖の上昇が抑えられている[26]。WBN/Kobラットを用いても，EPAエチルエステルは用量作用的に血糖の上昇を抑制する[27]。さらに，23％の魚油を含む飼料でob/obマウスを12ヶ月間飼育した後，耐糖能試験を行ったところ，イン

第11章　オメガ3脂肪酸

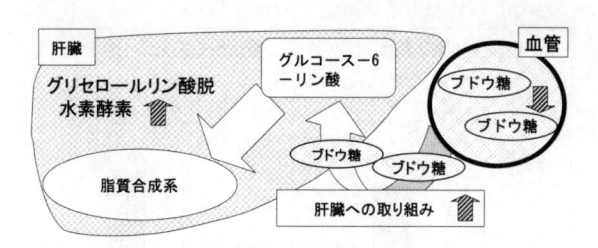

図3　魚油の摂取による血糖低下のメカニズム

スリンの分泌が増加し，細胞内への糖の取り込みが高まることが確かめられている[28]。これらの結果は，オメガ3脂肪酸摂取により膵臓β細胞からのインスリンの分泌が高まったり，インスリンの感受性を高めて，インスリン抵抗性が改善したことによると考えられる。

　一方，正常な動物の血糖に及ぼす魚油摂取の影響に関する研究は少ない。筆者らは，5％魚油食を16週間，Crlj:CD-1（正常マウス）に与え，血糖や血中脂質の変動を見たところ，特にリン脂質は摂取開始後早期に低下したが，血糖は8週目になって低下が認められている[29]。さらに，このメカニズムについて検討したところ，血中インスリン濃度の上昇は見られず，肝臓での糖からの脂質合成に関与する酵素活性が著しく上昇していることを明らかにしている[30]。このことから，魚油の摂取により，脂質の代謝が高まるが，脂質が不足しないようにするため，脂質合成が促進されると，その原料として血糖を使う必要が生じ，インスリンの感受性も高まっているものと考えられる（図3）。また，これらの動物実験の結果は，ヒトでもオメガ3脂肪酸（特に魚油）の摂取がヒトでも血糖の利用を高め，高血糖を予防・改善する可能性を示している。

5.2　ヒト試験の結果

　血糖とオメガ3脂肪酸の関係を調査した研究報告は見当たらない。しかし，耐糖能と魚食またはオメガ3脂肪酸摂取との関係については若干の研究例が見られる。非糖尿病の高齢者での調査によると，魚を食べないヒトよりも魚を食べるヒトは耐糖能異常の頻度が少ない[31]。また，アラスカのイヌイットの調査では，耐糖能異常を示したヒトでオメガ3や6系の脂肪酸の割合が少ないことがわかり，これはイヌイットの食生活が魚や海獣を食べる伝統食から欧米食へと変化したことに原因があるとされている[32]。

　糖尿病患者へのオメガ3脂肪酸（特に魚油）を用いた介入試験はいくつか行われている。その結果，オメガ3脂肪酸の摂取は糖尿病患者の脂質代謝を改善することが明らかにされている。しかし，インスリン非依存性糖尿病患者に1日当り3.6gのオメガ3脂肪酸を8週間与えたところ，逆に，血糖値や糖化ヘモグロビン（HbA1c）が上昇したとの結果が報告[33]されている。また，

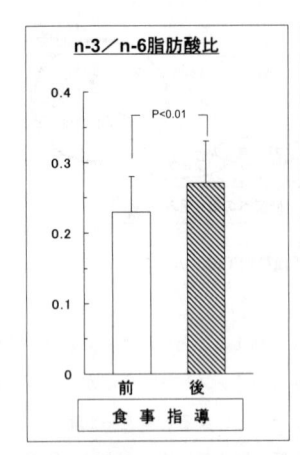

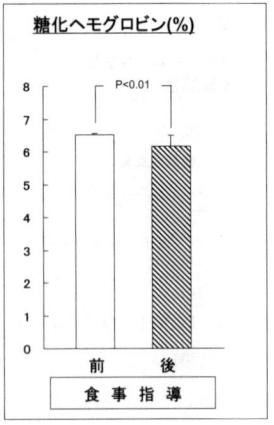

図4 日本人の糖尿病（NIDDM）患者の血清脂肪酸及び糖化ヘモグロビン（HbA1c）に及ぼす食事指導の影響[39]

同様の患者に，1日当り10gのMaxEPAを与えると，3週間後に血糖値が上がり，6週目には元に戻るとされている[34]。さらに，EPAエチルエステルを1日当り1.8gの摂取量で，8週間与えても魚油を1日当り10gとし，2週間与えても空腹時血糖は変化しないことが報告[35,36]されている。このように，糖尿病患者にオメガ3脂肪酸を与えても血糖値の低下は見られないとの報告が多い。しかし，これらの研究の大部分はオメガ3脂肪酸の摂取期間が2～8週間と短い。

一方，インスリン非依存性糖尿病患者にイワシ油2.4gとマツヨイグサの油4gを毎日4ヶ月間与えた場合には，血糖値やHbA1cなどの低下が認められている[37]。また，同様の患者に，魚を多く含む日本の伝統食を4ヶ月間摂取するような食事指導を行ったところ，オメガ3／オメガ6脂肪酸の比が上昇し，HbA1cが低下する（図4）[38]。さらに，1日当り0.6gのEPA+DHAを6週間摂取したところ，血圧や脂質代謝の改善とともに，糖代謝の改善が認められている[39]。

これらの研究報告から，オメガ3脂肪酸の血糖に及ぼす影響については，早く強く作用するものではなく，長期間の摂取により初めて，血糖低下効果が期待できるものと思われる。

6　おわりに

魚介類に豊富に含まれるオメガ3脂肪酸（特にEPAやDHA）には，血圧，トリグリセリド，血糖の低下効果や，HDL-コレステロールの上昇効果が期待でき，その多めの摂取はメタボリックシンドロームの予防や進行抑制に役立つ可能性が高いと思われる。現在のところ，日本人の場

第11章 オメガ3脂肪酸

合，どの程度の摂取を「多め」としたら良いのかということに対しての明確な基準はない。魚介類由来のオメガ3脂肪酸の摂取は，50歳代以上では20歳代に比べ2倍以上であり，1日当り2g以上の人も少なくない。平均してみると，日本人は1週間に4～5回の魚介類を摂取していると考えられている。この場合には，1日当りのEPA＋DHA量は1g程度となり，若干少なめと思われる。筆者の考えでは，1日当りのEPA＋DHA量は1.5～2.0gに増やすことが理想的で，「多め」ということになる。このためには，少なくとも1日1回の魚料理を摂取することをおすすめしたい。

　なお，メタボリックシンドロームにおけるバイオマーカーとして，本稿で述べたように，その危険因子の増減と関係がある血中のEPAやDHAレベルも有効と考えられる。さらに，オメガ3脂肪酸とオメガ6脂肪酸の比もバイオマーカーとして有効かもしれない。この点については，さらに多くのヒト試験を行い，その有効性を確認する必要があると思われる。

文　献

1) 文部科学省科学技術・学術審議会資源調査分科会，五訂増補日本食品標準成分表脂肪酸成分表編，p.140，国立印刷局（2005）
2) 鈴木平光，水産食品栄養学 ── 基礎からヒトへ ──，p.117，技報堂出版（2004）
3) D. Rousseau et al., *Mol. Cell. Biochem.*, **178**, 353（1998）
4) J-M. R. Frenoux et al., *J. Nutr.*, **131**, 39（2001）
5) A. Steiner et al., *J. Hypertens.*, **7**, S73（1989）
6) H. R. Knapp, G. A. FitzGerald, *N. Engl. J. Med.*, **320**, 1037（1989）
7) 西宮孝敏ほか，臨床と研究，**69**，2345（1992）
8) I. Toft et al., *Ann. Int. Med.*, **123**, 911（1995）
9) D. Prisco et al., *Thromb. Res.*, **91**, 105（1998）
10) J. A. Conquer, B. J. Holub, *J. Lipid Res.*, **39**, 286（1998）
11) 原健治，生理活性脂質EPA・DHAの生化学と応用，p.29，p.190，幸書房（1996）
12) H. Suzuki et al., *Fish. Sci.*, **61**(3), 525（1995）
13) P. Bjerregaard et al., *Eur. J. Clin. Nutr.*, **54**, 732（2000）
14) E. Dewailly et al., *Am. J. Clin. Nutr.*, **74**, 464（2001）
15) G. Bulliyya, *Clin. Nutr.*, **19**, 165（2000）
16) G. Bulliyya, *Asia Pac. J. Clin. Nutr.*, **11**, 104（2002）
17) E. Dewailly et al., *Am. J. Clin. Nutr.*, **76**, 85（2002）
18) M. L. Zucker et al., *Atherosclerosis*, **73**, 13（1988）
19) J. L. Vacek et al., *Biomed. Phermacother.*, **43**, 375（1989）

20) 五島雄一郎ほか，臨床医薬，**8**，1293（1992）
21) R. Saynor, T. Gillott, *Lipids*, **27**, 533（1992）
22) K. Ajiro et al., *Clin. Exp. Pharmacol. Physiol.*, **27**, 412（2000）
23) T. Miura et al., *J. Nutr. Sci. Vitaminol.*, **43**, 225（1997）
24) T. Shimura et al., *Biol. Pharmacol. Bull.*, **20**, 507（1997）
25) C. S. Hun et al., *Biochem. Biophys. Res. Commun.*, **259**, 85（1999）
26) Y. Mori et al., *Metabolism*, **48**, 1089（1999）
27) H. Nobukata et al., *ibid*, **49**, 912（2000）
28) P. A. Steerenberg et al., *Diabetes Nutr. Metab.*, **15**, 205（2002）
29) T. Higuchi et al., *Ann. Nutr. Metab.*, **50**, 147（2006）
30) 樋口智之ほか，脂質栄養学，**15**，156（2006）
31) E. J. Feskens et al., *Diabetes Care*, **14**, 935（1991）
32) S. O. Ebbesson et al., *Int. J. Circumpolar. Health*, **58**, 108（1999）
33) D. W. Dunstan et al., *Diabetes Care*, **20**, 913（1997）
34) T. J. Hendra et al., *ibid*, **13**, 821（1990）
35) H. T. Westerveld et al., *ibid*, **16**, 683（1993）
36) T. Pelikanova et al., *Ann. N. Y. Acad. Sci.*, **683**, 272（1993）
37) R. Takahashi et al., *Prostaglandins Leukot. Essent. Fatty Acids*, **49**, 569（1993）
38) T. Hasegawa, M. Oshima, *Diabetes Res. Clin. Pract.*, **46**, 115（1999）
39) S. Jain et al., *J. Assoc. Physicians India*, **50**, 1028（2002）

第12章　黒烏龍茶

木曽良信*

1　はじめに

　日本でウーロン茶が日常的に，広く親しまれるようになったのは缶入りウーロン茶が登場した1981年からで，現在は缶入り換算で60億本以上も飲まれており，赤ちゃんからお年寄りまで含め日本人1人あたり1年間に約10リットルを飲んでいる計算になる。

　もとより，緑茶も紅茶もウーロン茶も同じツバキ科の葉から作られるが，発酵の程度により大きく3つのグループに区分される。すなわち，茶葉を発酵させないで作る「不発酵茶」，茶葉を完全に発酵させて作る「完全発酵茶」，そして茶葉の発酵を絶妙なタイミングで止める「半発酵茶」である。緑茶は「不発酵茶」，紅茶は「完全発酵茶」，ウーロン茶は「半発酵茶」で，それぞれの特徴的な香り，味わいはこの製法によってもたらされる。そして，ウーロン茶に特徴的なウーロン茶重合ポリフェノール（Oolong Tea Polymerized Polyphenols: OTPP）もこの製法により生成される。

　ウーロン茶の故郷である中国では「ウーロン茶は余分な油を流す」といわれ，特に脂っこい食事にはウーロン茶が最適とされてきた。ウーロン茶の抗肥満効果については日本でも注目され，リパーゼ阻害にもとづく抗肥満作用があることが報告されている[1]。しかし，有効成分やメカニズムについては明らかにされていなかった。そこで，ウーロン茶に特徴的なポリフェノールであるOTPPのリパーゼ阻害作用および脂肪負荷後の血中トリグリセリド（TG）上昇抑制作用を見出し，さらにOTPPを強化したウーロン茶でヒトでの有効性を確認し，安全性も確認できたことから，特定保健用食品の表示許可申請を行い，許可が取得できたので特定保健用食品「黒烏龍茶」として2006年5月に発売を開始した。最終的に得られた許可表示は以下のとおりである。「本品は，脂肪の吸収を抑えるウーロン茶重合ポリフェノールの働きにより，食後の血中中性脂肪の上昇を抑えるので，脂肪の多い食事を摂りがちな方，血中中性脂肪が高めの方の食生活改善に役立ちます。」

　本章では，この黒烏龍茶の特定保健用食品表示許可取得に至るまでの研究成果について紹介する。

＊　Yoshinobu Kiso　サントリー㈱　健康科学研究所　所長

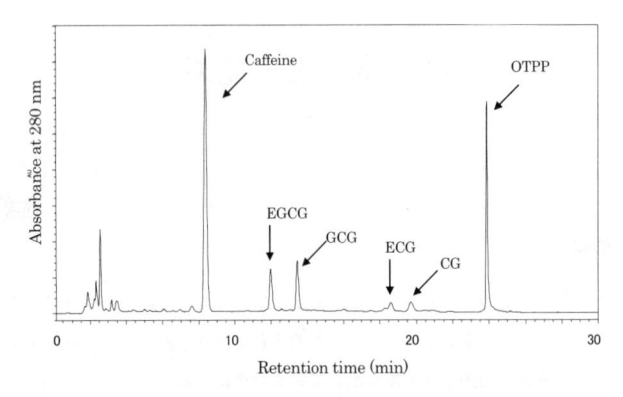

図1　ウーロン茶抽出物のHPLCクロマトグラム

カラム：TSKgel ODS-80TsQA（4.6φ×150mm），移動相：（A）10%アセトニトリル，0.05%トリフルオロ酢酸，（B）80%アセトニトリル，0.05%トリフルオロ酢酸，流速：1ml/分，グラジエントプログラム：B液濃度0％→0％（5分）→8％（11分）→10％（21分）→100％（22分）→100％（30分）
EGCG：エピガロカテキンガレート，GCG：ガロカテキンガレート，ECG：エピカテキンガレート，CG：カテキンガレート

2　ウーロン茶重合ポリフェノール（OTPP）のリパーゼ阻害作用

OTPPは図1に示すように，ウーロン茶抽出物に含まれる疎水性が高い画分であり，ゲルろ過分析によって，平均分子量が約2000であることが判明している。既報に従い[2]，リパーゼ阻害活性を測定した結果，OTPPのIC_{50}は0.28μg/mlとなり，ウーロン茶（IC_{50}：0.91μg/ml），緑茶（IC_{50}：1.28μg/ml）よりも強い活性を示した。また，ウーロンホモビスフラバン類などウーロン茶中のポリフェノール成分についてリパーゼ阻害活性を測定したところ，その分子内にガロイル基を有することが阻害活性と相関するという結果が得られたので，OTPPをタンナーゼ処理し，分子内のガロイル基を切断したところ，IC_{50}は1.38μg/mlに減少した。以上の結果より，OTPPの分子内に存在するガロイル基がリパーゼ阻害活性発現に寄与していることが示唆された[3]。

3　ウーロン茶重合ポリフェノール（OTPP）のマウス血漿トリグリセリド上昇抑制効果

C57BL/6Jマウス（7週齢，♂）にオリーブ油（5ml/kg）を経口投与し，同時に20%エタノールに懸濁したOTPPを投与して，血中TG濃度の経時変化を測定した。その結果，コントロール群では，オリーブ油投与4時間後をピークに血中TG濃度が上昇したが，OTPP（500mg/kg，

第12章　黒烏龍茶

1000mg/kg）の投与により用量依存的に血中TG上昇は有意に抑制されることが明らかとなった（図2）。

さらに，この作用メカニズムを解明する目的で，池田らの方法[4]に準じて胸管リンパ管瘻ラットを作製して検討を行った。すなわち，SD系雄性ラットに，ネンブタール麻酔下で胸管リンパ管と胃にカニューレ留置術を施し，被検物質とトリオレイン200mgを含む試験エマルジョン液を胃管より注入した。経時的にリンパ液を採取し，リンパ液中のTG量より，吸収量を算出した。その結果，図3に示したように，試験エマルジョン液投与6時間後のリンパ液中のTG量は，コ

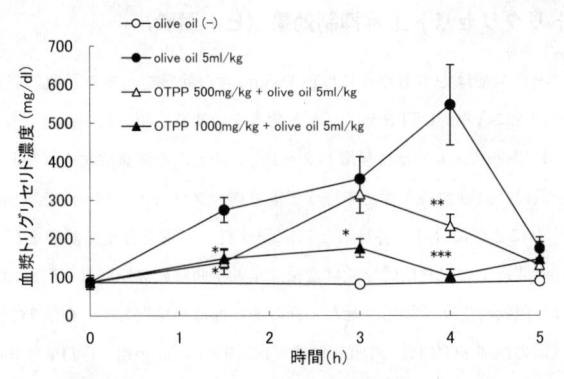

図2　ウーロン茶重合ポリフェノール（OTPP）のマウス血漿トリグリセリド上昇抑制効果
　　　***$p<0.005$, **$p<0.01$, *$p<0.001$（オリーブ油のみの投与群との比較）

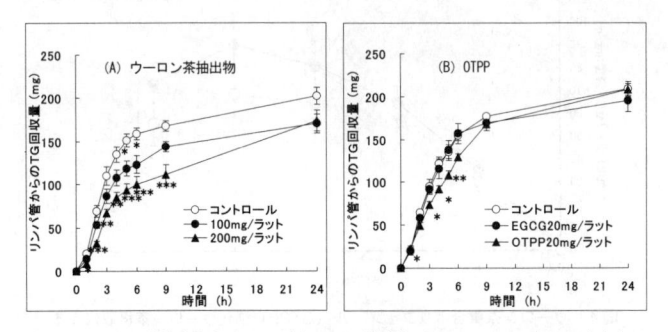

図3　ウーロン茶抽出物（A）およびウーロン茶重合ポリフェノール（OTPP）（B）の胸管リンパ管トリグリセリド量に及ぼす影響
　　　***$p<0.005$, **$p<0.01$, *$p<0.05$（コントロール群との比較）

ントロール群：79.5±3.5mg，ウーロン茶抽出物（100mg/ラット）投与群：61.6±5.1mg（p＜0.05vs. control），ウーロン茶抽出物（200mg/ラット）投与群：50.2±4.3mg（p＜0.001vs. control）となり，ウーロン茶抽出物は用量依存的に有意なTG吸収抑制作用を示した。また，OTPP（20mg/ラット）は有意にTG吸収を抑制し，その効果はエピガロカテキンガレート（EGCG，20mg/ラット）よりも強力であることが判明した。この効果はカフェインでは認められなかった[5]。

4 ウーロン茶重合ポリフェノール（OTPP）強化ウーロン茶摂取による血清トリグリセリド上昇抑制効果（ヒト試験）

OTPP強化ウーロン茶は1本あたりにOTPP68mg含む飲料を，また対照飲料にはカフェインとカテキン類を同等に含み，OTPPをほとんど含まない飲料を用いた。高脂肪食としては，市販のコーンクリームポタージュ200gに無塩バター19gを加えた液体試験食を調製した。試験は1週間の回復期間を設け，試験飲料を替えて行う二重盲検・クロスオーバー法で実施した。被験者の割り付けは無作為に2群に分け，各群ごとに試験飲料の順番を替えて試験を行った。試験当日は，前日より10時間以上の絶食期間を設けた後，早朝空腹時に高脂肪食と同時にOTPP強化ウーロン茶あるいは対照飲料1本を飲用させた。経時的に血液を採取して，血清TG値を測定した。

高脂肪食摂取前の血清TG値は，対照飲料群で142.9±15.6mg/dl，OTPP強化ウーロン茶群では143.7±18.6mg/dlで有意な差は認められなかった。対照飲料群の高脂肪摂取前からの推移は，

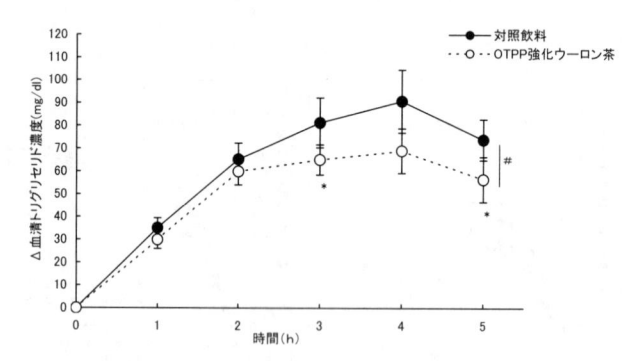

図4 ウーロン茶重合ポリフェノール（OTPP）強化ウーロン茶摂取による
　　 ヒト血清トリグリセリド上昇抑制効果（ヒト）
　　 mean ± SE, n = 20
　　 *p＜0.05（対応のあるt-検定），#p＜0.05（反復測定分散分析）

第12章 黒烏龍茶

高脂肪摂取4時間後に最大値90.7±13.8mg/dlを示し、5時間後において73.9±8.9mg/dlであった。これに対し、OTPP強化ウーロン茶群では4時間後に最大値69.0±9.8mg/dl、5時間後においても56.5±9.9mg/dlであった。また、高脂肪食摂取3時間後、5時間後において、OTPP強化ウーロン茶群に有意な低下（p＜0.05）が認められ、各時点におけるOTPP強化ウーロン茶群のΔTG値はそれぞれ80.1％、76.4％であった。また、ΔAUCにおいても、OTPP強化ウーロン茶群は有意に低値を示し（p＜0.05）、対照飲料群に比べて18.3％減少した（図4）[6]。

5　ウーロン茶重合ポリフェノール（OTPP）強化ウーロン茶摂取による便中脂肪排泄量の増加作用[7]（ヒト試験）

脂肪負荷後の血中TG上昇を抑制するメカニズムとしては、食事性脂肪の小腸での吸収抑制作用や脂肪の代謝亢進作用が考えられる。OTPP強化ウーロン茶は、ヒトにおいて脂肪負荷後の血中カイロミクロン上昇抑制作用を有し、強化成分のOTPPには*in vitro*でのリパーゼ阻害活性および動物でのリンパ管からの脂肪吸収抑制作用が確認されていることから、食事性脂肪の小腸での吸収抑制作用により効果を発現している可能性がある。そこで、OTPP強化ウーロン茶の脂肪負荷後の血中TG上昇抑制作用が、消化管内での脂肪吸収抑制作用によるものであるかどうかについて、より確実に検証するために、ヒトの便中脂肪排泄量に及ぼす影響を検討した。

健常成人（14名、便に関する測定は12名）を対象として、単盲検クロスオーバー継続摂取試験（10日間×2回）を行った。OTPP強化ウーロン茶（OTPP　68mg含有）を毎食時に1本ずつ摂取させた結果、便中の脂肪総排泄量が有意に増加したことより、食事性脂肪の吸収が抑制されることが確認された（図5）。また、OTPP強化ウーロン茶10日間摂取後の血清TG値が有意に低下した。

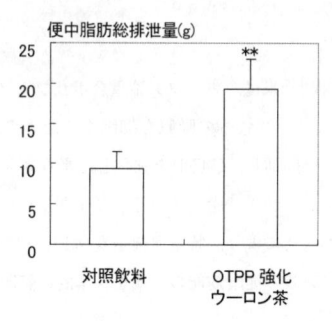

図5　ウーロン茶重合ポリフェノール（OTPP）強化ウーロン茶摂取による便中脂肪排泄量の増加作用（ヒト試験）
mean ± SE, n = 12　**p＜0.01（t-検定）

6 ウーロン茶重合ポリフェノール（OTPP）強化ウーロン茶による過剰量継続摂取試験（ヒト試験）

我が国におけるウーロン茶飲用の歴史は明治時代に遡るが、広く国民に普及し始めたのは1981年の缶入りウーロン茶の発売以降である。その後、消費量は年々増加しつづけ、2002年には年間生産量が約122万kl（1杯200ml換算で約61億杯分）に達し、清涼飲料分野においては緑茶に次ぐ市場規模に成長している。このように、ウーロン茶は日本人の嗜好によく適合し、日常生活に深く浸透していることから、我が国における食経験は十分にあると考えられる。関与成分OTPPはウーロン茶中に含まれる成分であることから、ウーロン茶同様の食経験が示唆され、安全性を危惧する必要性はないと考えられる。

また、OTPPの安全性は、変異原性試験ならびに動物を用いた急性毒性試験、28日間反復経口投与毒性試験により、異常が認められないことが確認されている。

ヒトを対象とした試験では、健常成人または血清TG値が高めの方に対する摂取試験において、有害事象は認められていないが、健常成人を対象とした4週間にわたる過剰量（1.5l/日）摂取試験により、さらにその安全性を確認した。

健常成人（42名）を対象に、有効性が確認された1回摂取量の6倍量にあたる1,500mlを毎日4週間摂取させる過剰摂取試験（群間並行・二重盲検法）を実施した。その結果、OTPP強化ウーロン茶群の理学所見において異常な変動はみられなかった。また、血液検査および尿検査では、統計学的に有意な変動がいくつか観察されたが、いずれも基準値内の変動で臨床上問題となる変動は認めなかった。不整脈、めまい、不眠などの茶に起因すると思われる有害事象は認められず、OTPP強化ウーロン茶の過剰摂取時の安全性を確認した。

7 おわりに

ウーロン茶の中性脂肪吸収抑制効果は、ウーロン茶重合ポリフェノール（OTPP）がリパーゼ阻害を示すことにより、脂肪のリンパ管への吸収を抑制するためであることが示唆された。また、OTPPはマウスの脂肪吸収を抑制し、OTPPを強化した黒烏龍茶は高脂肪食負荷時の健常人に対しても脂肪吸収を抑制したことから、脂肪を多く取りすぎる現代人にとって安全で有用な飲料であると位置付けられる。本研究により、特定保健用食品「黒烏龍茶」が開発できたとともに、古くから伝承されてきたウーロン茶の健康効能の一端を科学的に証明できたと考えている。

第12章　黒烏龍茶

文　　献

1) L. K. Han *et al.*, *Int. J. Obesity*, **23**, 98 (1999)
2) H. Kurihara *et al.*, *Biol. Pharm. Bull.*, **26**, 383 (2003)
3) M. Nakai *et al.*, *J. Agric. Food Chem.*, **53**, 4592 (2005)
4) 池田郁男, 食品機能研究法, pp.157-160, 光琳 (2000)
5) 小野佳子ほか, 第25回日本肥満学会抄録集, p.182 (2004)
6) 原祐司ほか, 薬理と治療, **32**, 335-342 (2004)
7) T. F. Hsu *et al.*, *Eur. J. Clinic. Nutri.*, **60**, 1330 (2006)

第13章　茶の抗肥満作用

渡邊浩幸*

1　はじめに

　日本肥満学会では，「肥満とは脂肪組織が過剰に蓄積した状態」と定義しており，その判定基準としてBMI（Body Mass Index：体重kg÷身長m÷身長m）25以上を肥満と判定している[1]。また2005年4月わが国におけるメタボリックシンドロームの診断基準が定められ，内臓脂肪蓄積がその成因基盤として主要な役割を担っていることが明記された[2]。平成16年の厚生労働省国民健康・栄養調査結果[3]によると，BMI 25以上の肥満者の割合は30～60歳代男性，60歳代女性の約3割であり，またメタボリックシンドロームが強く疑われる者と予備軍と考えられる者を併せた割合は，男女とも40歳以上で特に高く，40～74歳でみると男性の2人に1人，女性の5人に1人であることが報告されている。

　このような肥満に効果のある素材として，幅広い食品の素材探索が行われた。脂質代謝に関する*in vitro*, *in vivo*の評価系を用いた探索の結果，緑茶に含まれるポリフェノールの一つである，茶カテキンが体脂肪低減作用を有することが確認された。

　本稿では，茶カテキンの抗肥満作用の効果と機序についてヒトと動物の結果を中心に概説する。

2　茶カテキン

　お茶には，カフェイン，サポニン，ビタミン，テアニン等の様々な生理活性成分が含まれ，様々な効用に関与する可能性が報告されている。茶カテキンもお茶に含まれる生理活性成分の一つであり，現在までに，抗菌作用，抗ウイルス作用，抗癌作用，血圧上昇抑制作用，抗糖尿病作用，抗アレルギー作用，抗炎症作用，脂質代謝改善作用等の多数の作用に関して報告されている[4]。茶カテキンは，カテキン，エピカテキン，ガロカテキン，エピガロカテキン，カテキンガレート，エピカテキンガレート，ガロカテキンガレート，エピガロカテキンガレートの混合物であり，茶葉中の含有量は，乾燥重量の10～18％にも及ぶ[4]。

---

*　Hiroyuki Watanabe　高知女子大学　生活科学部　健康栄養学科　教授

3　茶の飲用経験

　お茶の飲用に関しては，中国を中心に2000年以上の歴史があり，日本においても「日本後紀」に，815年，嵯峨天皇に茶が献じられたことが記載されており，1000年以上の歴史があるとされている[4]。茶カテキンにはお茶の飲用を通して，極めて長期に亘る食経験がある。現在，世界では年間300万トンの茶が生産・消費されている。小國は疫学調査の結果から，静岡県の緑茶生産地の住民の多くは，1日1〜1.5gの茶カテキンを摂取している可能性を報告している[5]。

4　ヒトにおける体脂肪低減作用

　茶カテキン摂取量と体脂肪低減作用（臍部CT撮影による腹部断層写真の画像解析による腹部脂肪面積の低下）に関する検討が行われ，1日当たりの茶カテキン摂取量が100mg程度では体脂肪の低減は認められず，500mgを超える茶カテキンの継続摂取により，初めて体脂肪の低減が認められることが報告された[6]。

　土田らは，BMIが24〜30の30〜62歳の男性43名（平均BMI 26.5，平均年齢42.1歳），および43〜65歳の閉経後女性37名（平均BMI 25.9，平均年齢54.8歳）を対象に試験を行った[7]。本試験では，2週間の観察期間後，コントロール飲料（コントロール群：茶カテキン126mg/340ml）またはカテキン飲料（茶カテキン摂取群：茶カテキン588mg/340ml）を1日1本，12週間にわたり摂取し，4週毎に体重，ウエストサイズなど身体計測，0及び12週目にCTによる体脂肪量の計測を行うとともに，血液生化学検査，血液一般検査，尿検査，問診を行った。その結果，体重変化がコントロール群で0.44kgの減少であったのに対して，茶カテキン摂取群では1.69kgの減少が認められ，両群間に統計的有意差のあることが示された（図1）。体脂肪量に関しても同様の傾向を示し，コントロール群，茶カテキン摂取群のそれぞれで，腹部内臓脂肪面積で，$+0.29cm^2$，$-8.71cm^2$，腹部皮下脂肪面積で，$-2.15cm^2$，$-17.66cm^2$，内臓脂肪面積と皮下脂肪面積を合計した腹部総脂肪面積では，$-1.86cm^2$，$-26.37cm^2$と，いずれにおいてもコントロール群に対する茶カテキン摂取群の有意な低下を示した（図2）。また，この際，血液生化学検査，血液一般検査の各項目に関して，両群間に有意差が認められず，尿検査，問診においても問題となる所見が認められなかった。この試験では，更に，両群の飲料の飲用中止後12週間にわたる経時変化を観察しており，体重は徐々に初期値に近づくものの，無理なダイエットの際などに観察される，初期値を上回って体重が増加する現象，いわゆるリバウンドは観察されていない（図1）。ヒトにおける体脂肪低減作用に関しては，上述の報告を含め，現在までに700名以上での検討がなされており，いずれも再現性良く，その作用が確認されている。

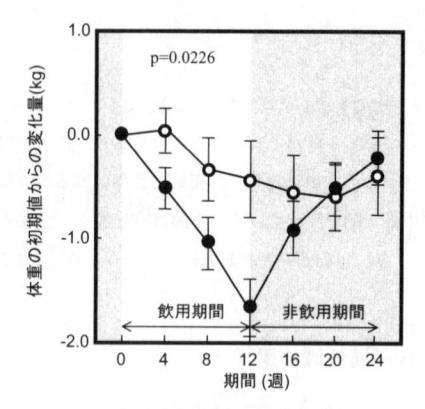

図1 ヒトにおける茶カテキン飲料の継続摂取による体重への影響
○：コントロール群 n＝41，●：茶カテキン摂取群 n＝39，
コントロール群と茶カテキン摂取群との有意差p＝0.0226（ANOVA）

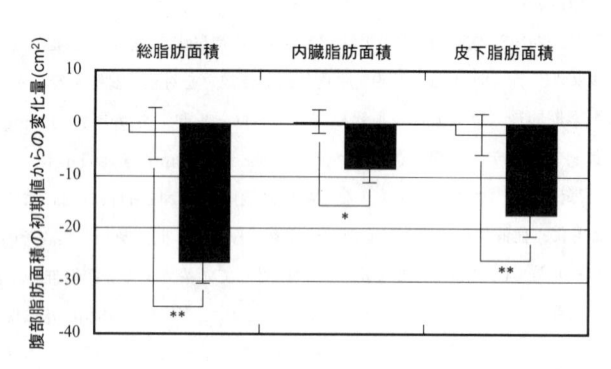

図2 ヒトにおける茶カテキン飲料の12週間摂取による腹部脂肪量への影響
□：コントロール群 n＝41，■：茶カテキン摂取群 n＝39，
コントロール群との有意差（t検定）：$p<0.05$（*），$p<0.01$（**）

5 どのようなヒトに有効か

20〜65歳の肥満男女226名の試験において，試験前のCTによる腹部脂肪面積に対して，茶カテキン12週間摂取後の変化量が有意に負の相関関係にあることが示された（図3）[8]。また，BMIが22.0以上の女性16名（平均BMI 25.2）および22未満の女性24名（平均BMI 20.7）を対象とし

第13章 茶の抗肥満作用

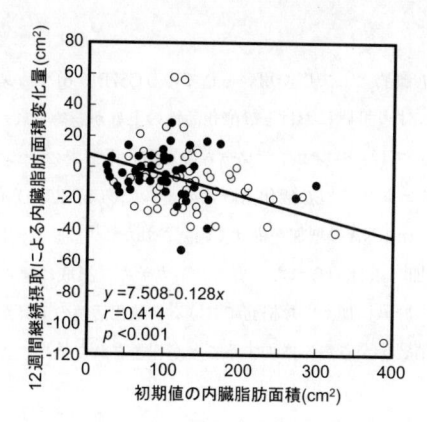

$y = 7.508 - 0.128x$
$r = 0.414$
$p < 0.001$

図3 茶カテキン摂取前の腹部脂肪面積と12週間継続摂取後の変化量の相関
茶カテキン摂取群（n＝107）のCTによる腹部内臓脂肪面積の初期値と
12週間継続摂取後の変化量をプロット。
○：男性　n＝54，●：女性　n＝53

た試験結果から，BMIが22.0以上の女性では，茶カテキン摂取群で初期値およびコントロール群に対する有意な体脂肪量の低下を認めたのに対して，BMIが22.0未満の女性では，初期値に対しても，コントロール群に対しても，茶カテキン摂取群での体脂肪量の有意な低下が認められなかったことが報告されている[9]。

　これらの結果は，茶カテキンの継続摂取による体脂肪低減効果はある程度腹部脂肪面積が大きい，あるいはBMIの高いヒトでなければ認められないこと，言い換えれば，腹部脂肪面積やBMIの小さいヒトではその体脂肪が必要以上に低減する危険性の少ないことを示唆している。食品は，医薬品と異なり使用者を限定することが困難である。そのため，上記試験の結果は食品素材としての茶カテキンの優れた一面を示していると考えられる。

6　どのようなメカニズムか

　茶カテキンによるこのような体脂肪低減効果は，どのようなメカニズムにより発現するのか，茶カテキンがエネルギー消費に及ぼす影響について動物およびヒトで試験がいくつか行われている。

抗肥満食品・素材の開発と応用展開

6.1 動物試験結果

食餌誘導性肥満モデル動物として広く用いられているC57BL/6Jマウスを用いて検討を行った結果、茶カテキン摂取により肝臓におけるβ酸化活性の上昇が認められた[10]。β酸化活性の上昇が認められた肝臓においては、ペルオキシソームのβ酸化系酵素の一つであるACO（acyl-CoA oxidase）およびミトコンドリアのβ酸化系酵素の一つであるMCAD（medium-chain acyl-CoA dehydrogenase）のmRNAの増加が併せて確認された[10,11]。また、脂質燃焼量の増加[12~14]、エネルギー消費量の増加[13]も認められた。更に、茶カテキン摂取に運動習慣（走行運動、遊泳運動）を併用した結果、肝臓に加えて骨格筋におけるβ酸化活性の上昇が認められ[14~16]、脂質燃焼量およびエネルギー消費量がさらに増加することが報告された[14,16]。

6.2 ヒト試験結果

ヒトのエネルギー消費に関する試験においては、BMIが22~27の男性12名を対象とした試験結果が報告されている[17]。この試験では茶カテキン592.9mg/350mlの飲料（高カテキン摂取群）または茶カテキン77.7mg/350mlの飲料（低カテキン摂取群）を1日1本、12週間にわたり摂取させ、4週目、8週目、12週目に身体測定および安定同位体投与後の呼気分析試験が行われた。その結果、高カテキン摂取群の食事性脂質燃焼量は摂取期間に従って段階的に増大し、4週目および12週目で低カテキン摂取群に対して有意差が認められた（図4）。また、試験食摂取後8時間に上昇した酸素消費量は、低カテキン摂取群に比べて、高カテキン摂取群で8週目、12週目に有意に高い値が示された（図5）。これらの結果は、茶カテキンの長期摂取が食事性脂質の燃焼

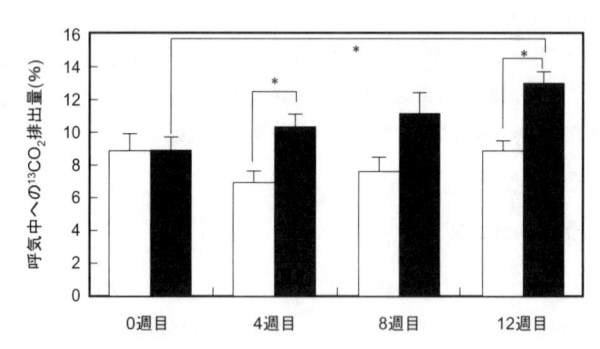

図4　茶カテキン継続摂取による食事性脂質燃焼量（呼気中$^{13}CO_2$排出量）の経時変化

試験飲料を12週間継続摂取し、4週ごとに^{13}Cでラベルした脂質を一定量食事に混入し摂取。食後の呼気分析により呼気CO_2に含有する$^{13}CO_2$の比率を定量して、食事性脂質燃焼量を計測した。
＊：$p<0.05$、□：低カテキン摂取群（n=6）、■：高カテキン摂取群（n=6）

性を上昇させ，食事誘発性体熱産生（Diet-induced thermogenesis, DIT）を増大させることを示唆している。この試験からは，試験飲料摂取前の腹部内臓脂肪量と食事誘発性体熱産生に負の相関関係が認められ（図6-1），高カテキン摂取群においては，試験期間中の食事誘発性体熱産生増加分と，試験開始時の腹部内臓脂肪量は高い正の相関が認められた（図6-2）。すなわち，腹部内臓脂肪量が多いほど茶カテキン摂取による食事誘発性体熱産生の亢進が強く起こったものと推測された。このことは腹部脂肪量が多い，またはBMIが高い被験者ほどカテキン摂取による体脂肪低減効果が高いという前述の検討結果（図2，図3）を，エネルギー代謝の側面から支持するものである。

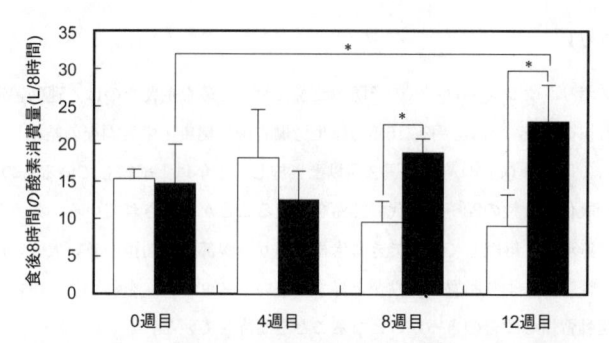

図5　茶カテキン継続摂取による食後8時間の酸素消費量の経時変化
試験飲料を12週間継続摂取し，4週ごとに食後8時間の呼気分析により酸素消費量を定量して，食事誘発性体熱産生を計測した。
＊：$p<0.05$，□：低カテキン摂取群（n＝6），■：高カテキン摂取群（n＝6）

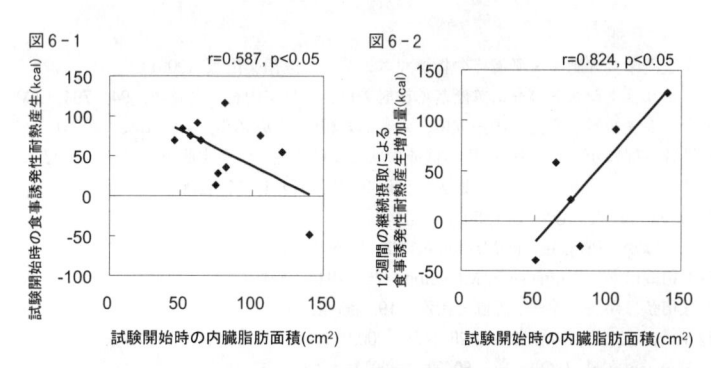

図6　茶カテキン継続摂取による食事誘発性体熱産生と内臓脂肪量との関係

更に，運動習慣を付与することによるエネルギー消費が調べられた。平均BMI 23.8の男性14名を対象として，茶カテキン570.4mg/500mlの飲料（カテキン群），または茶カテキンを含まない飲料0 mg/500ml（コントロール群）を1日1本8週間にわたり摂取させた。摂取期間中，5 km/hの速さで30分間のトレッドミル運動（歩行運動）を週3回の頻度で負荷した結果，安静時および軽運動時（5 km/h, 30分間のトレッドミル運動）の脂質燃焼量が有意に増加した[18]。以上の知見から，茶カテキンの継続摂取による脂肪低減作用は，肝臓や筋肉における脂質代謝の活性化をメカニズムの一つとし，食事性脂質の燃焼性増加，安静時・軽運動時の脂質燃焼性の増加，食事誘発性体熱産生の増加など，エネルギーへの脂肪の消費亢進によるものと考えられる。

7　おわりに

肥満やメタボリックシンドロームの予防，改善において最も重要なのは，運動習慣や食生活といった生活習慣の改善である。平成16年の厚生労働省国民健康・栄養調査の結果[3]では，運動習慣のある者（1回30分以上の運動を週2回以上実施し，1年以上継続しているもの）の割合は，男性の20～50歳代，女性の20～40歳代で25％を下回ることが報告されている。茶カテキンは，日常生活の中で無理なく継続して摂取できる素材であり，腹部脂肪面積が多い大きいほど脂肪の低減量が多く，軽運動により脂質燃焼性が上昇するというメカニズムをもつことから，茶カテキンが食生活や運動習慣の改善のきっかけとなることを期待している。

文　　献

1) 日本肥満学会，肥満・肥満症の指導マニュアル，医歯薬出版（2001）
2) メタボリックシンドローム診断基準検討委員会，日本内科学会雑誌，**94**，794（2005）
3) 健康・栄養情報研究会，国民健康・栄養調査報告 平成16年，第一出版（2006）
4) 村松敬一郎ほか，茶の機能 生体機能の新たな可能性，学会出版センター（2002）
5) 小國伊太郎，静岡県立大学短期大学部研究紀要，**14-1**，77（2000）
6) T. Nagao et al., J. Oleo Sci., **50**, 717（2001）
7) 土田隆ほか，Progress in Medicine, **22**, 2189（2002）
8) 高妻和哉ほか，Progress in Medicine, **25**, 1945（2005）
9) 大塚和弘ほか，栄養——評価と治療，**19**, 365（2003）
10) T. Murase et al., Int. J. Obes., **26**, 1459（2002）
11) T. Murase et al., J. Oleo Sci., **50**, 711（2001）

12) K. Onizawa *et al.*, *J. Oleo Sci.*, **50**, 657 (2001)
13) N. Osaki *et al.*, *J. Oleo Sci.*, **50**, 677 (2001)
14) A. Shimotoyodome *et al.*, *Med. Sci. Sports Exerc.*, **37**, 1884 (2005)
15) T. Murase *et al.*, *Am. J. Physiol. Regul. Intergr. Comp. Physiol.*, **288**, 718 (2005)
16) T. Murase *et al.*, *Int. J. Obes.*, **30**, 561 (2006)
17) U. Harada *et al.*, *J. Health Sci.*, **51**, 248 (2005)
18) N. Ota *et al.*, *J. Health Sci.*, **51**, 233 (2005)

第14章　カカオ豆成分の生理作用

宮澤陽夫[*]

1　はじめに

　近年，カカオ豆成分の生理作用に関する研究が進み，カカオ豆テオブロミンやリグニンによる抗肥満，ポリフェノールの抗酸化作用が報告されている。こうした健康機能の解析は，カカオ豆や，これを原料とするチョコレートなどの種々の加工食品に，新たな付加価値を創出するものとして注目される。本章では，古来は不老長寿の薬として珍重されてきたカカオ豆の歴史をはじめに概説する。次に，カカオ豆の生理作用について述べ，終わりにカカオ豆の脂質成分に着目した新規生理作用の探索に関する著者らの取り組みを紹介する。

2　カカオ豆の歴史

　カカオ（テオブロマ・カカオ，*Theobroma cacao*）の歴史は古く，古代マヤ文明やアステカ文明まで遡る[1,2]。紀元前1100年頃の初期マヤ遺跡のクエリョ（ベリーズ）からカカオ外皮が発掘されるなど，種々の土器，壁画，石碑からマヤやアステカ文明期にカカオが栽培されていたことがうかがえる。学名の一部である「テオブロマ」とは，ギリシャ語で"神様の食べ物"という意味で，メキシコのアステカ族の神話に由来するという。当時，カカオは「カカオトル」と呼ばれ，木や花よりもその果実の中の豆（種子）が珍重された。カカオ豆をすりつぶし，スパイスを加えたものが「ショコラトル」であり，マヤやアステカの王侯たちに不老長寿の薬として飲まれていた。特にアステカの王モンテスマはショコラトルが好物で，黄金のカップで1日に50杯も飲んでいたという。この「ショコラトル」がチョコレートの語源であり，甘くない飲み物であった。カカオは大変な高級品で，カカオ豆は貨幣の代わりにもなり，例えば，七面鳥はカカオ豆200粒，ウサギはカカオ豆10粒，カボチャはカカオ豆4粒，トマトはカカオ豆1粒と交換されていた。

　16世紀になると，薬効のある飲料としてヨーロッパへ伝わり，スペインのトリニダードで最初のカカオ豆のプランテーションが始まるなどして，ショコラトルの呼び名はチョコレートに変わり，甘くおいしい飲み物になった。その後，中南米，東南アジア，西アフリカへ拡がった。日本

---

　[*]　Teruo Miyazawa　東北大学　大学院農学研究科　教授

第14章　カカオ豆成分の生理作用

図1　カカオポッドとカカオ豆

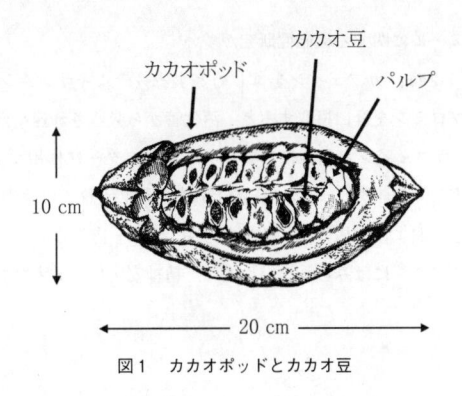

で初めてチョコレートを口にしたのは，1617年に仙台藩主の伊達政宗の密命でスペインに渡った支倉常長ら一行と考えられている。今日のように，世界中の人々に親しまれている食べるチョコレート（板チョコ）が誕生したのは，今からわずか約150年前のことである。

　現在，カカオは赤道の南北緯20度以内，年間平均気温27℃以上の高温・多湿な地方で栽培され，主な栽培地域は西アフリカ，東南アジア，中南米である。カカオ樹は常緑樹であるが，年間を通じて落葉し，半日陰を好むため，直射日光にさらされて過度に水分が蒸発されないように栽培される。生長すると，木の高さは7～10m，幹の太さは10～20cmになる。特徴として，他の木と異なり，枝のみでなく幹にも花が咲き，果実（カカオポッド）となる（図1）。カカオポッドは20cmほどのラグビーボールのような形で，この中に白いパルプ質の果肉に包まれたカカオ豆（種子）が30～40粒入っている。カカオ豆は地域によって様々な品種があるが，クリオロ種，フォラステロ種，トリニタリオ種が栽培カカオの源流といわれる。

　カカオ豆を砕いて，皮と胚芽を除いてすりつぶすと，カカオマスになる。カカオマスは主に脂肪分からなり，これをココアバターという。カカオマスに砂糖や粉乳を入れ，ココアバターを加えたものがミルクチョコレートであり，粉乳を入れないものがブラックチョコレートである。チョコレートメーカーは，カカオ豆の品種を選択・ブレンドし，製品の特徴を出している。

3　カカオ豆成分の機能性

　カカオマスの成分はガーナ産を一例にとると，脂質54.5%，糖質6.5%，タンパク質11.6%，ポリフェノール3.3%，水分1.0%，食物繊維17.2%（リグニン9.4%を含む），灰分3.2%，有機酸1.5%，テオブロミン1.3%，カフェイン0.1%などである[3]。これらの中で，テオブロミン，

リグニン，ポリフェノールに関する機能性研究が多い[4~6]。

カカオ豆テオブロミンは，カフェインをはじめとするメチルキサンチン誘導体の一種である（図2）。ヒトがテオブロミンを経口摂取すると，消化管から吸収され速やかに（4時間程度）最大血中濃度に達し[7]，カフェインと同様にアデノシンレセプターに作用する[8]。また，ホスフォジエステラーゼを阻害し，サイクリックAMPの上昇を惹起し，種々の薬理効果（心拍数の増加，血管拡張，気管支拡張，および利尿作用）をもたらす[9~11]。一方，カフェインに特徴的な中枢神経興奮作用は，テオブロミンにはみられない。逆に，精神安定化にテオブロミンが関与するとい

テオブロミン (theobromine)　リグニン (lignin)　プロトカテキュ酸 (protocatechuic acid)

フロログルシノール (phloroglucinol)　バニリン酸 (vanillic acid)　カフェ酸 (caffeic acid)　エピカテキン (epicatechin)

クロバミド (clovamide)　シアニジン (cyanidin)

ケルセチン (quercetin)　プロシアニジン (procyanidin B1)

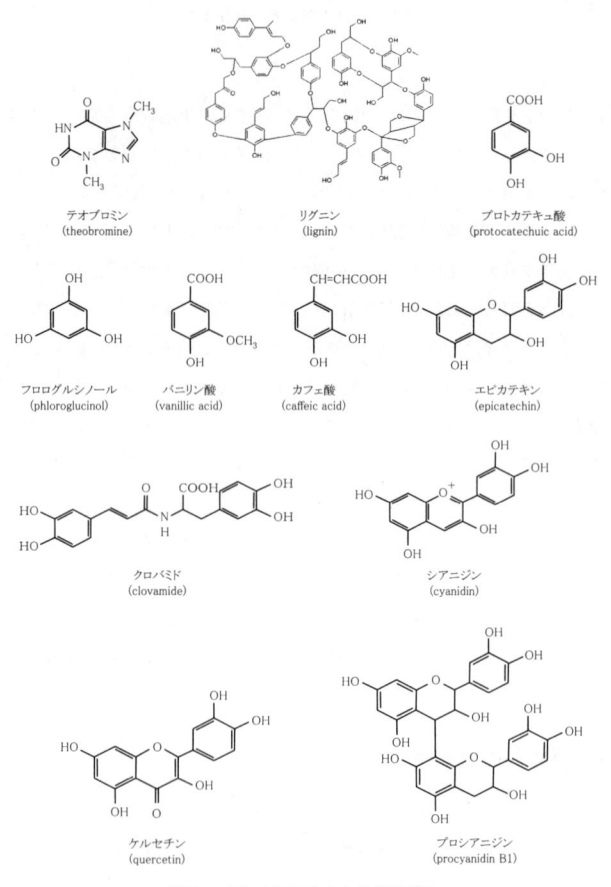

図2　カカオ豆に含まれる機能成分

第14章 カカオ豆成分の生理作用

う報告があり，興味深い[12]。また，テオブロミンは，カフェインと同様に，脂肪分解作用を示し，抗肥満効果が期待される[13, 14]。

カカオ豆は，通常の食品にはあまり含まれていないリグニン（食物繊維，図2）を多く含む。リグニンは，コレステロール吸収に重要なファクターであるコレステロールと胆汁酸のミセル形成を阻害する。このため，リグニンの摂取により，血中コレステロールの上昇が抑制される[15～17]。また，リグニンは，他の食物繊維と同様に，消化に時間を要する。したがって，糖質の吸収を遅らせ，血糖値の急激な上昇を防ぎ，糖尿病や肥満の予防につながると考えられている[18, 19]。また，便秘の解消や，免疫機能を強化する働きも知られる[20～22]。

カカオ豆はポリフェノール（主にカテキン類，図2）を多く含む。例えば，ドイツでは，日常摂取しているカテキン類の内，約20％がチョコレート由来のものであるとされる。しかし，カカオ豆ポリフェノールの種類と精密構造は，不明な点が多い。これまでの研究から，カカオ豆には，単純フェノール類であるプロトカテキュ酸，フロログルシノール，バニリン酸，カフェ酸，クロバミド，フラボノイド類としてエピカテキン，ケルセチン，シアニジンおよびこれらの配糖体，またカテキンの重合物であるダイマーからデカマーまでのプロシアニジン類が報告されている（図2）[23, 24]。これらカカオ豆ポリフェノールの生理機能は，抗酸化作用に基づくものが多く，油脂の変敗抑制，ミクロソームや赤血球膜などの生体膜脂質過酸化の抑制，動脈硬化などの疾病動物の病状改善などが挙げられる[25～28]。抗酸化以外では，ヘテロサイクリックアミンに対する抗変異原性や，脂質代謝改善が報告されている[29]。カカオ豆ポリフェノールの吸収代謝については，主成分のエピカテキンの体内動態研究があり，例えば，チョコレートの経口摂取によるエピカテキンのヒト血中への移行が報告されている[30]。しかし，エピカテキン以外の他のポリフェノール成分の吸収代謝は不明な点が多く，この解明が待たれる。

他のカカオ豆成分の生理作用として，チョコレート摂取による運動能力の向上（ダッシュに要する時間の短縮）が報告されている[31]。運動時の注意力や集中力に関わる脳波変化の解析から，チョコレートの香り成分であるフェニルアセトアルデヒドが有効成分と考えられている。また，カカオ豆ミネラルによる神経や筋肉の機能維持，カカオ豆焙煎成分のメラノイジンによる血中コレステロール低下作用，フェニレチルアミンによる精神安定効果が知られる。

上記のカカオ豆の生理作用は，試験管（*in vitro*）試験や動物実験で得られた知見に基づくものが多い。今後は，カカオ豆成分の遺伝子発現やタンパク質発現に及ぼす影響評価を行うなどして作用メカニズムを解析し，カカオ豆成分の動物体内における吸収代謝および安全性を評価して，ヒト試験で効能を明確にすることが望まれる。

抗肥満食品・素材の開発と応用展開

4　カカオ豆脂質の新規機能性の探索

上述したように，カカオ豆成分の健康機能が明らかになりつつある。しかし，カカオ豆の主成分である脂質の化学構造に関する報告は少なく，生体内における機能性についてもほとんど明らかにされていない。そこで著者らは，カカオのニブ（胚乳）とハスク（外殻）について，脂質含量と脂質組成を分析し，カカオ豆脂質の生理作用解明の一助として，ヒト皮膚細胞へ与える影響を検討した。

脂質分析の結果，カカオニブの脂質含量は60％，カカオハスクの脂質含量は7％であり，中性脂質，リン脂質，糖脂質の比は，カカオニブで98：1：1，カカオハスクは87：2：11であった。カカオニブとハスクともに，中性脂質はトリアシルグリセロールが主成分で，リン脂質はホスファチジルコリンとホスファチジルエタノールアミンであった（図3）。糖脂質としてアシルステリルグリコシドやステリルグリコシド，セレブロシドが検出された。

このようにカカオニブとハスクに種々の脂質成分を認めたため，カカオ豆脂質の新規機能性の探索として，培養細胞試験で皮膚細胞への影響を検討した。粉砕したカカオニブあるいはハスクから総脂質を抽出し，濃縮，乾固後，ケイ酸カラムクロマトグラフィーに供し，中性脂質（クロロホルム画分），糖脂質（アセトン画分），リン脂質（メタノール画分）に分画し，細胞実験の試

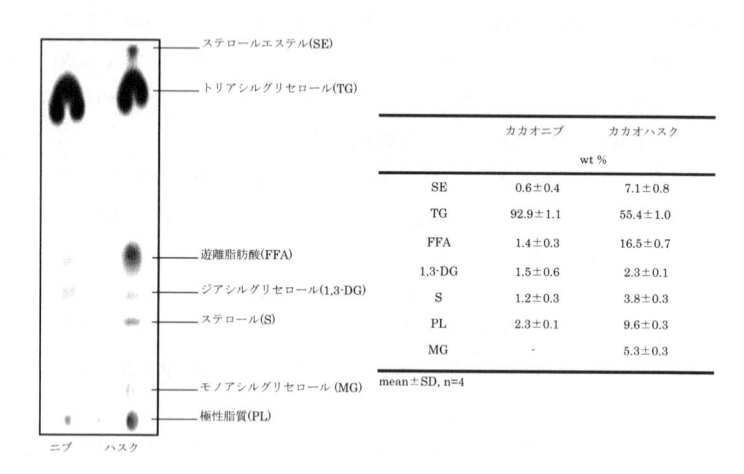

	カカオニブ	カカオハスク
	wt %	
SE	0.6±0.4	7.1±0.8
TG	92.9±1.1	55.4±1.0
FFA	1.4±0.3	16.5±0.7
1,3-DG	1.5±0.6	2.3±0.1
S	1.2±0.3	3.8±0.3
PL	2.3±0.7	9.6±0.3
MG	-	5.3±0.3

mean±SD, n=4

図3　カカオ豆脂質の分析
カカオニブとハスクの総脂質をTLCプレートにスポットし展開（展開溶媒：ヘキサン／ジエチルエーテル／酢酸＝60：40：1）後，ヨウ素蒸気により検出（左図）。各スポットをデンシトメトリー法で判定量（右表）。

第14章　カカオ豆成分の生理作用

料とした。ヒト真皮繊維芽細胞（NHDF）とヒト表皮角化細胞（NHEK）を用い[32,33]、カカオニブあるいはハスクの脂質画分（中性脂質、糖脂質、リン脂質）を処理し、細胞増殖に与える影響をWST-1試験で調べた。その結果、NHDFとNHEK細胞の両方で、カカオハスクの中性脂質を処理すると細胞増殖が有意に促進されることを見出した（図4）。この作用は、カカオニブの中性脂質、糖脂質、リン脂質、およびカカオハスクの糖脂質、リン脂質には認められず、カカオハスクの中性脂質に特徴的な作用であった。

次に、このメカニズム評価のために、カカオハスク中性脂質を処理したNHDF細胞のDNAマイクロアレイ解析を行った。その結果、対象遺伝子22154遺伝子の内、15625個の遺伝子が発現しており、841個（3.8％）の遺伝子が中性脂質未処理群と比べ1.5倍以上増減していた（図5）。MAPKシグナル経路に関わる遺伝子が15個増減していることが特徴的であり、内13個の遺伝子が生存と増殖の促進に関連するものであった（表1）。ウエスタンブロッティング法の結果から、カカオハスクの中性脂質はNHDF細胞からのコラーゲンタイプⅠの分泌を促進し、MMP-1の分泌を抑制することがわかった（図6、7）。また、ELISA法の結果からも、ハスク中性脂質がコラーゲンタイプⅠの産生を高めることが認められた。

以上より、カカオハスク中性脂質は皮膚細胞の増殖促進能を有し、皮膚細胞のターンオーバーを早め、肌のはりや弾力性を高める可能性が示唆された。カカオハスクの中性脂質にのみ作用が認められた理由として、カカオハスクの中性脂質には高度不飽和脂肪酸からなるトリアシルグリ

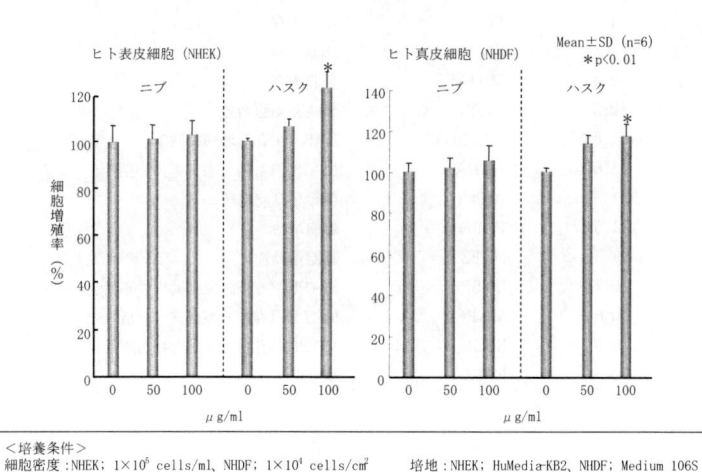

図4　カカオ豆中性脂質の皮膚細胞へ与える影響

<培養条件>
細胞密度:NHEK; $1×10^5$ cells/ml、NHDF; $1×10^4$ cells/cm^2　　培地:NHEK; HuMedia-KB2、NHDF; Medium 106S
使用プレート:96 well plate　　前培養:24時間　　試験培養:24時間　　試験法:WST-1試験

Mean±SD (n=6)　＊p<0.01

抗肥満食品・素材の開発と応用展開

図5 カカオハスク中性脂質処理による遺伝子の発現変化

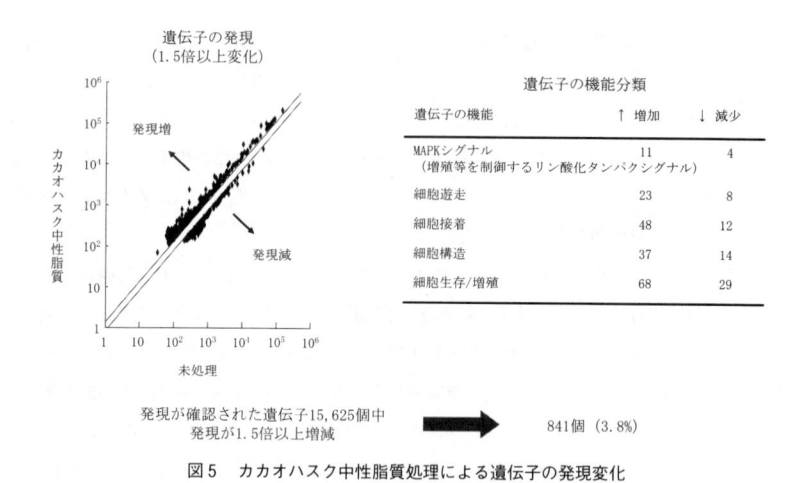

発現が確認された遺伝子15,625個中発現が1.5倍以上増減 → 841個（3.8%）

遺伝子の機能分類

遺伝子の機能	↑ 増加	↓ 減少
MAPKシグナル（増殖等を制御するリン酸化タンパクシグナル）	11	4
細胞遊走	23	8
細胞接着	48	12
細胞構造	37	14
細胞生存/増殖	68	29

表1　MAPKキナーゼ経路に関連する遺伝子の変動
MAPK（有糸分裂促進タンパクキナーゼ）経路の遺伝子発現変化

	発現比	遺伝子名	機能
	2.1	RASGRP1	RAS（生存，増殖に関連）活性化
	1.7	FGF7	細胞生存
	1.7	FGF2	細胞生存
	2.8	GNA12	細胞遊走
	2.4	MAP2K5	細胞生存
＋	2.3	AKT1	繊維芽細胞増殖
	1.8	CACNG3	RAS（生存，増殖に関連）活性化
	1.6	ADRA2C	MAPK（有糸分裂促進）の活性化
	1.5	AKT2	繊維芽細胞増殖
	1.5	FGFR3	細胞増殖
	1.5	NTF3	細胞運動性
	0.7	DUSP6	MAPK（有糸分裂促進）の不活化
－	0.6	MAPK4	MAPK（有糸分裂促進）の活性化
	0.6	RGS4	MAPK（有糸分裂促進）の不活化
	0.5	FGF5	細胞生存

セロール，および遊離脂肪酸やステロールエステルなどが比較的多いことを認めており，これらが機能性発現に寄与していると考えられる。現在，活性成分の同定を進めている。

第14章　カカオ豆成分の生理作用

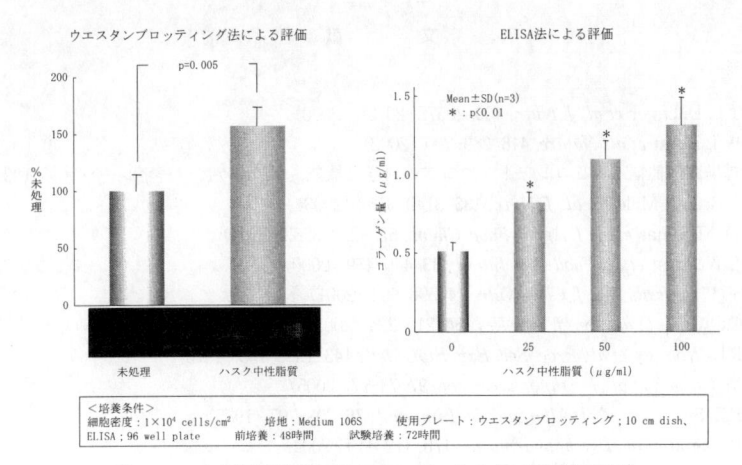

図6　ハスク中性脂質処理によるコラーゲンタイプⅠの産生量の変化

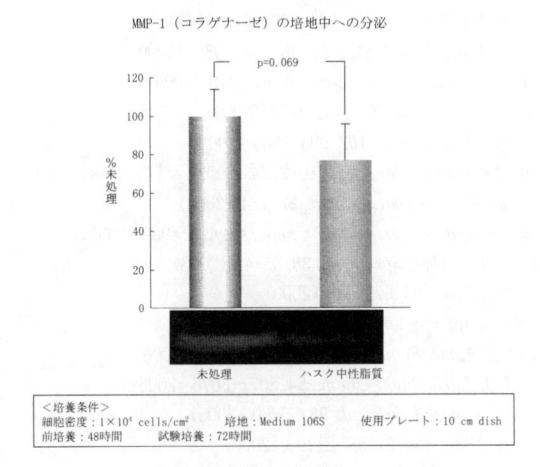

図7　ハスク中性脂質処理によるMMP-1の産生量の変化

5　おわりに

　カカオ豆成分の機能性について，カカオ豆の歴史から著者らの取り組みを含めて概説した．本章の内容が今後のカカオ豆成分の研究の進展に役立つことができれば幸いである．

文　献

1) T.L. Dillinger *et al.*, *J. Nutr.*, **130**, 2057S-2072S（2000）
2) W.J. Hurst *et al.*, *Nature*, **418**, 289-290（2002）
3) 福場博保他編, チョコレート・ココアの科学と機能, アイ・ケイコーポレーション（2004）
4) J. Brand-Miller *et al.*, *J. Nutr.*, **133**, 3149-3152（2003）
5) J.B. Thomas *et al.*, *J. Agric. Food Chem.*, **52**, 3259-3263（2004）
6) J. Wollgast *et al.*, *Food Res. Intern.*, **33**, 449-459（2000）
7) Y. Wan *et al.*, *Am. J. Clin. Nutr.*, **74**, 596-602（2001）
8) C.C. Chou *et al.*, *Am. J. Vet. Res.*, **64**, 216-224（2003）
9) R.L. Woosley *et al.*, *Proc. Soc. Exp. Biol. Med.*, **143**, 1098-105（1973）
10) M. Görgen *et al.*, *J. Ethnopharmacol.*, **97**, 73-77（2005）
11) F.E. Simons *et al.*, *J. Allergy Clin. Immunol.*, **76**, 703-707（1985）
12) H.J. Smit *et al.*, *Psychopharmacol.*, **176**, 412-419（2004）
13) S. Hayashi *et al.*, *Chem. Pharm. Bul.*, **23**, 3119-3124（1975）
14) B.B. Fredholm, *Acta. Pharmacol. Toxicol.*, **54**, 64-71（1984）
15) P.A. Judd *et al.*, *Proc. Nutr. Soc.*, **35**, 71A-72A（1976）
16) 上脇達也ほか, 日本農芸化学会誌, **68**, 957-965（1994）
17) 上脇達也ほか, 日本食品科学工学会誌, **46**, 581-586（1999）
18) J.W. Anderson *et al.*, *Am. J. Clin. Nutr.*, **70**, 466-473（1999）
19) R. Giacco *et al.*, *Diabetes Care*, **23**, 1461-1466（2000）
20) J.A. Marlett, *J. Am. Diet. Assoc.*, **102**, 993-1000（2002）
21) F. Suzuki *et al.*, *Anticancer Res.*, **22**, 2719-2724（2002）
22) K. Sorimachi *et al.*, *Cancer Detect. Prev.*, **27**, 1-4（2003）
23) J.F. Hammerstone *et al.*, *J. Agric. Food Chem.*, **47**, 490-496（1999）
24) F.S. Rabaneda *et al.*, *J. Mass Spectrom.*, **38**, 35-42（2003）
25) S. Baba *et al.*, *Br. J. Nutr.*, **84**, 673-680（2000）
26) T. Hatano *et al.*, *Phytochemistry*, **59**, 749-758（2002）
27) K.B. Miller *et al.*, *J. Agric. Food Chem.*, **54**, 4062-4068（2006）
28) J.A. Vinson *et al.*, *J. Agric. Food Chem.*, **54**, 8071-8076（2006）
29) A. Ruzaidi *et al.*, *J. Ethnopharmacol.*, **98**, 55-60（2005）
30) J.F. Wang *et al.*, *J. Nutr.*, **130**, 2115S-2119S（2000）
31) 鳥居鎮夫ほか, アロマテラピーの科学, 朝倉書店（2002）
32) T. Tanaka-Kagawa *et al.*, *Br. J. Dermatol.*, **149**, 1116-1127（2003）
33) S. Koya-Miyata *et al.*, *Biosci. Biotechnol. Biochem.*, **68**, 767-773（2004）

第15章　ゴマ

菅野道廣[*1], 井手　隆[*2], 小野佳子[*3]

1　はじめに

ゴマは古来より健康長寿食品（あるいは漢方薬）として珍重され，世界中で「ゴマは身体によい」という伝承が受け継がれてきている。しかし，ゴマがどのようなメカニズムによって多様な生理活性を発現するのかという点に関しては，長年不明のままであった。比較的最近になって，この問題解決の端緒が紐解かれてきている[1]。例えば，ゴマには種々の特徴的なリグナン化合物が比較的高濃度に含まれており，それらのうち，セサミンには生体内抗酸化，血清コレステロール濃度低下，肝臓機能改善，血圧低下，多価不飽和脂肪酸代謝の修飾，免疫機能改善，ビタミンE効果増強など多くの有効機能が動物実験を中心に明らかにされてきている。セサミン以外のリグナンについても，特徴的な生理的効果が明らかにされてきている。図1に示すように，セサミ

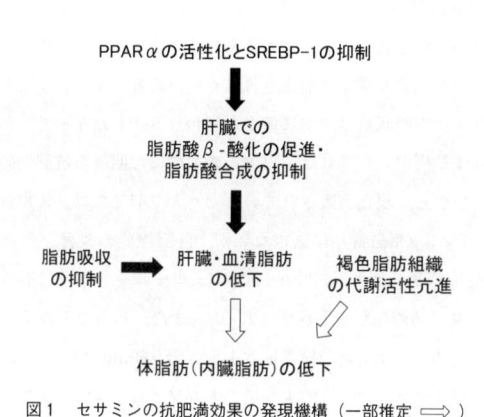

PPAR α の活性化とSREBP-1の抑制

↓

肝臓での
脂肪酸 β -酸化の促進・
脂肪酸合成の抑制

↓

脂肪吸収　→　肝臓・血清脂肪　　褐色脂肪組織
の抑制　　　　の低下　　　　　の代謝活性亢進

↓　　↙

体脂肪（内臓脂肪）の低下

図1　セサミンの抗肥満効果の発現機構（一部推定 ⇒ ）

---

* 1　Michihiro Sugano　九州大学・熊本県立大学名誉教授
* 2　Takashi Ide　㈱農業・食品産業技術総合研究機構　食品総合研究所　食品機能研究領域
　　　栄養機能ユニット　ユニット長
* 3　Yoshiko Ono　サントリー㈱　健康科学研究所

ンはさらに,脂質代謝の面で中枢的役割を果たす肝臓での脂肪酸のβ-酸化を促進し,同時に脂肪酸の生合成を抑制することにより血中や肝臓の脂質を低下させることが実験動物で確認され(第2編第1章参照),実際に体脂肪蓄積軽減作用が観察されている[2]。おそらくこのような肝臓での脂質代謝変化が大きな要因となっていると判断される。セサミンの摂取により引き起こされる一連の脂肪酸代謝の変動は,種々のポリフェノール類の体脂肪低下作用のメカニズムとよく一致し,ゴマの抗肥満効果を期待させるものである。加えて,セサミンはコレステロールの小腸からの吸収を阻害し,同時に肝臓でのコレステロール合成を抑えて,血清コレステロール濃度を低下させることがラットで観察されている[3]。さらに,ゴマ油はコーン油と比較して,飼料中24%というかなり高いレベルではあるが,コレステロールのみならず脂肪酸の吸収を低下させることが報告されている[4]。つまり,比較的多量のゴマ油の摂取は,抗肥満効果を増強する可能性があるので,ゴマの抗肥満効果を追究する際の一つの焦点となるであろう。

しかしながら,ゴマそのものの体脂肪蓄積軽減作用については,動物実験でもこれまで報告されていない。当然,ヒトでの科学的証拠も見当たらない。動物実験での投与条件(飼料中0.05～0.2%程度)から概算して,ヒトでセサミン効果が期待できる量(250～1,000mg/日/体重60kg)を摂取するには,少なくともゴマ100g以上を摂取する必要があると見積もられる。ゴマは典型的な油糧種子(油脂含量約52%)であるので,実に500kcal以上のカロリーを同時に摂取することになり,抗肥満効果が遮蔽されてしまうと考えられる。加えて,わが国ではゴマは皮付きのまま食用される場合が多いが,ゴマ種皮は消化されにくいために,すりゴマなどのようにペースト状にしない限り,セサミンの吸収量は非常に僅かと思われる。したがって,おそらく実際には上記の計算値よりかなり多量摂取しなければ,ゴマそのものには明確な抗肥満効果は期待できないと考えられる。しかしながら,現在市販されているセサミン製品では,常用量の3錠中のセサミン含量は僅か10mg(ゴマ3g相当量)に過ぎないが,肝臓機能の改善を含めて種々の生理効果が期待できる。この製品では,セサミンはα-トコフェロールを含む油に溶解されており,両者の相乗効果によって効果が高められると理解される[1]。また,ヒトでの血清コレステロール低下作用を観察した実験[5]では,セサミンの投与量は1日当たり60mgであり,ここでもα-トコフェロールとの併用効果が有効であった。このように,トコフェロールとの併用によって,動物実験から推定される量よりかなり低い摂取量で効果が期待できそうである。その上,抗肥満効果を期待する場合には,一般に比較的長期間の摂取が必要であることを勘案すると,有効量は案外少量である可能性もある。

α-トコフェロールとの併用効果の例からも推測できるように,ヒトの場合にもセサミンと他の栄養素あるいは機能性成分を巧みに組み合わせることによって,その抗肥満作用が増幅される可能性が考えられる。ゴマそのものとして摂取する場合にも,併用ないしは相乗効果は十分期待

第15章　ゴマ

できよう。さらに，高リグナンゴマ品種の育種は[6]，ゴマそのものの健康効果への期待を具体化する有用な対応策の一つであろう。

このように，ゴマに含まれるリグナン成分の脂肪酸代謝促進に対する有効性は明らかであるが，ゴマそのものの抗肥満効果については，現時点では有効性を示す情報はなく，今後の精巧な実験系での研究が待たれる状況にあるので，本章では，まずゴマの体脂肪低減効果を期待するために必要な基本的考え方について解説し，すすんで脂質代謝への影響に関しても総括し，今後の研究の展開に資する知見を提供したい。

2　抗肥満作用

ラットを用いた実験で，われわれのグループはセサミンを0.2％添加した飼料を3～4週間程度投与することにより，腹腔内脂肪組織の重量が低下し，とくに腎周辺脂肪組織では低下は有意な例もあり，逆に肩胛骨間の褐色脂肪組織重量が増すことを観察した（図2）[2]。別の実験室からも，同様な飼育条件下でほぼ同程度の白色脂肪組織重量の低下が報告されている[7]。この体脂肪蓄積抑制作用は，先述のように細胞レベルでの肝臓を中心とする脂肪酸のβ-酸化の亢進と脂肪酸生合成の抑制によって惹起するものであろう。より in vivo に近いラット肝臓還流実験でも，トリグリセリド分泌の低下とケトン体産生の促進が観察されている[7]。さらに，ラットを用い化学発癌剤による乳癌発症に対するセサミン（飼料中0.2％）の効果を検討した12週間の比較的長期の飼育実験でも，体脂肪量への影響は測定されていないが，肝臓および血清脂質，とくにトリグリセリド濃度は対照群と比べ有意に低下することが認められており[8]，体脂肪量の減少が推測できる。なお，セサミンの脂肪酸代謝促進効果を追究したその後の動物実験では，セサミンは飼

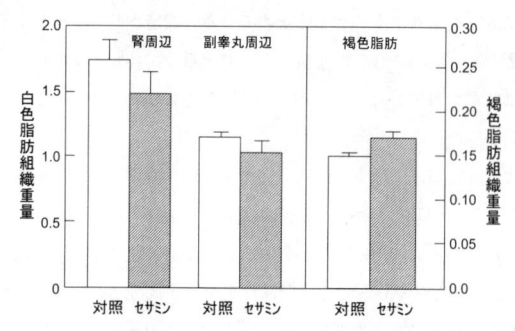

図2　ラットの脂肪組織重量に及ぼすセサミン（飼料中0.2％）の影響
組織重量の単位は g/100g 体重。（文献2から抜粋）

料中0.05～0.2％程度のレベルで検討され，低いレベルでも脂肪酸β-酸化の促進作用が観察されている（第1章参照）。

このように，セサミンの体脂肪低下作用は，動物実験のレベルでは明確であるが，ヒトでも同様の効果が再現できるのかどうか，科学的証拠は見当たらない。さらに，ゴマそのものとして摂取した場合にも同様な効果が再現できるのかについても，現時点では確実な証拠はない。

3　抗肥満作用の増強策

セサミンの作用を高めるための具体策の一つは，ビタミンEとの併用効果である。セサミンとα-トコフェロールとの相乗効果は，ラットの血清および肝臓コレステロール濃度低下作用に関し確認されている[9]。このような相乗作用が，体脂肪低減にも関わっている可能性も考えられる。ゴマ油には20～25mg/100g程度のトコフェロールが含まれているが，その大部分はγ-トコフェロールである（五訂増補食品成分表）。実際にゴマとして5 mg相当量のγ-トコフェロールを摂取した場合にも，血清レベルは上昇し，ビタミンEの生物活性が高められることがヒトで観察されている[10]。さらに，γ-トコフェロールとセサミンとの相乗作用により，α-トコフェロールの場合と同様なビタミンE効果が発現することがラットで認められている[11]。このようなことから，ゴマとして摂取した場合には，おそらくγ-異性体でも代謝的な相乗効果が期待できると思われる。

ゴマそのものとしての効果を期待するためのより直接的方策として，そのリグナン含量を高める対応がある。Sirato-Yasumotoら[6]は，リグナン（セサミンおよびセサモリン）含量が通常のゴマの2倍以上の2品種のゴマを育種し，粉末化したゴマを含む飼料をラットに投与した結果，リグナン含量（飼料100g当たり対照ゴマ126mg，試験ゴマ250mgおよび290mg）に依存して，肝臓での脂肪酸酸化活性が上昇することを確かめている。血清トリグリセリド濃度の低下も高リグナン群でより顕著であった。これらの成績から，おそらく，体脂肪量も低下していたと推測される（この報告では記載されていない）。今後，抗肥満効果の確認と併せて，リグナン含量がさらに高い品種の開発が待たれる。

セサミンの体脂肪低減効果は，種々の栄養条件や生理活性物質との同時摂取によりかなり高めることができることを先に例示したが[2]，体脂肪低減効果を有する他の成分との併用で，相乗効果を示すことが示されている。例えば，反芻動物の体脂肪，乳脂肪中に含まれる共役リノール酸（CLA）は，実験動物のみならずヒトでも抗肥満作用を示す成分としてよく知られている成分である[12]。しかしながら，ヒトで効果を期待するには毎日2～3gという比較的多量の摂取（日本人の場合，日常の摂取量の20倍以上）が必要である。CLAの効果は，飼料のタンパク質源の種

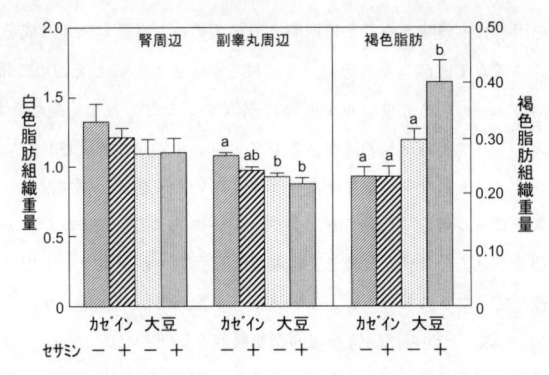

図3 ラットの脂肪組織重量に及ぼす共役リノール酸とセサミン（飼料中0.2%）の影響
組織重量の単位は g/100g 体重。異なった文字間に有意差あり。

類（カゼインあるいは大豆タンパク質）によっても影響されるが，セサミンもまた増強因子の一つである。図3に示すように，CLAのラットにおける体脂肪低減効果は，タンパク質源が大豆タンパク質の場合より顕著であるが，セサミンの添加は低減効果をさらに高めるようである[2]。とくに，大豆タンパク質がタンパク源である場合には，褐色脂肪組織重量の顕著な増加が認められ，エネルギー代謝の亢進を予測させる。いずれにしても，体脂肪の低下には肝臓での脂肪酸酸化の促進が関わっていることは確かであり，脂肪酸のβ-酸化を亢進するような成分との組み合わせは有用な方策である。

食餌脂肪もまた修飾因子である。パーム油，紅花油あるいは魚油を脂肪源とした飼料をラットに投与した場合，セサミン摂取による肝臓での脂肪酸酸化活性促進は魚油の場合明らかに高く，相乗効果が観察されている[13]。

脂肪酸のβ-酸化を促進する成分は，自然界に広く存在する。セサミンはその一つであるが，カルニチン，カプシエイト類，ポリフェノール類，α-リポ酸など，枚挙にいとまがないほどである。ゴマそのものの摂取による抗肥満効果を観察するためには，まず，このような成分の併用効果を検討し，確認しておく必要があろう。

4 脂質代謝改善，動脈硬化予防効果

血清脂質濃度の低下は，多くの場合体脂肪の低下を伴うので，この点からもゴマの効果を考慮することは有用であろう。ゴマあるいはゴマ油が血清の脂質濃度に影響を与えることが数多くの研究で明らかにされている。ラットを用い，われわれのグループはセサミンがコレステロールの

小腸からの吸収を阻害し，興味あることに同時に肝臓でのコレステロール合成をも阻害するという前例のないメカニズムで血清コレステロール濃度を低下させることを初めて報告した[3]。そしてこの低下作用は，α-トコフェロールを同時に摂取することで著しく高められた[9]。そして，ヒトでもセサミン＋トコフェロールの降血清コレステロール効果が確認された[5]。

その後，高コレステロール食を摂取させたラットを用いた実験で，ゴマ油はコーン油と比較して，肝臓のコレステロール濃度，血清の総コレステロールおよびLDL-コレステロール濃度を低下させることが報告されている[14]。このことに関連して，ゴマ油摂取ラットでは，ココナッツ油摂取ラットと比較して，コレステロールおよびオレイン酸のリンパ輸送量が減少することが見出されている[4]。これらのことから，腸管からの脂質吸収を低下させることが，ゴマ油の血清コレステロール濃度低下作用の一因と考えられる。さらに，アテローム性動脈硬化抑制[15]，胸部大動脈でのプロスタグランジンI_2産生亢進[16]などの作用が動物実験で認められ，ゴマ油の有用性が示されている。

ヒトでの実験でも，ゴマ油の血清コレステロールおよびトリグリセリド濃度低下作用[17]や，血圧，血糖値の低下および血清中糖化ヘモグロビン（HbA1c）濃度の低下作用[18]も報告されている。

さらに，ゴマそのものにも脂質代謝改善効果が期待されるという報告がある。ゴマ搾り粕を10％添加した高コレステロール食でウサギを45日間飼育すると，肝臓のコレステロールおよびトリグリセリド濃度が低下することが観察されている[19]。また，ゴマを20％添加した飼料の摂取が，ラットにおいて血清脂質濃度を低下させることが報告されている[6]。ゴマリグナンは肝臓での脂肪酸化の促進と脂肪酸合成の低下を引き起こすので，肝臓での脂質代謝系の変化が，ゴマの抗肥満作用に関与すると考えられている。また，閉経後の女性を対象とした介入試験において，ゴマを1日50g，5週間摂取すると，血漿総コレステロールとLDL-コレステロール濃度がそれぞれ有意に5および10％減少した[20]。このように，ゴマ油およびゴマには脂質代謝改善効果が認められる。このような効果は，リグナン類に加え，ゴマに豊富に含まれる多価不飽和脂肪酸，食物繊維，タンパク質（あるいはタンパク質由来のペプチド）などの作用に基づくと考察されている。

5 おわりに

ゴマリグナンの生理活性に関する研究では，セサミンに焦点が当てられているが，量的にも多く含まれるセサモリンをはじめ，他のリグナン成分の効用も次第に明らかにされてきている。とくに，セサモリンは強い脂肪酸化促進作用を示す[21]。脱脂ゴマ粕中に配糖体として多く含まれるセサミノールにも興味がある[1]。抗肥満効果の面でも，個々のリグナンの効果はもとより，複

第15章　ゴマ

合系での検討が必要であろう。そのような研究によって，より効率的な対応策を見出すことができよう。

　現時点では，ゴマそのものの抗肥満効果は報告されていない。その大きな理由として，摂取カロリーの問題を提起したが，そうであるなら，ゴマを摂取する場合，それに含まれる栄養素の量が食事の中で付加的にならないようにすれば，効果は見えてくる可能性がある。実際に，その点を考慮したSirato-Yasumotoら[6]の動物実験では，ゴマそのものの効果が観察されている。

　ゴマの抗肥満成分として，リグナン類の他に油，食物繊維，タンパク質などの成分も補助的作用を持つ可能性があり，より体系的な研究が必要となっている。

　これまで行われたヒトを含めた動物実験で用いられているセサミンは，セサミンとエピセサミンの等量混合物であるが，ゴマそのものには本来エピセサミンは含まれない。したがって，ゴマの効果を期待する場合には，両リグナンの脂肪酸代謝に及ぼす影響の違いについて考慮する必要がある。Kushiroら[22]は，肝臓での脂肪酸酸化促進作用はエピセサミンでセサミンより高いが，脂肪酸合成抑制作用は両者で同じことを観察している。しかし，トリグリセリド濃度は血清では両リグナン群で同等に低下したが，肝臓ではセサミン群でのみ低下しているので，ゴマとして摂取した場合にも，有効性は期待できよう。なお，この実験ではリグナン摂取期間は15日間であり，より長期摂取した場合にはより強い応答が見られるのかどうかは，実効性の面で興味があるところである。

　いずれにしても，ゴマそのものの適用に際しては，十分な考慮が必要であろう。

文　　献

1) 並木満夫編，ゴマ　その科学と機能性，丸善プラネット（1998）
2) M. Sugano et al., *Biosci. Biotech. Biochem.*, **65**, 2535 (2001)
3) M. Hirose et al., *J. Lipid Res.*, **32**, 629 (1991)
4) S. Satchithanandam et al., *J. Nutr.*, **123**, 1852 (1993)
5) F. Hirata et al., *Atherosclerosis*, **122**, 135 (1995)
6) S. Sirato-Yasumoto et al., *J. Agric. Food Chem.*, **49**, 2647 (2001)
7) M. Sakono et al., *J. Nutr. Sci. Vitaminol.*, **48**, 405 (2002)
8) N. Hirose et al., *Anticancer Res.*, **12**, 1259 (1992)
9) K. Akimoto et al., *Ann. Nutr. Metab.*, **37**, 218 (1993)
10) R.V. Cooney et al., *Nutr. Cancer*, **39**, 66 (2001)
11) K. Yamashita et al., *J. Nutr.*, **122**, 2440 (1992)

12) L.D. Whigham *et al.*, *Am. J. Clin. Nutr.*, **85**, 1203 (2007)
13) T. Ide *et al.*, *Biochim. Biophys. Acta*, **1682**, 80 (2004)
14) S. Satchithanandam *et al.*, *Int. J. Vitam. Nutr. Res.*, **66**, 386 (1996)
15) S. Bhaskaran *et al.*, *J. Med. Food*, **9**, 487 (2006)
16) K.E. el Tahir *et al.*, *Arch. Int. Pharmacodyn. Ther.*, **292**, 182 (1988)
17) D. Sankar *et al.*, *Clin. Chim. Acta*, **355**, 97 (2005)
18) D. Sankar *et al.*, *J. Med. Food*, **9**, 408 (2006)
19) M.H. Kang *et al.*, *J. Nutr.*, **129**, 1885 (1999)
20) W.H. Wu *et al.*, *J. Nutr.*, **136**, 1270 (2006)
21) J.S. Lim *et al.*, *Brit. J. Nutr.*, **97**, 85 (2007)
22) M. Kushiro *et al.*, *J. Nutr. Biochem.*, **13**, 289 (2002)

第16章　柑橘類

杉浦　実*

1　はじめに

　わが国における果物の摂取量は，総務省の家計調査によれば，1人当たり1日平均87グラムに過ぎず，欧米先進国の半分以下である。年代別にみると，20，30歳代では特にその摂取量が少ない。わが国では，果物は「水菓子」といわれるように，これまでは嗜好品として扱われることが多かった。しかしながら，近年，食品に関する機能性研究が進み，特に柑橘類をはじめとする果物については様々な生理機能が解明されてきている。果物にはエネルギー源となる糖質以外にも，ビタミン・ミネラル・食物繊維が豊富に含まれ，更には，近年その生理機能が明らかになってきているカロテノイドやフラボノイド類等の植物性二次代謝産物も豊富に含まれている。このような果物の摂取は，野菜と同じくらいにがんや心臓病などの生活習慣病の予防に有効であることが，近年の疫学研究により明らかにされてきた。しかしながら，まだ日本国内では健康のために果物を食べるという認識は定着しておらず，逆に果物は糖分が多いという誤解から肥満・高脂血症や糖尿病の危険因子になるのではないかという一般消費者の誤った考えが浸透している。本稿では，近年明らかになりつつある柑橘類の生活習慣病予防効果について紹介し，メタボリックシンドロームとの関連について考察したい。

2　柑橘類に含有される機能性成分

　ウンシュウミカン（以下ミカン）をはじめとする柑橘類にはビタミンB_1，B_2，B_6，C，葉酸や，カリウム等のミネラル類，食物繊維の他，近年その生理機能が明らかになりつつあるヘスペリジン等のフラボノイド類やβ-クリプトキサンチン等のカロテノイド類が豊富に含まれている。これら植物性二次代謝産物の生活習慣病予防効果に関する研究は数多い。近年の研究から，がんや糖尿病，血管系疾患等の生活習慣病の発症に酸化ストレスが関与していることが明らかになり，強力な抗酸化作用を有するこれらの機能性成分を含む果物の摂取が生活習慣病の発症予防に有効

＊　Minoru Sugiura　㈱農業・食品産業技術総合研究機構　果樹研究所カンキツ研究興津拠点
　　健康機能性研究チーム　主任研究員

ではないかと考えられている。

3 メタボリックシンドロームと食行動

　メタボリックシンドローム（Metabolic syndrome: 代謝症候群）とは，それまでインスリン抵抗性症候群，シンドロームX，死の四重奏などと云われていた病態を整理統合し，心筋梗塞などの心血管系疾患や糖尿病へのリスクを高める要因の集積（クラスタリング）とされている。これらのリスク要因は食事や運動をはじめとする生活習慣と密接に関わっている生活習慣病であり，近年の疫学研究から，食行動とメタボリックシンドロームとの関わりについて数多く報告されるようになってきた。これらの研究では，調査対象集団の各被験者から食品摂取頻度調査等により各食品の摂取量や栄養素摂取量を推定した後，集団内における食行動を主成分分析によりパターン化し，集積化されたそれぞれの食行動パターンとメタボリックシンドロームとの関連を解析している。あるいは各食品群の摂取量別にメタボリックシンドロームとの関連を検討している。多くの研究から，果物・野菜・穀類・魚介類の摂取とメタボリックシンドロームリスクとの関連について報告されている。

　Esmaillzadehらは40～60才の女性486名に対する食行動調査の結果から，食事パターンについて主成分分析により3つの食行動に分類し，果物，果物ジュース，淡色野菜，トマト，緑黄色野菜，全粒粉，豆類，家禽類，魚，低脂肪乳製品等の摂取が多く，高脂肪乳製品，バター，飽和脂肪酸の摂取量が少ないという健康的な食行動パターンを有するほどメタボリックシンドロームのリスクが顕著に低いことを報告している[1]。また肉類，精製粉，卵，バター，高脂肪乳製品，ピザ等が多く，果物，魚や低脂肪乳製品などが少ないという西洋型食行動パターンでは逆にメタボリックシンドロームのリスクが高くなることを報告している。メタボリックシンドロームのリスク低下には特に果物の摂取量の関与が大きいとしている。またこの研究では健康的な食行動パターンでは全てのリスク要因に有意な負の関連がみられたが，特にインスリン抵抗性，肥満，高血圧と強い負の関連が認められている（表1）。

　一方，Williamsらは40～65才の男女802名に対して行った食行動調査から主成分分析により4つの食行動パターンに分類している。その結果，果物，生野菜，魚，パスタ，米の摂取量が多く，フライ食品，ソーセージ，魚のフライ，ポテトの摂取量が少ない健康的な食行動パターンは，肥満，空腹時血糖値，遊離脂肪酸，中性脂肪値と負の関連を，またHDLコレステロールと有意な正の関連があったことから，メタボリックシンドロームのリスク低下にはこのような健康的な食行動が有用であると結論づけている[2]。またこの研究においても，健康的な食行動パターンでは果物摂取量の関与が最も大きかった。

第16章　柑橘類

表1　食行動のパターン別にみたメタボリックシンドローム及びそのリスク要因出現の多変量調整オッズ比

	Healthy pattern score			Western pattern score		
	Q1	Q3	Q5	Q1	Q3	Q5
メタボリックシンドローム	1.00	0.94	0.69	1.00	1.19	1.60
インスリン抵抗性	1.00	0.97	0.55	1.00	1.01	1.15
腹部脂肪蓄積	1.00	0.76	0.61	1.00	1.19	1.34
高中性脂肪	1.00	0.94	0.78	1.00	1.28	1.83
高血圧	1.00	0.89	0.50	1.00	1.70	2.17
高血糖	1.00	0.98	0.83	1.00	1.07	1.11
低HDLコレステロール	1.00	1.09	0.82	1.00	1.10	1.28

それぞれの食行動パターンの主成分値について最も低いグループから最も高いグループに5分割し（Q1～Q5），各5分割位でのリスク出現のオッズ比を年齢や喫煙・運動歴や総摂取カロリー等を調整して算出したオッズ比を示す。Esmaillzadeh et al.（2007）より改変

　また個別の食品群の摂取量とメタボリックシンドロームとの関連を検討した報告がある。Yooらは19～38才の男女1181名に対して食行動調査を行い，メタボリックシンドロームのリスクが全く無いグループ，1～2つのリスクを有するグループ，3つ以上のリスクを有するグループに分け，低脂肪乳製品，高脂肪乳製品，精製粉，全粒粉，果物・果物ジュース・野菜，ポテト等の各食品の摂取量を推定した。その結果，リスクが多くなるほど摂取量が少なかったのは果物・果物ジュース・野菜，低脂肪乳製品，ダイエット飲料であった。最もメタボリックシンドロームのリスクと強い負の関連が認められたのは果物・果物ジュース・野菜であったと報告している[3]。
　これらの研究から，メタボリックシンドロームのリスクには栄養摂取が大きく関わっており，特に柑橘類をはじめとする果物の摂取はメタボリックシンドロームやその後に発症する心臓病や脳血管系疾患の発症予防に有効である可能性が高いと考えられる。

4　心疾患，脳血管系疾患予防と柑橘

　メタボリックシンドロームの最終的なイベントである心筋梗塞等の血管系疾患の発症リスクと果物摂取との関連を検討した疫学研究報告は数多い。特に興味深い報告として，フランス人と北アイルランド人で心血管系疾患を有さない50～59才の男性を5年間追跡調査し，果物・野菜の摂取と虚血性心疾患発症リスクとの関連を解析したDauchetらの報告がある[4]。この研究では，野菜類の摂取は虚血性心疾患発症リスクと全く関連が無いのに，果物でも特に柑橘類の摂取量が多いほど，有意に発症リスクを下げたと報告している。またJoshipuraらはアメリカの医療職従事者である34～75才の男女126,399名を8～14年間追跡調査した結果，ジュースを含む柑橘摂取量の最も多いグループでの心筋梗塞発症リスクが約19％低下したと報告している[5]。一方，虚血性

脳梗塞の発症リスクとの関連を調べた報告もある。デンマークで行われた54,506名の男女を平均で約3年間追跡調査した結果では、柑橘類の摂取量が最も多いグループでの虚血性脳梗塞の発症リスクが37%低下し、このような効果は野菜では認められなかったと報告している[6]。

5　肥満予防と柑橘

　内蔵型肥満はメタボリックシンドロームの基盤となる病態であり、様々な疾患のリスク要因といわれている。肥満を予防するという点においては食物中の食物繊維が有効であることは多くの研究から明らかになっており、これは食物繊維の多い食品を摂取すると咀嚼回数が増えることで唾液や胃液の分泌量が増え、また膨潤することで胃内での滞留時間を延長させ、その結果満腹感を感じやすくなるためである。また小腸での栄養素の吸収抑制作用があると考えられている。Howarthらは、これまでの介入研究の論文をもとに、一日当たり14gの食物繊維を増やすことで摂取カロリーが約10%抑えられ、平均で1.9kgの減量が出来るだろうと報告している[7]。また興味深い研究として、Koh-Banerjeeらが40～75才の男性27,082名を8年間追跡し、食物摂取量と体重変化との関連を報告している。この研究の中で筆者らは、穀類、果物、野菜に着目してこれらの食品群から摂取した食物繊維では穀類と果物由来の食物繊維摂取量の増加が体重の増加と負の関連があり、またこの関連は穀類由来の食物繊維よりも果物由来のものの方が関連は強かったと報告している[8]。一方、野菜由来の食物繊維については体重変化と関連が無かったとしている。柑橘類をはじめとする果物には食物繊維が豊富に含まれるため、肥満を予防する上で有効な食品といえる。肥満予防という点においては、水溶性・不溶性ともに食物繊維は有効と考えられるが、特に水溶性食物繊維はコレステロールの吸収抑制、食後血糖値の上昇抑制作用が明らかになっている。例えばリンゴでは水溶性食物繊維が100g当たり0.3gであるのに対し、ミカンではじょうのう膜を含んだ状態では100g当たり0.5gであり、メタボリックシンドロームの予防という点においては、リンゴよりもミカンの方が効果は高いかも知れない。

6　高血圧・動脈硬化予防と柑橘

　柑橘類をはじめとする果物は野菜類と同様にナトリウムが少なくカリウムが豊富に含まれるため、高血圧予防に優れた食品といえる。アメリカでは高血圧者に対する食事指針として、Dietary Approaches to Stop Hypertension Eating Plan（DASH）が提案され、果物・野菜、低脂肪乳製品を豊富に取り入れた食事により血圧を下げられることを示している。このDASH食では、果物・野菜・低脂肪食品を多く摂取し、飽和脂肪酸、コレステロール、総脂肪を減らすことに主眼

第16章　柑橘類

がおかれている。果物の摂取は320〜400 kcalを摂取することを推奨しており，ミカンでいうと毎日8〜10個，リンゴでは4個に相当する。Appelらは459人の成人に対するDASH食の介入試験の結果から，コントロール食と比べて果物，野菜，低脂肪乳製品を多く摂るDASH食介入群で有意な血圧値の低下がみられ，特に高血圧者で顕著な血圧降下が認められたと報告している[9]。また低脂肪乳製品を含まず果物，野菜を豊富に摂る食事を高血圧者に介入した試験においても，収縮期血圧値で7.2 mmHg，弛緩時血圧値で2.8 mmHg低下したと報告している。なおこれら3つの食事プランには全て同量のナトリウムが含まれているが，その後，ナトリウム摂取量を制限した食事介入研究で，塩分の摂取量を控えることでより顕著に血圧値が低下することが明らかとなっている。果物，野菜の摂取は血圧の正常化に有効と考えられてきたが，この研究はそれをはっきりと裏付けている。日本国内における高血圧患者の3〜4割が食塩感受性高血圧症と考えられており，カリウムが豊富な柑橘類をはじめとする果物の摂取は高血圧予防に有効と考えられる。

一方，高血圧と動脈硬化は密接な関係にあり，高血圧のような状態は動脈壁に負担がかかることで動脈硬化が進展する。また逆に動脈の血管内皮細胞が障害を受けることで正常な血管平滑筋の弛緩反応が行われなくなり高血圧を発症する。血管内皮細胞の障害には食事をはじめとする環境要因の関与が大きく，特に酸化型LDLコレステロールの蓄積による血管内皮障害についての研究が多く行われている。また血管内皮障害はメタボリックシンドローム患者に共通してみられる病態であり，現在，血管内皮障害が心血管系疾患の発症に密接に関わっていると考えられている。Kamataらはストレプトゾトシン（Streptozotocin: STZ）誘発性1型糖尿病モデルラットを用いた実験から，ミカン果汁を慢性投与することで血管内皮障害が顕著に抑制されることを報告している（図1）[10]。また近年，柑橘類に多く含まれるβ-クリプトキサンチンの血中濃度と動脈

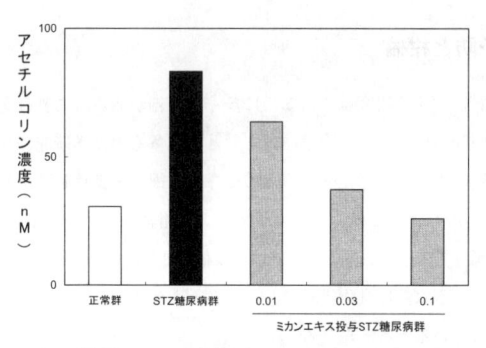

図1　ストレプトゾトシン誘発性糖尿病ラットの大動脈における血管内皮障害に対するミカン長期投与の効果
　　ノルエピネフリンで十分に収縮させた大動脈を50%弛緩させるのに必要なアセチルコリン量
　　Kamata et al.（2005）より改変

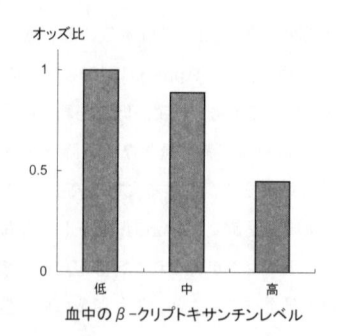

図2　血清β-クリプトキサンチンレベル別にみた脈波速度高値出現のオッズ比
Nakamura et al.（2006）より改変

硬化との関連を疫学的に検討した報告が多くあり，NakamuraらはミカンNBa特徴的に多く含まれるβ-クリプトキサンチンの血中濃度が高いグループほど，上腕-足首動脈間における脈波速度で評価した動脈硬化リスクが有意に低いことを報告している（図2）[11]。また血中ホモシステインの上昇が動脈硬化の危険因子であることが明らかとなっているが，柑橘類に豊富な葉酸の摂取はメチオニン代謝異常からくるホモシステインの上昇を抑制するため，血管内皮障害の予防に有効と考えられる。疫学的な検討からも，葉酸とビタミンB_6の十分な摂取により虚血性心疾患のリスクがおよそ45％低下したとの報告もある[12]。

これらの研究から，β-クリプトキサンチンや葉酸を豊富に含有するミカン等の柑橘類の摂取は，高血圧・動脈硬化の発症予防に有効と考えられる。

7　高脂血症予防と柑橘

柑橘果実と血清脂質に関する研究はこれまでに多くの報告がある。これは先述した柑橘類の摂取が心筋梗塞や脳卒中等の血管系疾患の予防に有効とする多くの疫学研究の知見から，そのメカニズムとして血清脂質の正常化が考えられるためである。細胞・実験動物を用いた詳細なメカニズムの検討から，ヒト介入研究まで，多くの研究により柑橘の血中総コレステロール値やLDLコレステロール値の低下作用，HDLコレステロール値の上昇作用等が報告されている。これらの作用には柑橘に含まれる水溶性食物繊維であるペクチンや植物ステロール，ヘスペリジン等のフラボノイドが関与していると考えられる。

Cerdaらは27名の男性高コレステロール血症患者にグレープフルーツペクチンを16週間投与したところ，総コレステロール値が7.6％，LDLコレステロール値が10.8％低下することを見出し

第16章　柑橘類

ている[13]。Devarajらは植物ステロールを豊富に含むオレンジジュースを8週間に渡り毎日480 mL（植物ステロール2g含有）投与したところ，総コレステロール値，LDLコレステロール値の有意な低下とHDLコレステロール値の上昇が認められたと報告している[14]。一方，このような効果は植物ステロールを含まないプラセボ群では認められなかった。またSugiuraらはミカン産地住民の健康な女性97名を対象に血中β-クリプトキサンチン濃度と血清脂質との関連を調べたところ，ミカンを高頻度に摂取している人では，年間を通してHDLコレステロール値が高かったと報告している[15]。

柑橘類にはビタミンCやカロテノイド類のような抗酸化物質以外にもフラボノイドが多く含まれており，特にミカンやオレンジ，グレープフルーツにはヘスペリジンやナリンギンが多い。これらフラボノイド類の循環器系疾患に対する予防効果についての疫学研究や，また実験動物や培養細胞を用いた脂質代謝改善効果に関する報告が多くある。柑橘フラボノイドに着目した疫学研究の代表的な報告として，Knektらはヘスペリジンとナリンギンのアグリコンであるヘスペレチンとナリンゲニンの高摂取群において脳血管性疾患の発症リスクが約20%低下したと報告している[16]。

動物実験・培養細胞実験レベルでのヘスペリジン，ナリンギンのコレステロール代謝に及ぼす影響については多くの研究報告がある。動物実験レベルの研究ではラットやウサギを用い，コレステロール負荷やTriton, Orotic acid等により誘発させた高脂血症モデル動物に対するヘスペリジン，ナリンゲニンまたそのアグリコンの血清脂質に及ぼす影響が検討され，血中総コレステロール値，中性脂肪値，LDLコレステロール値の低下作用，血中HDLコレステロール値の上昇作用，また肝臓中コレステロール，中性脂肪量の低下作用が報告されている[17~20]。これらフラボノイドによる作用メカニズムとして，肝臓中の3-Hydroxy-3-methyl-glutaryl-coenzyme A (HMG-CoA) Reductase及びacyl coenzyme A: cholesterol O-acyltransferase (ACAT) 活性の有意な低下が血中及び肝臓中のコレステロール量低下に関与していると考えられている。また肝ミクロソーム中の中性脂肪合成酵素のひとつであるPhosphatidic acid phosphohydrolaseの上昇をこれらのフラボノイドが抑制することも報告されている。

8　インスリン抵抗性・糖尿病予防と柑橘

果物には果糖が比較的多く含まれ，その甘み故に肥満や高脂血症・糖尿病には良くないと捉えられることが多いが，通常の食生活において摂取するレベルでは問題の無いことが明らかにされている[21, 22]。また，糖尿病患者の食事指導においても毎日80kcalの果物（ミカンで約2個程度）は必要とされている。

一方，近年の疫学研究では，果物も野菜と同じように糖尿病の予防に有効かもしれないとする

研究結果が報告されている。米国で行われた9,665人を対象にした約20年間にわたるコホート研究の結果では，毎日5サービング以上の果物と野菜を食べる女性グループでは糖尿病発症のリスクが46％低下したと報告している[23]。またフィンランドで行われた40から69才の男女4,304名を23年間追跡調査した結果では，最も果物をよく食べるグループでの2型糖尿病発症リスクは31％低下し，緑色野菜の高摂取群とほぼ同じレベルまで低かったと報告している[24]。これまで，糖尿病患者の血液中ビタミン・カロテノイド濃度が健常者に比べて有意に低いことが報告されており[25, 26]，このことからも果物は野菜と同様に糖尿病予防に重要と考えられる。一方，Sugiuraらは国内のミカン主要産地における住民6,049名を対象にした自記式アンケートによる調査から，ミカンを高頻度に摂取しているグループでは糖尿病の有病率が有意に低かったと報告している（図3）[27]。この研究報告は，調査手法が自記式によるアンケート調査であるため，糖尿病の診断基準が曖昧であること，糖尿病罹病に影響する他の要因を考慮していないなど，疫学研究の調査手法としては問題があるものの，日本国内で最も消費量の多い果物について，その摂取量の多い地域住民を対象にした調査により，毎日ミカンを食べるグループにおいて顕著なオッズ比の低下を認めている点で興味深い結果である。またSugiuraらはミカンを2型糖尿病モデルであるGKラットに慢性投与したところ，耐糖能が有意に改善されたとも報告している[28]。一方，オーストラリアで行われた調査から，柑橘類に多いβ-クリプトキサンチンとβ-カロテンの血中濃度が正常群と比較して耐糖能異常群や糖尿病群になるほど低いことが報告されている[29]。更にフィンランドで行われた4,304名を23年間追跡調査した興味深い結果が報告されている[30]。糖尿病の罹患率と抗酸化物質摂取量との関係を詳細に解析したところ，糖尿病罹病のリスクを有意に下げていたのはカロテノイドではβ-クリプトキサンチンのみであった。フィンランド人のβ-クリプトキサンチン摂取量はミカンを食べる日本人に比べて遙かに低いレベルであるが，欧米の研究からも

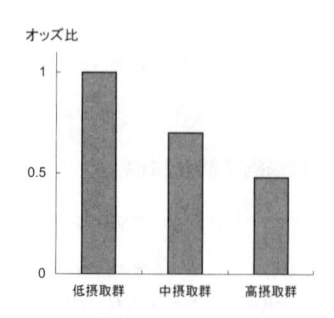

図3　ミカンの摂取頻度と糖尿病有病のオッズ比
低摂取群：週に2～3個以下，中摂取群：毎日1～3個，高摂取群：毎日4個以上
Sugiura et al.（2002）より改変

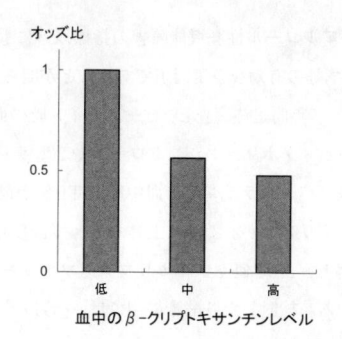

図4 血清β-クリプトキサンチンレベル別にみたHOMA-IR高値出現のオッズ比
Sugiura et al.（2006）より改変

β-クリプトキサンチンの糖尿病予防効果の可能性が示された興味深い結果である。また日本人を対象にした調査結果も近年報告された[31]。糖尿病歴を有さず空腹時血糖値が126 mg/dL未満の非糖尿病者である男女812名の空腹時血糖値とインスリン値からインスリン抵抗性の疫学指標であるHOMA指数（Homeostasis model assessment insulin resistance index）を算出し，血清カロテノイドとの関連を調べた結果である。その結果，血清β-クリプトキサンチン濃度が高いグループほどHOMA指数高値（3.0以上）出現のリスクが低いことが明らかとなった（図4）。

9　肝機能障害予防と柑橘

肝臓は「沈黙の臓器」といわれ，病気の発現が遅いことやウィルス性肝炎に感染しても本人が気づかないでいることが多い。胃や腸で消化された栄養分は吸収されて肝臓へ送られるが，肝臓はこれらを分解・合成・貯蔵することで体がいつでも利用しやすいように常に供給するという重要な役割を担っている臓器であり，またその一方で脂肪の消化吸収に欠かせない胆汁の生成・アルコールや薬の代謝・解毒を行うなどの化学工場としての働きをしている。そのため肝臓機能の低下は糖尿病や脂質代謝異常等の生活習慣病の発症と密接な関係にある。また近年ではALT（アラニンアミノ基転移酵素），AST（アスパラギン酸アミノ基転移酵素）及びγ-GTP（ガンマグルタミン酸アミノ基転移酵素）の血中レベルとメタボリックシンドロームとの関連が注目されている。これらは何れもアミノ酸代謝に働く重要な酵素で，ALTは肝臓に最も多く，ASTは心筋・肝臓・骨格筋・腎臓等に多く存在する酵素で，これらの組織が障害を受けると酵素が逸脱し血中に漏出してくるために検査値が高くなる。またγ-GTPは肝臓−胆道系に分布し，アルコール摂取などで敏感に高くなることが多いため，アルコール性肝障害の指標として用いられてい

る。近年，血中γ-GTP値がアルコール性肝機能障害の指標以外にも，心筋梗塞等の循環器系疾患やインスリン抵抗性，糖尿病等の有効な予測因子であることが明らかとなってきた。Nakanishiらは35〜59才の男性6,217名を7年間追跡調査し，ベースライン時の血中γ-GTP，ALT，AST，アルカリフォスファターゼ値とメタボリックシンドロームや2型糖尿病発症リスクとの関連について検討している。その結果，ベースライン時に血中γ-GTP値が最も高かったグループではメタボリックシンドロームの発症リスクが2.23倍に上昇したと報告している[32]。また2型糖尿病の発症リスクでは2.44倍に上昇し，ALT値やアルカリフォスファターゼ値も同様にこれらの予測因子になることを報告している。検討した肝酵素の中ではγ-GTPが最もメタボリックシンドロームや2型糖尿病の予測因子として有効であるとしている。一方，これら肝酵素の血中レベルと柑橘類との関連を検討した報告は無いが，Leeらはβ-クリプトキサンチンやβ-カロテン等の血中カロテノイド値がγ-GTPと逆相関することを報告している[33]。また国内においても，Sugiuraらは血中β-クリプトキサンチンレベルとγ-GTP値との関連を飲酒量別に（図5），またALT及びAST値との関連を耐糖能別に解析し（図6），何れの肝酵素もβ-クリプトキサンチンと有意な負の関連があったと報告している[34,35]。これらの研究から，カロテノイドを豊富に含む柑橘類は正常な肝機能の維持とそれに伴う代謝異常を予防する上で重要な食品と考えられる。

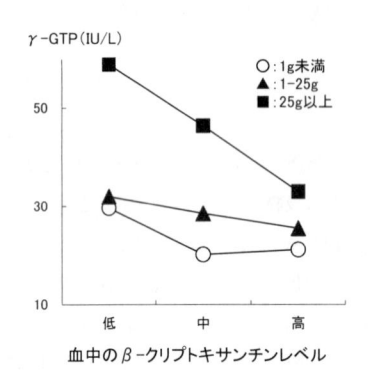

図5 一日当たりの飲酒量別にみた血中γ-GTP値とβ-クリプトキサンチンレベルとの関係
Sugiura *et al.* (2005) より改変

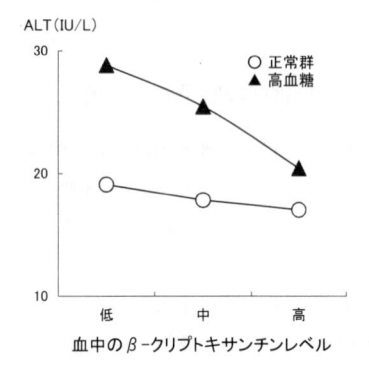

図6 空腹時の血糖値レベル別にみた血中ALT値とβ-クリプトキサンチンレベルとの関係
Sugiura *et al.* (2006) より改変

第16章　柑橘類

10　おわりに

　柑橘類をはじめとする果物には冒頭でも述べたように，ビタミン・ミネラル・食物繊維以外にもカロテノイドやフラボノイドが豊富に含まれており，果物が単なる嗜好品ではなく健康を維持する上で重要な食品であるということが云える．近年，様々な生活習慣病のリスクと果物摂取との関連について多くの疫学研究結果が報告され，枚挙に遑がない．特にメタボリックシンドロームの最終的なイベントである，心筋梗塞や脳卒中の予防に柑橘の摂取が有効であることが多くの研究で明らかになりつつあり，柑橘類には野菜だけでは補えない健康維持・増進効果があるものと考えられる．今後の詳細なメカニズム研究の発展に期待したい．

文　　献

1) A. Esmaillzadeh et al., *Am. J. Clin. Nutr.*, **85**, 910 (2007)
2) D. E. M. Williams et al., *Br. J. Nutr.*, **83**, 257 (2000)
3) S. Yoo et al., *Am. J. Clin. Nutr.*, **80**, 841 (2004)
4) L. Dauchet et al., *Br. J. Nutr.*, **92**, 963 (2004)
5) K. J. Joshipura et al., *JAMA*, **282**, 1233 (1999)
6) S. P. Johnsen et al., *Am. J. Clin. Nutr.*, **78**, 57 (2003)
7) N. C. Howarth et al., *Nutr. Rev.*, **80**, 129 (2001)
8) P. Kooh-Banerjee et al., *Am. J. Clin. Nutr.*, **80**, 1237 (2004)
9) L. J. Appel et al., *N. Engl. J. Med.*, **336**, 1117 (1997)
10) K. Kamata et al., *Biol. Pharm. Bull.*, **28**, 267 (2005)
11) M. Nakamura et al., *Atherosclerosis*, **184**, 363 (2006)
12) E. B. Rimm et al., *JAMA*, **279**, 359 (1998)
13) J. J. Cerda et al., *Clin. Cardiol.*, **11**, 589 (1988)
14) S. Devaraj et al., *Am. J. Clin. Nutr.*, **84**, 756 (2006)
15) M. Sugiura et al., *J. Nutr. Sci. Vitaminol.*, **50**, 410 (2004)
16) P. Knekt et al., *Am. J. Clin. Nutr.*, **76**, 560 (2002)
17) S. H. Lee et al., *Ann. Nutr. Metab.*, **43**, 173 (1999)
18) Y. W. Shin et al., *Int. J. Vitam. Nutr. Res.*, **69**, 341 (1999)
19) S. H. Bok et al., *J. Nutr.*, **129**, 1182 (1999)
20) J. Y. Cha et al., *Plant Foods Hum. Nutr.*, **56**, 349 (2001)
21) W. H. Glinsmann et al., *J. Nutr.*, **116** (11 Suppl), S1 (1986)
22) M. E. Daly et al., *Am. J. Clin. Nutr.*, **66**, 1072 (1997)

23) E. S. Ford *et al.*, *Prev. Med.*, **32**, 33 (2001)
24) J. Montonen *et al.*, *Eur. J. Clin. Nutr.*, **59**, 441 (2005)
25) J. T. Salonen *et al.*, *BMJ*, **311**, 1124 (1995)
26) E. S. Ford *et al.*, *Am. J. Epidemiol.*, **149**, 168 (1999)
27) M. Sugiura *et al.*, *J. Health Sci.*, **48**, 366 (2002)
28) M. Sugiura *et al.*, *Biosci. Biotech. Biochem.*, **70**, 293 (2006)
29) T. Coyne *et al.*, *Am. J. Clin. Nutr.*, **82**, 685 (2005)
30) J. Montonen *et al.*, *Diabetes Care*, **27**, 362 (2004)
31) M. Sugiura *et al.*, *J. Epidemiol.*, **16**, 71 (2006)
32) N. Nakanishi *et al.*, *Diabetes Care*, **27**, 1427 (2004)
33) D. H. Lee *et al.*, *Clin. Chem.*, **50**, 582 (2004)
34) M. Sugiura *et al.*, *J. Epidemiol.*, **15**, 180 (2005)
35) M. Sugiura *et al.*, *Diabetes Res. Clin. Practice.*, **71**, 82 (2006)

第3編　企業編
― 肥満予防食品と開発動向 ―

第1章　味の素株式会社
―カプシエイト類―

降籏泰史[*1], 高橋迪雄[*2]

　食生活の欧米化に伴う脂質摂取量の増加，また運動不足やストレスなどの日ごろの生活習慣が原因となって肥満人口は増加しつづけており，今や推計2300万人に達している[1]。このうち約半数は他の病気を伴っていないが，残りの半数に関しては，糖尿病や高脂血症などの生活習慣病を合併している。このように，多くのライフスタイル関連疾患の上流に肥満は位置付けられているため，肥満を改善すると，例えば糖尿病などの種々の生活習慣病を改善することができ，QOLの向上と医療費の削減につながると考えられている。

　肥満は，摂取するエネルギーが消費するエネルギーを上回ったとき，その余剰エネルギーが脂肪組織に蓄えられ，その脂肪の貯蔵が過度になった状態と言うことができる。つまり，摂取するエネルギー量を減少させることと，消費するエネルギー量を増加させることが，その予防につながると信じられている。

　トウガラシに含まれている辛味成分であるカプサイシンは，温度感受性TRP (Transient Receptor Potential) チャネルの一つのTRPV1受容体を活性化[2]し，交感神経を亢進することが知られており，動物において，エネルギー代謝亢進[3]や脂質代謝亢進[4]作用が認められ，ヒトにおいても，食事誘発性の熱産生を高めることが報告されている。トウガラシ摂取の習慣は特に東南アジアや中南米といった熱帯性気候の地域で顕著であり，トウガラシの持つ静菌作用や体熱産生作用を期待して，合目的性をもって摂取されているものと考えられる。しかしながら，カプサイシンはその刺激性のために多量に摂取することが困難であることから，実用的な食品への応用の妨げとなっていた。

　京都府立大学農学部の矢澤らは，トウガラシの種間雑種におけるカプサイシノイドの生成・含量の変化について研究していたところ，タイ国で入手したC. annuumの辛味品種"CH-19"（京都府大農学部・蔬菜園芸学研究室導入番号）から，トウガラシ中の辛味物質として知られているカプサイシノイドをほとんど含まないため，辛味をほとんど持たず，代わりに，カプサイシノイ

---

*1　Yasufumi Furuhata　味の素㈱　健康基盤研究所
*2　Michio Takahashi　味の素㈱　健康基盤研究所　所長：東京大学名誉教授

ド様物質（CLSs; Capsaicinoid-like substances）を多量に含む"CH-19甘"が選抜固定された。CH-19甘に含有しているCLSsは2種類で、CLS-AとCLS-Bと名づけられた[5]。その後、CLS-A中にはバニリルアルコールが、CLS-B中には新規物質であるカプシエイト（Capsiate; 4-hydroxy-3-methoxybenzyl (E)-8-methyl-6-nonenoate）とジヒドロカプシエイト（Dihydrocapsiate; 4-hydroxy-3-methoxy-benzyl 8-methylnonanoate）が含まれていることが明らかとなった[6]。1999年にはKobataら[7]がCH-19甘からカプシエイト、ジヒドロカプシエイトに次いで3番目の主要成分として、ノルジヒドロカプシエイト（Nordihydrocapsiate; 4-hydroxy-3-methoxybenzyl 7-methyloctanoate）を同定し、これらをはじめとするバニリルアルコールと脂肪酸のエステル物をカプシエイト類（カプシノイド）と総称することとなった。図1にカプサイシンとカプシエイトの構造式を示す。

　TRPV1（Transient Receptor Potential Vanilloid 1）はカプサイシンに対する受容体として、1997年にCaterinaらによってげっ歯類のdorsal root ganglionよりクローニングされ、当初、vanilloid receptor 1と名付けられた[2]が、その後、TRPスーパーファミリーの一員としてTRPV1と呼ばれるようになった[8]。TRPV1は非選択的なカチオンチャネルで、主にC繊維（ミエリン化されていない細い感覚神経で様々な侵害受容体があると考えられている）に発現しており[9]、カプサイシンに加え、酸や熱刺激でも活性化され、脱分極される。これらの知見はTRPV1受容体が侵害刺激を痛みや刺激の感知に翻訳していることを示唆している。

　カプシエイト類が構造上カプサイシンと類似していたことから、カプサイシンの受容体であるTRPV1への影響が調べられた。ヒトTRPV1（hTRPV1）を発現させたHEK293細胞の培養液中にカプシエイトを加え、細胞内電流の測定を行ったところ、カプシエイトの添加によって、hTRPV1-HEK293細胞は脱分極を示し、カプシエイトはhTRPV1を活性化することが明らかと

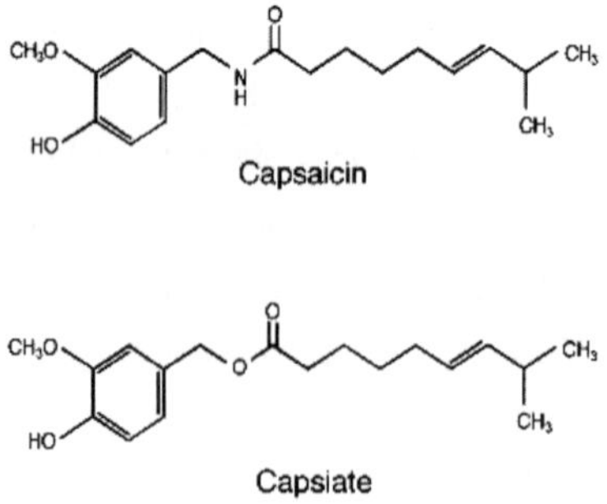

図1　カプサイシンおよびカプシエイトの構造式

なった（図2）[10]。一方，カプシエイトの刺激性（pungency）は，非常に低く，マウスの口腔内と眼にカプシエイトとカプサイシンを投与したところ，カプシエイトの口腔内と眼における刺激性はほとんど検出されない[10]。また，ヒトの味覚においても，カプシエイト類はカプサイシンに比べて，辛味強度閾値は約1000倍であることも明らかとなっている[11]。これらの知見より，カプシエイト類がカプサイシンと異なり，辛味・刺激性がほとんど認められないにも関わらず，カプサイシンと同様にその受容体を活性化し，生理作用を共有している可能性が示唆された。

カプシエイト類が，TRPV1に作用するにも関わらず，辛味を呈さないのは，その物理的性質の違いによるものと考えられている。つまり，カプシエイト類は，カプサイシンと比較して，疎水性が高く，水溶液中での分解性が高いこと[12]が知られており，口腔内の感覚神経末端に到達しにくいことが予想され，これが，辛味や刺激性を持たないことの原因と推測されている。一方，後述するように，摂取時の様々な生理作用はカプシエイト類においても，カプサイシンと同

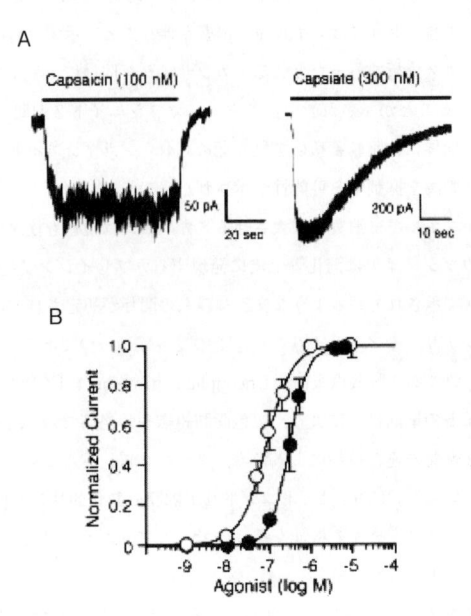

図2　カプサイシンおよびカプシエイトによるTRPV1受容体の活性化
A）TRPV1を強制発現したHEK293細胞の膜電位を－60mVに固定し細胞外液にカプサイシンまたはカプシエイトを添加したときの誘発電流。
B）カプサイシン（白丸）およびカプシエイト（黒丸）の用量－反応曲線。1 μMのカプサイシンもしくは3 μMのカプシエイトによる最大応答に対する割合を平均±S.E.で示した。EC_{50}はカプサイシンで99nM，カプシエイトについては290nMであった。

様に発現することが知られているが，これらの作用が発現するのは，消化管周辺のTRPV1が口腔内のよりも表面に位置し，カプシエイト類が十分に到達できるためと予想されている。

TRPV1は感覚神経，脳，皮膚，消化器上皮細胞等に発現しているため[13]，カプサイシンを摂取すると口腔内での受容である辛味に留まらず，体内に吸収後，神経末端に広く分布するTRPV1に受容され，副腎からのアドレナリン分泌に伴う循環器系への影響が懸念されるが，カプシエイト類は経口摂取しても，門脈血中には検出できず（未発表データ），吸収性は事実上ないと考えられている。カプサイシンで懸念される血圧および心拍数への影響についても，"CH-19甘"は辛味を有するトウガラシと異なり，血圧や心拍数の上昇が認められないことが示されている[14]。

TRPV1に対する活性にカプサイシンとカプシエイト類間に基本的な相違はないことから，カプサイシンにみられる体温上昇・エネルギー消費上昇作用がカプシエイト類にも期待された。大貫らはカプシエイトに体温上昇作用を有することを示し，その作用はTRPV1のバニロイド化合物の拮抗阻害剤であるカプザゼピンにより消失したことから，TRPV1を介する作用であることを示唆している[15]。体温の上昇にはエネルギー消費が伴うことを示すために，マウスにカプシエイトを投与し，呼気ガス分析を行ったところ，カプサイシン同様にエネルギー消費量を反映する酸素消費量が増大することが示された[16]。さらに，カプシエイト2週間にわたる連続投与の結果，カプサイシンと同様に体脂肪蓄積の抑制が認められ[16]，カプシエイトのエネルギー消費亢進作用の結果として，肥満を抑制する可能性が示された。

カプシエイト類がエネルギー消費を増大させるメカニズムは現在も検討がなされている。これまでの知見から，カプシノイドは消化管上皮に発現するカプサイシン受容体（TRPV1）に結合して，カプサイシンで示されているような交感神経系の関与が想定されている。交感神経伝達物質であるノルアドレナリンやアドレナリンは，その受容体の一つである$\beta 3$受容体を介して熱産生に関わるタンパク質である脱共役蛋白（Uncoupling proteins；UCPs）の発現を上昇させる。実際に，カプシエイトの単回投与により，褐色脂肪組織や骨格筋でのUCPsの発現量が上昇することが認められ，2週間の連続投与によっても，タンパク質レベルで褐色脂肪組織のUCPsの発現上昇が確認されている[17]。UCPsはミトコンドリア内膜の酸化的リン酸化反応を脱共役することによりエネルギーを熱に変換する機能を担うので，カプシエイト摂取後のUCPs発現上昇は熱産生の機序の一端を説明するものである。

カプシエイト類を含んだ"CH-19甘"果実による体温上昇作用と酸素消費量増大作用，体重および体脂肪減少作用は動物だけではなく，ヒトでも観察されている[18,19]。"CH-19甘"果実から抽出されたカプシエイト類を用い，ヒトで4週間摂取した時の安静時エネルギー代謝に及ぼす影響を検討したところ，エネルギー消費量および脂質酸化量が増加する傾向がみられ，特に肥満傾向が高い人において，その影響は顕著であったことは興味深い（図3）[20]。

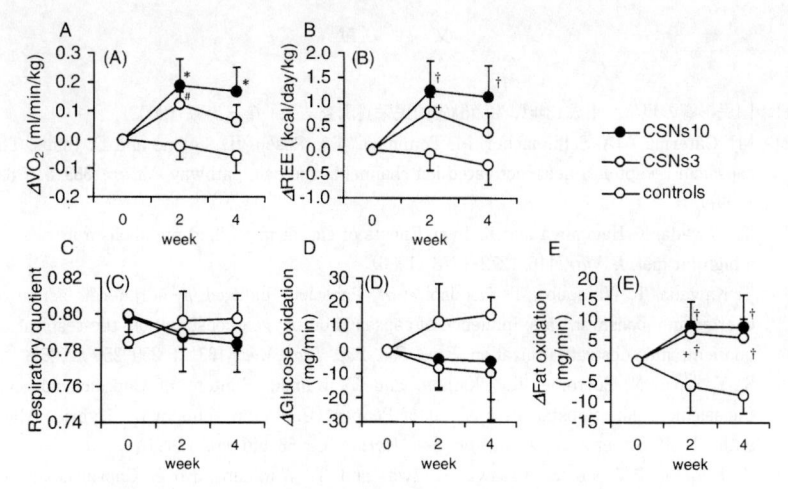

図3 カプシエイト類の長期摂取によるエネルギー代謝に対する影響
BMI≧25の健常人にカプシエイト類を含むカプセルまたはプラセボを4週間摂取させ，(A) 酸素消費量，(B) エネルギー消費量，(C) 呼吸商，(D) 糖質酸化量，(E) 脂質酸化量，各々の変化率を平均±SEMで示した。カプシエイト類10mg/day（n＝8）（黒丸），カプシエイト類3mg/day（n＝11）（灰色丸），対照（n＝9）（白丸）。＊p<0.05，†p<0.1 vs. 対照群。# p<0.05，＋ p<0.1 vs. 摂取前値。

　基礎代謝は，心臓の拍動や呼吸，体温の維持などの生命を維持するために最低限必要なエネルギーで，一日の総消費エネルギーの約60％を占めている。体内では，主にエネルギー消費活動を行っているのが筋肉組織や内臓器官で，基礎代謝は筋肉量，内臓器官と体脂肪の量によって左右されることから，筋肉量が少なく，体脂肪が多いヒトは基礎代謝が低い傾向がみられる。また，加齢とともに，筋肉が衰え，心肺機能などの内蔵機能が低下することも，基礎代謝量を低下させる原因となる。さらに，慢性的な運動機会の減少は消費エネルギーの低下を招き，現代の豊富な食事事情は常に肥満を助長する環境にある。消化管上皮に発現する感覚受容器を積極的に活用して，代謝エネルギーの亢進を図るということはトウガラシの思惑を超えた，我々肥満に悩む現代人の優れた知的な試みかも知れない。

文　　献

1) 国民影響の現状, 平成13年厚生労働省国民栄養調査結果, 第一出版 (2003)
2) MJ. Caterina, MA. Schumacher, M. Tominaga, TA. Rosen, JD. Levine and D. Julius, The capsaicin receptor, a heat-activated ion channel in the pain pathway, *Nature*, **389**, 816-824 (1997)
3) T. Kawada, K. Hagihawa and K. Iwai, Effects of capsaicin on lipid metabolism in rats fed a high fat diet, *J. Nutr*, **116**, 1272-1278 (1986)
4) T. Kawada, T. Watanabe, T. Takaishi *et al.*, Capsaicin-induced β-adrenergic action on energy metabolism in rats, Influence of capsaicin on oxygen consumption, the respiratory quotient, and substrate utilization, *Proc. Soc. Exp. Biol. Med.*, **183**(2), 250-256 (1986)
5) S. Yazawa, N. Suetome, K. Okamoto and T. Namiki, Content of Capsaicinoids and Capsaicinoid-like Substances in Fruit of Pepper (Capsicum annuum L.) Hybrids Made with CH-19 Sweet as a Parent, *Jpn. Soc. Hortic. Sci.*, **58**, 601-607 (1989)
6) K. Kobata, T. Todo, S. Yazawa, K. Iwai and T. Watanabe, Novel Capsaicinoid-like Substances, Capsiate and Dihydrocapsiate, from the fruits of a Nonpungent Cultivar, CH-19 Sweet, of Papper (Capsicum annuumL.), *J. Aglic. Food Chem.*, **46**(5), 1696-1697 (1998)
7) K. Kobata, K. Sutoh, T. Todo, S. Yazawa, K. Iwai, T. Watanabe, Nordihydrocapsiate, a New Capsinoid from the Fruits of Nonpungent Pepper, Capsicum annuun, *J. Nat. Prod.*, **62**, 335-336 (1999)
8) B. Minke and B. Cook, TRP channel proteins and signal transduction, *Physiol. Rev.*, **82**, 429-472 (2002)
9) MJ. Caterina and D. Julius, The vanilloid receptor, a molecular gateway to the pain pathway, *Annu. Rev. Neurosci.*, **24**, 487-517 (2001)
10) T. Iida, T. Moriyama, K. Kobata, A. Morita, N. Murayama, S. Hashizume, T. Fushiki, S. Yazawa, T. Watanabe and M. Tominaga, TRPV1 activation and induction of nociceptive response by a non-pungent capsaicin-like compound, capsiate, *Neuropharmacol.*, **44**, 958-967 (2003)
11) 第20回　日本香辛料研究会発表 (2005)
12) K. Sutoh, K. Kobata and T. Watanabe, Stability of capsinoid in various solvents., *J. Agric. Food Chem.*, **49**(8), 4026-4030 (2001)
13) I. Nagy, P. Sántha, G. Jancsó and L. Urbán, The role of the vanilloid (capsaicin) receptor (TRPV1) in physiology and pathology., *Eur. J. Pharmacol.*, **500**, 351-369 (2004)
14) S. Hachiya, F. Kawabata, K. Ohnuki, N. Inoue, H. Yoneda, S. Yazawa and T. Fushiki, Effects of CH-19 Sweet, a non-pungent cultivar of red pepper, on sympathetic nervous activity, body temperature, heart rate, and blood pressure in humans., *Biosci. Biotechnol. Biochem.*, **71**(3), 671-676 (2007)
15) K. Ohnuki, S. Haramizu, T. Watanabe, S. Yazawa and T. Fushiki, CH-19 sweet, non-pungent cultivar of red -epper, increased body temperature in mice with vanilloid

receptors stimulation by capsiate, *J. Nutr. Sci. Vitaminol.*, **47**, 295-298 (2001)
16) K. Ohnuki, S. Haramizu, K. Oki, T. Watanabe, S. Yazawa and T. Fushiki, Administration of capsiate, a non-pungent capsaicin analog, promotes energy metabolism and suppresses body fat accumulation in mice., *Biosci. Biotechnol. Biochem.*, **65**, 2735-2740 (2001)
17) Y. Masuda, S. Haramizu, K. Oki, K. Ohnuki, T. Watanabe, S. Yazawa, T. Kawada, S. Hashizume and T. Fushiki, Upregulation of uncoupling proteins by oral administration of capsiate, a non-pungent capsaicin analog., *J. Appl. Physiol.*, **95**, 2408-2415 (2003)
18) K. Ohnuki, S. Niwa, S. Maeda, N. Inoue, S. Yazawa and T. Fushiki, CH-19 sweet, a non-pungent cultivar of red pepper, increased body temperature and oxygen consumption in humans., *Biosci. Biotechnol. Biochem.*, **65**, 2033-2036 (2001)
19) F. Kawabata, N. Inoue, S. Yazawa, T. Kawada, K. Inoue and T. Fushiki, Effects of CH-19 sweet, a non-pungent cultivar of red pepper, in decreasing the body weight and suppressing body fat accumulation by sympathetic nerve activation in humans., *Biosci. Biotechnol. Biochem.*, **70**, 2824-2835 (2006)
20) N. Inoue, Y. Matsunaga, H. Satoh and M. Takahashi, Enhanced energy expenditure and fat oxidation in humans with high BMI scores by the ingestion of novel and non-pungent capsaicin analogues (capsinoids)., *Biosci. Biotechnol. Biochem.*, **71**, 380-389 (2007)

第2章　明治製菓株式会社
―― カカオポリフェノール ――

越阪部奈緒美[*]

　多くの疫学的研究から肥満症およびメタボリックシンドロームは冠動脈疾患のリスクを増大させ，最終的には心筋梗塞や脳梗塞など致死性の疾患を引き起こすことが明らかである。これらの予防には適切な食習慣と運動による生活習慣の改善が必要であるが，現実にはなかなか実現困難な課題である。実際，軽度肥満者では一日の摂取エネルギーを標準体重（身長（m）×身長（m）×22）×25～30kcal 程度にするよう指導を受ける。身長170cmの男性の場合，この指導に沿ったエネルギー量は一日1600～1900kcalであるのに比較し，国民栄養調査における40～70歳の男性の摂取エネルギーの平均値は2200kcal弱であり，この間には300～600kcalもの差異が認められる。そこでより簡単にメタボリックシンドロームを予防するため，内臓脂肪，コレステロール，中性脂肪，血圧，血糖など診断基準にあげられている臨床検査値を改善する多くの機能性食品が開発され，その多くは特定保健用食品として一般消費者に広く利用されている。

　一方，平成12年に厚生労働省は国民の健康づくり運動として，健康日本21を提唱しており，この中では食塩，脂肪，アルコールの摂取を控え，穀類，豆類，果物，野菜などの植物性食品の摂取が奨励されている。これら植物性食品には，疫学的な調査結果から，心疾患のリスクを低下させるとされる食物繊維，カリウム，抗酸化ビタミンおよびポリフェノールなどが豊富に含まれている。

　弊社のコアビジネスであるチョコレート・ココア商品の原料であるカカオ豆は前述の植物性食品の有用成分である食物繊維とポリフェノールに富んだ食品原料である。反面，脂質含有量も高く，この点で冠動脈疾患に対しては良い影響を与えないと考えられてきた。しかしながら，最近Buisseら[1]はオランダズッペン市の高齢男性470名を15年間調査した疫学調査――いわゆるズッペンスタディ――を再解析し，ココア分（チョコレートやチョコレート菓子に使われているカカオ原料のうち，油脂を除いた固形分と定義されている）の摂取量を算出し，全く食べない群，中程度摂取する群（平均0.92g/日），積極的に摂取している群（平均4.18g/日）の3群に分け種々の疾患における死亡リスクを比較した。この結果，摂取量が高い群における心疾患での死亡リス

---

[*] Naomi Osakabe　明治製菓㈱　健康事業本部　健康・機能情報部　臨床情報グループ　課長

第2章　明治製菓株式会社

クは全く食べない群に比較すると50％にまでに低下し，また全ての要因による死因のリスクも52％までに低下することが報告されている。ここに示されたココア分4.1gを含むカカオ製品の量を計算してみると，一般的なミルクチョコレートで約14g（約3かけ），ブラックチョコレートで約10g（約2かけ），調整ココア（ミルクココア）で約5.4g（約1杯）と実用的な量である。前述したように，ココアには食物繊維，マグネシウム，植物ステロール，γ-トコフェロールおよびポリフェノール類など冠動脈疾患に対して有用であると考えられている成分や，カフェイン・テオブロミンといった薬理学的に強心利尿作用を持つ成分などが含まれていることから，これらの相加・相乗作用によって有益な効果が発揮されている可能性は高い。一方，これら含有成分の中でも，ポリフェノールと心疾患での死亡リスクとの関連性については，近年幾つかの疫学研究が報告されている。その中でも，2001年に報告された34500名の閉経後の女性を対象に12年間の調査をしたアイオワウーマンスタディでは，幾つかの興味深い結果が示されている[2]。カカオやリンゴ，赤ワインなどに豊富に含まれるポリフェノールである（−）-epicatechinと，（＋）-catechinの摂取量を指標に被験者を低摂群（平均3.2mg/日），中摂群（平均10.4mg/日），高摂群（平均23.1mg/日）の3群に分割したところ，心疾患での死亡リスクは低摂群に比較して高摂群では35％と有意に低減することがわかった。また同時に茶に含まれるポリフェノールであるガレート型カテキンの摂取量と心疾患死亡リスクを調査したところ，摂取量との間に明確な相関性は認められなかった。このことはカカオに含まれる成分のうちポリフェノール類——特にカテキン類が心疾患のリスク低減に寄与している可能性を示唆している。

さらに最近の栄養介入試験においては，カカオが心疾患の様々なリスクファクターを低減することが示されている。Grassiら[3]はグレードIの本態性高血圧男性患者10名に対して，7日間のウォッシュアウト期間を挟んでホワイトチョコレート90gまたはダークチョコレート100gを15日間摂取させるクロスオーバー試験を実施し，各摂取期間におけるメタボリックシンドローム関連指標を比較した。摂取前と比較してダークチョコレート摂取期においては安静時および歩行時の収縮時血圧，拡張期血圧に有意な低下が認められたが，ホワイトチョコレート摂取期において差異は見られなかった。また，糖負荷試験を実施し，インスリン感受性を比較したところ，摂取前と比較してダークチョコレート摂取期においてはインスリン感受性の有意な上昇が認められた。また，44名の被験者を用いた単盲検試験においてダークチョコレート一日6.3gを18週間摂取させたところ，血管拡張因子である一酸化窒素の代謝物 S-ニトロソグルタチオンの増加を伴う，収縮時血圧および拡張期血圧に有意な低下が認められたが，ホワイトチョコレート摂取期において差異は見られなかった[4]。血圧に関しては，同様の介入試験が幾つか報告されているが，Taubertら[5]はこれらの試験の総括として摂取期間が7日以上の1966から2006年に発表された試験のメタアナリシスを実施し，ココアの摂取は血圧を有意に低下させると結論している。

一方,血清脂質に関しても幾つかの介入試験結果が報告されている。45名の被験者を3群に分け,一日75gのホワイトチョコレート,ダークチョコレート,高ポリフェノールチョコレート(ポリフェノール摂取量 0, 365, 557mg/日)を3週間摂取させ血清脂質を観察したところ,ダークチョコレート,高ポリフェノールチョコレート群ではHDLの有意な上昇が認められた[6]。また160名の被験者を4群に分けプラセボおよび一日13, 19.5, 26gの高ポリフェノールココアを28日間摂取させた二重盲検試験においては,摂取前に比較して全てのココア群でHDLの有意な上昇が,またLDL120mg/dl以上の被験者においては,全てのココア群でLDLの有意な低下が認められた。血漿酸化LDL濃度も全てのココア群で有意に低下した[7]。

以上のようにカカオ豆——特にココア分の摂取は疫学的に心疾患のリスクを低下させ,また介入試験においてはメタボリックシンドローム関連指標の改善が認められることが明らかとなった。

紀元前2000年昔,マヤ・アステカの時代から,カカオ豆は「神々の食べ物【*Theobroma cacao*】」と呼ばれ,不老長寿の妙薬として王侯貴族の間で用いられてきた。中世以降はその効果は忘れられ,専ら嗜好品として利用されてきた。近年になってカカオやカカオに含まれる種々の成分の生理作用が明らかになり,伝説が科学的事実によって裏づけされるに至ったことは非常に興味深い。

文　　献

1) B. Buijsse, EJ. Feskens, FJ. Kok, D. Kromhout, Cocoa intake, blood pressure and cardiovascular mortality, the Zutphen Elderly Study, *Arch. Intern. Med.*, **166**(4), 411-417 (2006)

2) IC. Arts, DR. Jacobs Jr, LJ. Harnack, M. Gross, AR. Folsom, Dietary catechins in relation to coronary heart disease death among postmenopausal women, *Epidemiology*, **12**, 668-75 (2001)

3) D. Grassi, S. Necozione, C. Lippi, G. Croce, L. Valeri, P. Pasqualetti, G. Desideri, JB. Blumberg, C. Ferri, Cocoa reduces blood pressure and insulin resistance and improves endothelium-dependent vasodilation in hypertensives, *Hypertension*, **46**(2), 398-405 (2005)

4) D. Taubert, R. Roesen, C. Lehmann, N. Jung, E. Schomig, Effects of low habitual cocoa intake on blood pressure and bioactive nitric oxide: a randomized controlled trial, *JAMA*, **298**(1), 49-60 (2007)

第 2 章　明治製菓株式会社

5) D. Taubert, R. Roesen, E. Schomig, Effect of cocoa and tea intake on blood pressure, a meta-analysis, *Arch. Intern. Med.*, **167**(7), 626-34 (2007)
6) J. Mursu, S. Voutilainen, T. Nurmi, TH. Rissanen, JK. Virtanen, J. Kaikkonen, K. Nyyssonen, JT. Salonen, Dark chocolate consumption increases HDL cholesterol concentration and chocolate fatty acids may inhibit lipid peroxidation in healthy humans, *Free Radic Biol Med.*, **37**(9), 1351-9 (2004)
7) S. Baba, M. Natsume, A. Yasuda, Y. Nakamura, T. Tamura, N. Osakabe, M. Kanegae, K. Kondo, Plasma LDL and HDL cholesterol and oxidized LDL concentrations are altered in normo- and hypercholesterolemic humans after intake of different levels of cocoa powder, *J. Nutr.*, **137**(6), 1436-41 (2007)

第3章　サントリー株式会社

木曽良信*

1　はじめに

　我が国は，生活環境の改善や医学の進歩により平均寿命が急速に延び，今や世界有数の長寿国となっている。その一方，食生活の欧米化に伴う肥満や動脈硬化などの生活習慣病は，老若男女を問わず，年々増加する傾向が見られる。動脈硬化に起因する心疾患，脳血管疾患などの循環器系疾患は，日本における主要な死因の一つであるだけでなく，発症後は治療や介護による生活の質の低下を招く原因にもなり，医療費の増大とともに大きな社会問題となっている。

　高脂血症は，高血圧，喫煙と並んで動脈硬化の3大危険因子といわれている。その発症率は，欧米型食生活の浸透により脂肪摂取量が増えるに伴い，増加の一途をたどっている。中性脂肪（トリグリセリド：TG）は高脂血症の診断の必須項目であり，また，心筋梗塞，脳梗塞などの重篤な動脈硬化性疾患に罹患する確率が高いとされる代謝性症候群（メタボリックシンドローム）の診断基準の一つでもある。最近では血清TG値の上昇による弊害もクローズアップされており，コレステロール値と同様，独立した危険因子として認識されつつある。我が国における動脈硬化性疾患の血清脂質平均は，コレステロール値が220 mg/dl以下であるにもかかわらず，TG値は基準値より高めの水準であることが報告され，空腹時血清TG値の上昇は動脈硬化性疾患の発症との関連性において問題視されている。

　日本動脈硬化学会のガイドラインでは，高脂血症の診断基準の一つに，「空腹時血清TG値150 mg/dl以上」を規定している。厚生労働省の国民栄養調査データにこれを適用すると，30～60歳代の日本人男性の半数以上が150 mg/dl以上の高脂血症に該当し，そのピークは40歳代で59.6%，50歳代でも58.8%となる。また，女性は更年期前後から血清TG値が急上昇し始める傾向にあり，50歳代では62.5%が高脂血症となっている。高脂血症患者の急増の主原因は，食生活の欧米化，特に動物性脂肪に多く含まれる飽和脂肪酸の摂取量の増加にある。その傾向は若年層で顕著であり，20～50歳代では摂取エネルギーの中に占める割合が，適正比率の上限とされる25%を超えているのが現状である。このことから，今後ますます高脂血症患者およびその予備群は増加すると予測される。また，最近では，空腹時血清TG値だけでなく，食後の血清TG値が上

---

　　*　Yoshinobu Kiso　サントリー㈱　健康科学研究所　所長

第3章　サントリー株式会社

昇したまま時間が経過しても降下の見られない「食後高脂血症」が動脈硬化の進展を早める要因であることも明らかとなりつつある。食事性脂肪の吸収を抑えることで，食後の血清TG値の上昇を抑制することは，動脈硬化の予防とともに，多くの生活習慣病の引き金となる肥満の予防にもつながると考えられる。これからの高齢化社会を活力あるものにしていくためには，病気や寝たきりにならないよう，国民一人一人が明るく元気な生活を送るための健康づくりを意識的に実践していくことが重要である。

「健康日本21」では，生活習慣病の現状に警鐘を鳴らすとともに，予防のための具体的な行動指針を策定している。高脂血症を予防するには，適正な食生活の厳守や運動習慣の実践が最も有効な手段ではあるが，現代社会の多忙な日常生活において，これらの継続的実行は困難を極める。そのため，生活習慣改善の補助的手段として，①食事性脂肪の吸収抑制作用を有する食品を摂取する，②脂肪の燃焼を亢進して脂肪の蓄積を抑制する食品を摂取する，③一日の摂取カロリーをカロリー調整食品で減らすことは有用であると考えられる。我々は，①の目的で特定保健用食品「黒烏龍茶」を開発し，また，②の効果が期待されるゴマリグナンのセサミンについての研究を行い，③の目的にはカロリー調整食品「diet's™」を製品化してきた。本章ではこれらの弊社が考える生活習慣病改善の補助手段について概説する。

2　黒烏龍茶

ウーロン茶にはウーロン茶に特徴的なウーロン茶重合ポリフェノール（Oolong Tea Polymerized Polyphenols: OTPP）が存在する。このOTPPは高いリパーゼ阻害活性を示し，ラットを用いた実験の結果，脂肪の吸収を妨げることが明らかになった。そこで，このOTPPを強化したウーロン茶を用いてヒトでの脂肪吸収抑制作用を検討したところ，顕著な抑制作用が認められ，十分な安全性も確認されたことから，特定保健用食品の表示許可申請を行った。その結果，表示許可が取得できたので特定保健用食品「黒烏龍茶」として2006年5月に発売を開始した。詳細は第2編，第12章を参照されたい。

3　セサミン

ゴマは古来より健康を増進する食品として広く親しまれてきたが，近年その様々な生理活性が科学的に解明されつつある。中でもゴマに特徴的な成分であるリグナン類の持つ生理活性が注目を集めている。セサミンはこのゴマリグナンの一種であり，含量が最も高く（0.5～1％），生理活性としてはこれまでに，コレステロール低下作用，抗高血圧作用，抗酸化作用，肝臓保護作

241

用，アルコール代謝促進作用，肝臓癌予防作用，乳癌発生抑制作用，免疫賦活作用などが報告されている[1]。

セサミンのアルコール代謝促進作用はかなり以前から動物およびヒトを用いた試験で確認されていたが，そのメカニズムを解明するために，DNAマイクロアレイを用いた解析を行った。

ラットにセサミンあるいはセサミンの溶解に用いたオリーブ油を3日間投与し，肝臓のmRNAの発現変化を，DNAマイクロアレイを用いて比較解析した。アルコール代謝系酵素では，アルコール脱水素酵素（ADH）やアルコール代謝特異的CYP2E1には影響を与えず，アルデヒド脱水素酵素（ALDH）の発現を3～4倍に上昇させた。ALDH mRNA発現量の上昇は，リアルタイムPCRでも確認された（図1）[2]。また，セサミン投与によってラット肝臓の脂肪酸β酸化系酵

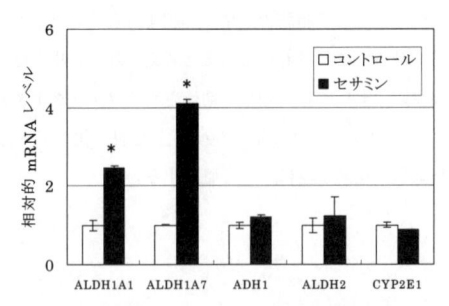

図1　セサミン投与によるアルコール代謝関連酵素の変動

表1　セサミンによる脂肪酸β酸化酵素遺伝子と脂肪酸合成酵素遺伝子の変動

遺伝子名	倍率
β-酸化系酵素	
ミトコンドリア↑	
三頭酵素aサブユニット	1.83
三頭酵素βサブユニット	1.80
2,4-ジエノイール-CoA リダクターゼ1	2.62
デルタ3，デルタ2-エノイル-CoA イソメラーゼ	2.99
ペルオキシソーム↑↑	
アシル-CoA オキシダーゼ	2.07
エノイル-CoA ヒドラターゼ1	3.00
二頭酵素	4.52
3-ケトアシル-CoA チオラーゼ	8.27
2,4-ジエノイル-CoA リダクターゼ2	1.98
脂肪酸合成酵素↓	
L-型 ピルビン酸キナーゼ	0.37
ステロール調節エレメント結合タンパク質	0.56
脂肪酸シンターゼ	0.65
ATP-クエン酸リアーゼ	0.67

素遺伝子の発現が上昇するとともに，脂肪酸合成系酵素遺伝子の発現が低下した（表１）[2]。

セサミンは肝臓での脂肪酸のβ酸化を促進し，同時に脂肪酸の生合成を抑制することにより血中や肝臓の脂質を低下させることがすでに確認されており（第２編第１章参照），本研究はそれを裏付ける結果となった。また実際に，セサミンには体脂肪蓄積軽減作用[3]やエタノール連続吸引による脂肪肝に対する抑制作用も確認されている[4]ことから，生活習慣病，特にメタボリックシンドロームに対する有効性が期待される。ヒトでの有効性試験が現在進行中であるがその結果を待ちたい。

4　カロリー調整食品「diet's™」

肥満療法として１日の摂取カロリーを制限する食事療法のうち，１日に必要な栄養素をバランス良く含み低カロリーであるカロリー調整食品が，近年，臨床で使用および報告され注目を集めている。弊社のカロリー調整食品「diet's™」は１食約180 kcalでありながら１日に必要な主要栄養素の１/３を含みL-カルニチン，キシロオリゴ糖等が配合されている（表２）。したがって，減量効果に加えてこれらの機能性素材の持つ効能も期待できる。そこで，成人ボランティア12名を対象に４週間のカロリー調整食品「diet's™」摂取試験を行い，痩身効果に加えてエネルギー代謝，自律神経活動に対する作用についても検討を行った。

成人男女計12名（各６名）を対象に１日のうち最も摂取カロリーの多い食事をカロリー調整食品「diet's™」に代替させ４週間継続させた。被験者は摂取開始時および終了時に身体計測および血中カルニチン濃度，さらに自律神経活動，安静時および運動負荷時のエネルギー代謝について測定を行った。

身体計測の結果，被験者すべてにおいて減量効果が認められた。摂取前と比較して，体重，体脂肪率，BMI，ウエスト，ヒップ周囲径，WHRについて有意な低下を示した。体重および体脂肪率の平均値の経時変化を図２に示す。また，血中カルニチン濃度は有意に増加し（図３），さらに解析の結果，血中カルニチン濃度と体重および体脂肪率の減少率について有意な負の相関性を示した。また，自律神経活動において脂肪燃焼に関与すると考えられる交感神経活動の有意な上昇，さらにエネルギー代謝の解析結果（図４）より安静および運動負荷時いずれにおいても脂肪燃焼の促進効果が認められた（図５）。さらに，血清生化学データから，総コレステロール，中性脂肪，空腹時血糖について，有意な低下が認められた（表３）。以上の結果から，生活習慣病で問題となるマーカーは改善の方向にあり，カロリー調整食品「diet's™」は生活習慣病の改善にも有効であることが示唆された。

表2　カロリー調整食品「diet's™」の栄養組成
（1食50g中の分析値）

熱量	(kcal)	176.5
タンパク質	(g)	20.7
脂質	(g)	1.40
糖質	(g)	17.7
食物繊維	(g)	5.20
L-カルニチン	(g)	0.3
キシロオリゴ糖	(g)	0.7

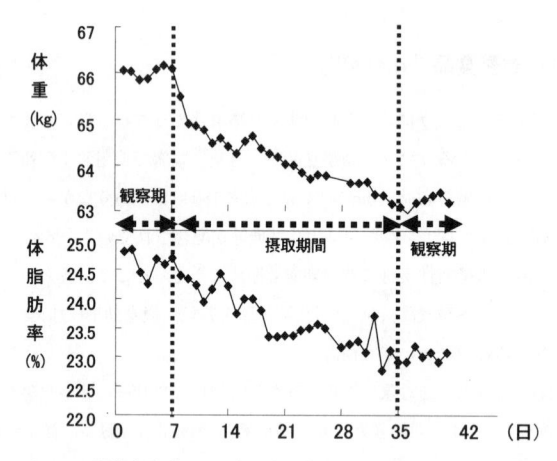

図2　カロリー調整食品「diet's™」4週間摂取による体重および体脂肪率の変化

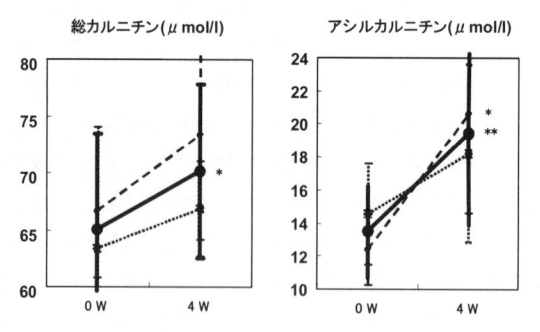

図3　カロリー調整食品「diet's™」4週間摂取による血中の総カルニチンおよびアシルカルニチン量の変化
　　　●─●　全体平均値（N=12）　●--●　男性平均値（N=6）　●⋯●　女性平均値（N=6）
mean±SD（n=12）　*；$p<0.05$，**；$p<0.01$ vs. 0W（Paired-t-test）

第3章 サントリー株式会社

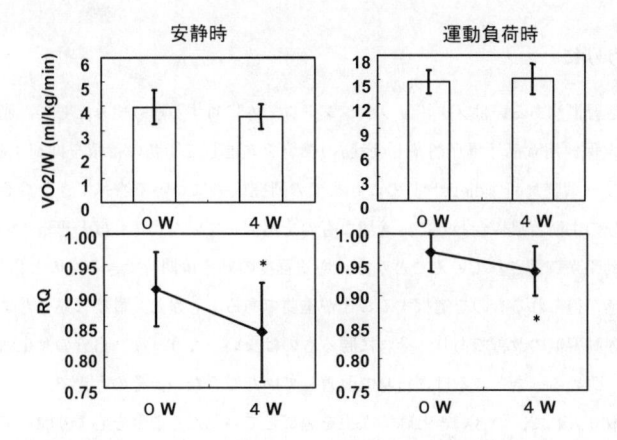

図4 カロリー調整食品「diet's™」4週間摂取による安静時および運動負荷時のエネルギー代謝の変化
mean ± SD (n = 12)　＊; p＜0.05 vs. 0W (Paired-t-test)

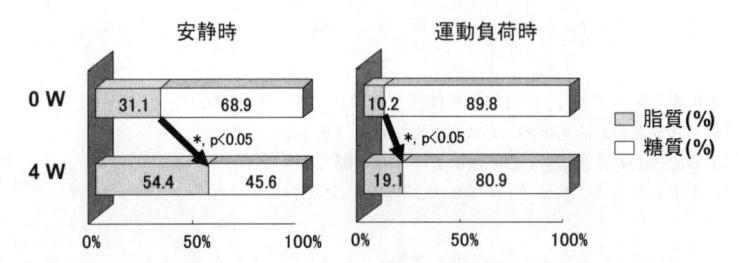

図5 カロリー調整食品「diet's™」4週間摂取による脂質および糖質利用率の変化
mean (n = 12)　＊; p＜0.05 vs. 0W (Paired-t-test)

表3 カロリー調整食品「diet's™」4週間摂取による血清生化学データの変化

		0W			4W			
総コレステロール	(mg/dL)	208.9	±	45.8	182.8	±	34.9	＊
中性脂肪	(mg/dL)	136.0	±	101.2	85.3	±	84.9	＊
空腹時血糖	(mg/dL)	92.7	±	15.3	82.3	±	8.2	＊＊
血圧（最高）	(mmHg)	117.5	±	16.3	114.0	±	11.3	
血圧（最低）	(mmHg)	72.5	±	13.9	67.9	±	7.7	

mean ± SD (n = 12)　＊; p＜0.05, ＊＊; p＜0.01 vs. 0W (Paired-t-test)

5 おわりに

　弊社の生活習慣病あるいはメタボリックシンドロームに対する取り組みとして，脂肪の吸収を抑制する特定保健用食品「黒烏龍茶」，脂肪の燃焼を充進して脂肪の蓄積を抑制するセサミン，さらにカロリー調整食品「diet's™」のこれまでの研究成果について述べてきた。それぞれ特徴があり，自分の生活習慣に合わせて，適切なものを選択していただければと思っている。いずれもヒトでの効果が確認されていることから，ある程度の効果は期待できるものと信じているが，ご自身で体感が得られるものを選択することが重要である。しかし，最初に述べたように，基本は食生活と運動習慣の改善であり，それに勝るものはない。もう一度，自分の食生活や運動習慣を見直して，改めるべきところはご自身で改善していただきたい。そのうえで，ここで紹介した食品を適宜取り入れて，いきいきと輝く人生を過ごしていただくことを心より願っている。

文　　献

1) 並木満夫編, ゴマ　その科学と機能性, 丸善プラネット（1998）
2) N. Tsuruoka *et al.*, *Biosci. Biotech. Biochem.*, **69**, 179（2005）
3) M. Sugano *et al.*, *Biosci. Biotech. Biochem.*, **65**, 2535（2001）
4) K. Akimoto *et al.*, *Ann. Nutr. Metab.*, **37**, 218（1993）

第4章　花王株式会社
―脂質代謝亢進による抗肥満食品の利用―

田中幸隆*

1　はじめに

　ジアシルグリセロールを主成分とした食用油は,「他の食用油と比較し,食後の血中中性脂肪が上昇しにくく,しかも体に脂肪がつきにくいのが特長です」という表示内容で,抗肥満食品として,食用油として,初めて1998年に特定保健用食品に許可された。翌年より市販され始め,毎日の食生活の中で,常に,量的にも質的にも健康や抗肥満への関心が高い食用油市場において,新たに健康油としての価値が定着しつつある。また,茶カテキンを関与成分とした茶飲料（清涼飲料水）は,「茶カテキンを豊富に含んでいるので,体脂肪が気になる方に適しています」という表示内容で,体脂肪評価が認められた抗肥満飲料として,2003年に特定保健用食品に許可され,市販されている。メタボリックシンドロームへの予防,抗肥満への一助として,茶カテキンの日常的な摂取が改めて普及してきた。

　ここでは,「ジアシルグリセロールを主成分とした食用油」および「茶カテキンを豊富に含んだ飲料」の開発と,その長期継続摂取によるヒト試験成績の報告から,どのようなヒトに有効なのか,抗肥満の作用がどのように発現されるのか,毎日の食生活の中での継続的な脂質代謝亢進作用の働きに関して述べる。

2　ジアシルグリセロールを主成分とした食用油

2.1　脂質と抗肥満

　肥満の中でも内臓脂肪型肥満は,高脂血症,高血圧もしくは糖尿病などの生活習慣病の発症に深く関与していることが明らかとなっており,食生活の改善による内臓脂肪の低減が求められている。肥満は,体脂肪が蓄積した状態と定義されており,脂質の摂り過ぎは肥満をまねく大きな要因である。基本的には,食事からの摂取エネルギーが生活活動に伴う消費エネルギーを上回った状態が継続することによって体脂肪の蓄積に反映される。したがって,肥満予防,肥満改善の

＊　Yukitaka Tanaka　花王㈱　ヒューマンヘルスケア事業ユニット　部長（商品開発）

ためには，食事からの摂取エネルギーを減らし，身体活動を増やすことで消費エネルギーを増やすことが対処法の基本である。

食事，食品からの摂取エネルギーの低減には，その中でも最もエネルギー密度の高い脂質の摂取量を抑えることが効果的である。脂質の過剰摂取を防ぐために，糖型ポリオールフルエステルに代表される，体に全く吸収されない油脂代替物や低カロリー油脂が開発されたが，広く普及するには至っていない。また，小腸における脂質の吸収抑制の研究から，脂質吸収阻害作用，リパーゼ活性阻害剤を利用した機能性食品素材の応用展開が進められている。最近，これら脂質吸収阻害作用の応用から，「食後の血中中性脂肪の上昇を抑える」あるいは，「中性脂肪が気になる方に適している」特定保健用食品として許可され，実用化されている。

一方，脂質の過剰蓄積を防ぐために，栄養生理の研究から脂質代謝の改善へのアプローチも活発に進められている。脂肪酸の鎖長が$C_{8\sim10}$の中鎖脂肪酸を含むトリアシルグリセロール（MCT）の栄養特性の研究から，長鎖脂肪酸と比べそのエネルギー消費の増加作用，体脂肪蓄積抑制効果が明らかにされている[1,2]。共役リノール酸（CLA）摂取による脂質代謝改善作用や肥満予防が報告されている[3]。DHAやEPAのn-3系多価不飽和脂肪酸を多く含む魚油は，血液凝固因子，血管緊張の低下作用が知られており[4,5]，脂質代謝改善への生理作用も明らかになりつつある。n-3系多価不飽和脂肪酸の一つであるα-リノレン酸の健康機能も知られており，心疾患への改善効果が示されている[5]。

これらの脂質成分のほとんどは蓄積形態であるトリアシルグリセロールの構造をもっており，代謝過程を経て，その構成脂肪酸の形態で様々な生理特性を示す。よって一般の食品に利用する場合は多くの制限がある。これに対して，グリセロール骨格に着目し，トリアシルグリセロール（以下TAGと略記）とジアシルグリセロール（以下DAGと略記）の構造の違いによる栄養特性を比較検討した結果，同じ脂肪酸組成からなるTAGとDAGは，ほぼ同じ燃焼熱量であり，摂取による吸収性も同等でありながら，DAGはTAGに比べ，体脂肪として蓄積しにくい特性をもち，抗肥満機能をもつ油であることが見出された。

2.2 ジアシルグリセロールとその消化・吸収特性

DAGは，一般の食用油脂に1～10％程度含まれる。植物油では，その原料である植物油糧中での加水分解により生成する。長鎖脂肪酸残基から構成されるDAGには1,2-位，および1,3-位ジアシルの2つの構造異性体がほぼ3:7の比率で存在する。同じ脂肪酸組成のDAGとTAGではほぼ同等の燃焼熱量であり，それぞれの摂取による吸収率も同等である。

TAGは消化管内において1-位および3-位のアシル基がα位選択性を有する膵リパーゼにより加水分解され，脂肪酸と1,2-DAGに変換され，さらに1,2-DAGは脂肪酸と2-MAG（モ

第4章 花王株式会社

ノアシルグリセロール)に変換し,消化されて,小腸上皮細胞へと吸収される。小腸上皮細胞では,2-MAGと2個の脂肪酸を基質として中性脂肪が再合成され,カイロミクロン中に取り込まれてリンパへ放出される。一方,DAGの消化管内での挙動も解明されつつある[6,7]。DAG構造異性体のうちTAGの消化中間産物である1,2-DAGの消化は,TAGと同様に中性脂肪に再合成されて取り込まれると推察される。ところが,DAGの70%を占める1,3-DAGは消化産物として,そのほとんどが1-MAGとして存在している。この1-MAGの生成がDAG代謝を特徴づけることとなる。小腸上皮細胞における2-MAG経路を経る中性脂肪の再合成過程において,1-MAGはその基質とならず,基質となる2-MAGはTAG摂取時と比べ低下し,中性脂肪への再合成,そしてリンパへの放出速度が遅くなると考えられる[8]。

さらに,DAG摂取後の小腸上皮細胞における中性脂肪への再合成速度の低下に伴って,小腸における脂質の分解・燃焼を促進することも認められた[9]。その作用機序としては,細胞内の遊離脂肪酸の濃度が高まり[10],これに誘導されて,小腸での脂肪酸のβ酸化分解に関与する酵素群,および熱産生たんぱく質である脱共役たんぱく質(UCP-2)等の遺伝子発現が亢進し,脂肪酸の分解活性が上昇するものと推測している。後述するDAGの栄養特性の背景には,以上のようなDAGの消化・吸収そして中性脂肪への再合成過程での特異性が関与しているものと考える。

2.3 ジアシルグリセロールの抗肥満作用

食餌依存性肥満・糖尿病モデルであるC57BL/6Jマウスを用い,DAG摂取による体脂肪蓄積への影響が検討された[9]。C57BL/6Jマウスに低TAG食(5%TAG),高TAG食(30%TAG+13%ショ糖),高DAG食(15%TAG+15%DAG+13%ショ糖)を8ヶ月間与えた結果,高TAG食群では低TAG食群に比べ顕著な体脂肪(副睾丸周囲脂肪,腎周囲脂肪,肩甲間脂肪)量の増加,体重の増加が認められたが,高DAG食群においては,高TAG食群に比べて有意に体脂肪の蓄積が抑えられ,体重も有意に低値を示した。さらに,本研究では,試験食摂取10日後,肥満を生じる初期段階で,小腸における脂肪酸β酸化活性の測定,そして小腸における脂質代謝関連分子の遺伝子発現が解析された。その結果,高DAG食群において,脂質代謝関連分子の遺伝子レベルの発現増加に起因して,小腸におけるβ酸化活性が顕著に増大していることを示した。一般に,エネルギー消費に対しては,筋肉や肝臓の寄与が大きいと言われているが,小腸も脂肪酸β酸化が活発な組織である。DAG摂取の初期において,先ず小腸の脂質代謝系の活性化が誘導され,さらに,継続摂取により肝臓等の脂質代謝も活性化されてくると推察される。

DAG摂取後の血清脂質の変動が観察された。DAGをヒトに単回経口投与した場合,血清カイロミクロン中のTAG量の低下を認めている[11]。健常男性を対象に,$30g/m^2$体表面積のTAG油,DAG油の単回負荷試験にて,レムナントリポタンパク(RLP)を指標として負荷後の変動を経

時的に観察した（図1）。TAG油の負荷と比較して，DAG油の負荷では負荷後のRLP-コレステロールならびにRLP-中性脂肪量の上昇が有意に抑制される結果である。DAG油摂取はTAG油摂取に比べて，カイロミクロンの生成・分泌を低下，遅延させることが確認された。このことは動脈硬化に関与すると言われている食後高脂血の予防に役立つ可能性も示している。

健常人男子を対象とした，DAGを長期間摂取した場合の体脂肪に及ぼす効果が検証された[12]。DAG摂取群およびTAG摂取群のそれぞれ19名により，厳密なダブルブラインド法にて臨床試験を行った。被験者は，日本人の1日の平均的な食用油の摂取量である10gのDAG油またはTAG油を摂取するとともに，1日あたりの総摂取脂質量を平均43g，総摂取カロリーを平均1900kcalにそろえた食生活を4ヶ月続け，その間の体脂肪動態を比較したものである。体重，BMI，ウ

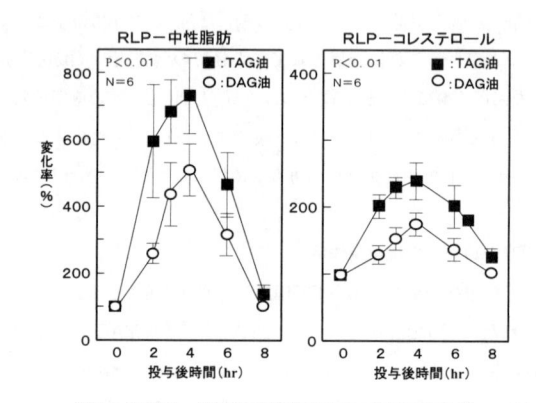

図1　DAG油，TAG油投与後のRLP-脂質の変化[11]

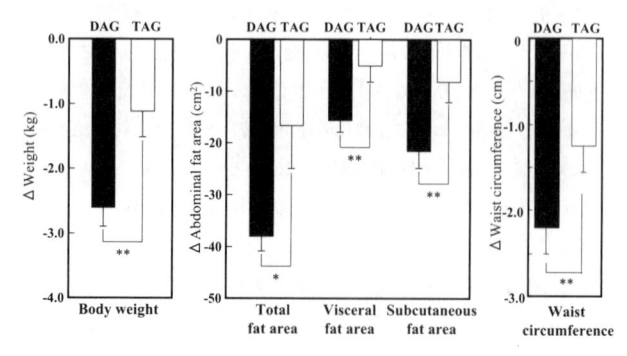

図2　長期（16週）摂取試験による抗肥満効果[12]

エスト周囲長の身体計測値，CTスキャンによる腹部脂肪面積において，DAG摂取群はTAG摂取群に比べ，有意な改善効果を認めている（図2）。また，BMI30以上の米国の肥満者を対象に，低カロリー食条件で，摂取エネルギーの15%をDAG油またはTAG油から摂取する6ヶ月間の臨床試験においても同様の結果が示されている[13]。

2.4 毎日の食生活の中での長期継続摂取試験から

　抗肥満の第一歩は，摂取エネルギーを制限し，身体活動量，消費エネルギーを増やすことである。普段の食生活の中で毎日継続使用されている食用油（食品）の脂質代謝への影響を精度高く検証・把握するには，被験者に対して，食事，身体活動量をコントロールし，摂取エネルギー，消費エネルギーを厳密に規定することが必要である。しかし，改まった制限の無い普段の食生活の中で，無理のない長期継続使用の効果・影響を把握することは，食の役割からも最も重要なことである。

　普段の食生活の中で，食事制限することなく，それまで使用している食用油をDAG油に置き換えて12ヶ月継続自由摂取テストが肥満気味の男女114名に対して行われた[14]。平均総摂取エネルギーは，テスト開始時に比べ終了時にやや多くなったが有意差はなかった。身体的特徴の変動の中で，12ヶ月での体重の減少傾向，6ヶ月以降でのウェスト周囲長の有意な低下が観察された。血液検査値の変動からも，脂質代謝関連の改善傾向が認められた。特に，総コレステロール値はテスト期間中に変動はなかったものの，HDLコレステロール値はDAG油摂取6ヶ月以降有意に上昇した。また，血栓形成に関わる因子で内臓脂肪量に相関があるとされる血漿PAI-1が6ヶ月目から有意に低下しており，内臓脂肪の減少効果を示唆している。空腹時血清中性脂肪については，初期値が高くなるほどDAG摂取期間中の低下がより大きくなること，特に，200mg/dL以上の高リスク群ではDAG油摂取3ヶ月以降有意に低下している。正常値の被験者には影響を与えないことが示された。普段の食生活で食用油（TAG油）をDAG油に置き換えることは抗肥満に有用であり，その継続摂取は高中性脂肪血症の改善への可能性も示している。

　さらに，継続自由摂取期間を24ヶ月に延ばした試験が行われた[15]。BMI25以上および／または血清中性脂肪値が150mg/dl以上のボランティア60名を対象とした。食事制限はなく，各家庭での食事摂取の際に今まで使用している食用油をDAG油に置き換えて24ヶ月間継続使用した。3ヶ月ごとの身体計測の結果は，DAG油の継続摂取が少なくとも抗肥満作用に働いていることを示すものである。BMI，体重，ウェスト周囲長は有意な減少を示している。血液検査値の変動では，中性脂肪値は標準偏差が大きく有意な変動は認められない。HDLコレステロールは全期間を通して有意に上昇しており，内臓脂肪の低減が示唆される。本試験では，ウェスト周囲長，中性脂肪値とHDLコレステロール値に，収縮期／拡張期血圧，および血糖値を含む5項目を代

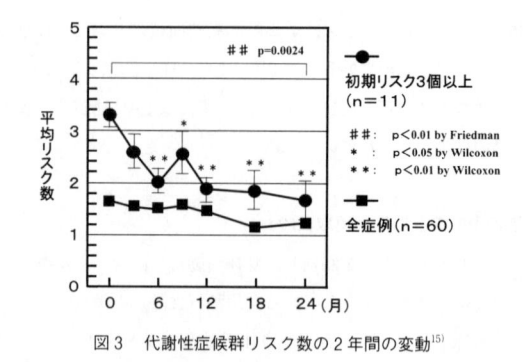

図3　代謝性症候群リスク数の2年間の変動[15]

謝性症候群のリスク因子として比較検討されている．代謝性症候群のリスク数の変動は60例全例での有意差は認められないが，試験開始時に3個以上のリスクを有する11例には，試験開始6ヶ月後より試験終了の24ヶ月まで有意に低下した（図3）．

　以上の長期にわたる継続自由摂取試験からも肥満指標が改善方向を示すことは，普段の食事で使用している食用油をDAG油に置き換え継続摂取することが，今はまだ健康であるが腹部脂肪の蓄積に代表される生活習慣病に近づきつつあるヒトの健康維持と，リスク低減に有用な一手段であると言える．現在，より詳細なリスクレベルに応じての有用性の検証，個々の食習慣の中での活用法が検討されている．

2.5　食事療法への使用例から

　DAG油の脂質代謝異常の患者に対する食事療法への使用例が報告されている．山本らは，外来継続栄養指導を受け持続的に高中性脂肪血症を示す2型糖尿病患者16名に対して，DAG油またはTAG油を調理油（使用量10g/日）として3ヶ月用いた後の血清脂質を比較検討している．DAG油群では，総摂取脂質の40%がDAG油に置き換えられた結果，3ヶ月後の血清中性脂肪は有意な減少を示した．空腹時血糖には両群とも前後に有意な変化はなかったが，HbA_{1C}はDAG油群が有意に低下し基準値レベルとなった[16]．寺本らは，高脂血症を示す腎透析患者10名に対して普段使用している調理油をDAG油に置き換えて3ヶ月間使用した結果，腹部脂肪量の有意な低下，血清脂質の改善を認めている[17]．松山らは，11名の単純性肥満患児に対し，普段の食事に使用する調理油を5ヶ月間DAG油に置き換えた結果，小児の成長に影響なく内臓脂肪や血清レプチンの減少したことを報告している[18]．肥満や脂質代謝異常の患者に対する食事療法の一環としてDAG油の置き換え利用は，QOLの向上と相俟って危険因子の低減に有用である．

3 茶カテキンを豊富に含んでいる飲料

喫茶は最も日常的な食習慣の一つであり，そのお茶の抗肥満効果に関しては古くからの伝承にもある。脂質代謝作用に関する in vitro, in vivo の評価系を用いて，幅広く食品素材の探索評価の結果，緑茶に含まれるポリフェノールの一種である茶カテキンに優れた抗肥満作用を有することを認めた[19]。さらに，肥満モデルマウスにおいて，抗肥満作用メカニズムの一因として，肝臓での β 酸化活性の上昇，β 酸化系酵素の亢進を認め，脂質由来のエネルギー消費量の増加が確認されている。「茶カテキンを豊富に含んでいる飲料」は，その有効性の発現できる茶カテキン摂取量が，脂質や糖質の吸収抑制が起こる可能性の低い，日常喫茶に供される濃度範囲内であり，普段の食生活の中に抗肥満作用を提供するものである。

3.1 茶カテキン飲料の継続飲用による抗肥満作用

茶カテキン飲料の継続飲用による抗肥満作用に関しては，被験者数で延べ800名以上に及ぶ検証がなされており，多くの報告がある[20〜25]。茶カテキンの有効摂取量は540mg/ヒト/日であること，より肥満気味のヒトに有効であること，飲用中止後もリバウンドは起こらないことなどが明らかにされている。以下に，3例の茶カテキン飲料の継続飲用によるヒト臨床試験の成績と考察を概説する。

肥満度１度および２度を含む男性109名（平均BMI27.6），女性117名（平均BMI26.9）を対象に実施された試験においては，被験者にコントロール飲料（茶カテキン０mg/500ml）または茶カテキン飲料（茶カテキン539.7mg/500ml）を一日一本12週間にわたり継続飲用させた結果，腹部脂肪面積，体重，BMI，ウェスト周囲長，ヒップ周囲長が，コントロール飲料群と比較して茶カテキン飲料群では有意に減少している。腹部脂肪面積の変動を詳細に解析する中から，初期（０週目）の腹部脂肪面積と12週間茶カテキン飲料の継続飲用による腹部脂肪面積の変化量に負の相関を認めている（図４）。このことは，茶カテキンによる抗肥満作用は肥満度の高い（BMIの高い）ヒトに有効であること，より蓄積脂肪の低減に作用していると言える。腹部脂肪の少ないヒトには作用が少ないことも示唆している[22]。

茶カテキン含有量の異なる緑茶飲料の比較から，茶カテキンの抗肥満作用が検証されている。成人男性43名（平均年齢42歳，平均BMI26.5），閉経後女性37名（平均年齢55歳，平均BMI25.9）を対象に実施された試験においては，被験者をコントロール飲料群（茶カテキン126mg/340ml）およびカテキン飲料群（茶カテキン588mg/340ml）の２群に分け，一日一本12週間にわたり被験緑茶飲料を継続飲用させた結果，体重変化がコントロール飲料群で0.44kgの減少，カテキン飲料群で1.69kgの減少を認め両群間に有意差を示した。CT画像解析による腹部脂肪面積の両群

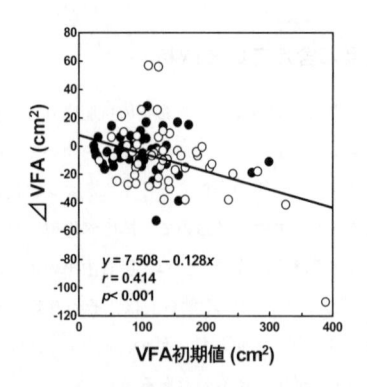

図4　初期内臓脂肪面積と変化量との相関[22]
（⊿VFA-VFA初期値の最小二乗法による回帰分析）

間の差は，内臓脂肪面積で$9.00cm^2$，皮下脂肪面積で$15.51cm^2$と，いずれもカテキン飲料群においてコントロール飲料群に対する有意な低下が認められている。この試験では飲用中止後も12週間にわたる経時変化を観察しており，体重は初期値に近づくもののリバウンドには至っていない。腹部脂肪面積に至っては僅かな増加に止まっている[23]。継続飲用による脂質代謝改善への作用が示唆されている。さらに，成人男女240名を対象に，被験者をコントロール群（茶カテキン96.3mg/340ml）とカテキン群（茶カテキン582.8mg/340ml）に分け，一日一本12週間にわたり被験緑茶飲料を継続飲用させた結果，12週間後の両群間の差は，体重で1.59kg，BMIで0.59，腹部脂肪面積で$16.1cm^2$と，いずれもカテキン群において有意な低下が，再現よく認められている。さらに本試験では，血圧高値者での拡張期血圧，LDLコレステロール値に，カテキン群において有意な低下を観察し，肥満改善による効果を認めている[24]。

3.2　茶カテキン飲料の継続飲用によるエネルギー代謝への影響

茶カテキン含有量の異なる緑茶飲料を，長期継続飲用した際のエネルギー代謝への影響が検討されている。健常男性12名を被験者として，低濃度茶カテキン飲料（茶カテキン77.7mg/350ml）または高濃度茶カテキン飲料（茶カテキン592.9mg/350ml）を一日一本12週間にわたり飲用させ，飲料継続飲用前後の食事誘発性体熱産生（DIT）（800kcalの標準食摂取後8時間のエネルギー消費量：酸素消費量）を測定するとともに，安定同位体をラベルした油脂（^{13}C-トリパルミチン）を食事と一緒に摂取させ，呼気中への$^{13}CO_2$排泄量を測定し，食事由来の脂質の燃焼性を検討した[25]。その結果，高濃度茶カテキン飲料の12週間の飲用で，DITおよび食事性脂質燃焼量の有意な増加を認め，12週目には低濃度茶カテキン飲用に対しても有意な増加を認めた（図5）。高濃

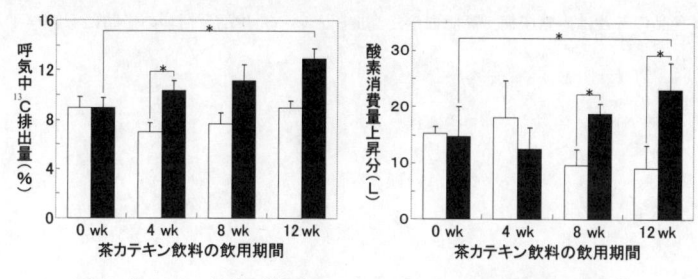

図5 茶カテキン飲料の継続飲用によるエネルギー消費試験の経時変化[25]
□：77.7mgカテキン群（N＝6），■：592.9mgカテキン群（N＝6）　＊：p＜0.05

度茶カテキン飲料の継続飲用がDITを増大させ，食事性脂質の燃焼性を上昇させることを示している。被験者の飲用開始前の腹部内臓脂肪量とDITには負の相関が認められ，高カテキン群においては，飲用期間中に変動したDIT増加には高い正の相関がみとめられた。DITや脂質燃焼性の低い可能性がある肥満者ほど，茶カテキン継続飲用によってDIT亢進，脂質燃焼性の向上が起こり，抗肥満作用が高いことをエネルギー代謝の側面から推察できる。

さらに，身体活動代謝の観点から，運動付加による脂質燃焼性，エネルギー消費への影響が検討されている[26, 27]。健常男性19名（BMI24.0±0.5）を被験者として，コントロール飲料（茶カテキン0mg/500ml）または茶カテキン飲料（570.4mg/500ml）を一日一本12週間にわたり飲用させ，継続飲用期間前後で安静時および軽運動中の呼気分析を行った。コントロール飲料と比較して茶カテキン飲料では運動負荷量の増大に伴って脂質燃焼量が増加すること，総エネルギー消費量も増加する傾向を認めている。また，茶カテキン飲料の継続飲用により最大酸素摂取量が増加したことも脂質燃焼量が増加していることを裏付け，その要因として，骨格筋における酸素消費能の向上，骨格筋における脂質代謝の亢進を示唆している。茶カテキン飲料の継続飲用は「エネルギーとして脂肪を消費しやすく」，習慣的な軽運動との組合せが，抗肥満に効果的であることを認めた。

4 おわりに

「ジアシルグリセロールを主成分とした食用油」「茶カテキンを豊富に含んだ飲料」の抗肥満作用とその働きは明確になりつつある。抗肥満は摂取エネルギーと消費エネルギーのバランスのとれた生活習慣にある。エネルギー代謝を亢進することの科学的なエビデンスの蓄積と，食品として継続して利用できることが抗肥満食品の開発には重要である。そして，毎日継続して利用でき

る抗肥満食品の普及は，糖尿病，高脂血症，高血圧といった生活習慣病の予防にも寄与すること
が期待される．

文　献

1) MP. St-Onge et al., *J. Nutr.*, **132**, 329 (2002)
2) H. Tsuji et al., *J. Nutr.*, **131**, 2853 (2001)
3) JM. Brown et al., *J. Nutr.*, **133**, 3041 (2003)
4) K. Vanschoonbeek et al., *J. Nutr.*, **133**, 657 (2003)
5) K. de Lorgeril et al., *World Rev. Nutr. Diet.*, **92**, 57 (2003)
6) 渡邊浩幸ほか，日本油化学会誌，**46**, 301 (1997)
7) H. Kondo et al., *Lipids*, **38**, 25 (2003)
8) T. Yanagita et al., *Lipids*, **39**, 827 (2004)
9) T. Murase et al., *J. Lipid Res.*, **43**, 1312 (2002)
10) H. Taguchi et al., *Lipids*, **36**, 379 (2001)
11) N. Tada et al., *Clin. Chem. Acta.*, **311**, 109 (2001)
12) T. Nagao et al., *J. Nutr.*, **130**, 792 (2000)
13) K. Maki et al., *Am. J. Clin Nutr.*, **76**, 1230 (2002)
14) T. Yasukawa et al., *J. Oleo. Sci.*, **50**, 427 (2001))
15) 大月和宣ほか，健康医学，**19**, 29 (2004)
16) K. Yamamoto et al., *J. Nutr.*, **131**, 3204 (2001)
17) 寺本民生ほか，日本臨床栄養学会雑誌，**21**, 35 (2000)
18) 松山健，小児科，**43**, 928 (2002)
19) T. Murase et al., *Int. J. Obes.*, **26**, 1459 (2002)
20) T. Hase et al., *J. Oleo. Sci.*, **50**, 599 (2001)
21) T. Nagao et al., *J. Oleo. Sci.*, **50**, 717 (2001)
22) K. Kozuma et al., *Progress in Medicine*, **25**, 1945 (2005)
23) T. Tsuchida et al., *Progress in Medicine*, **22**, 2189 (2005)
24) T. Nagao et al., *OBESITY*, **15**, 1473 (2007)
25) U. Harada et al., *J. Health Sci.*, **51**, 248 (2005)
26) S. Takashima et al., *Progress in Medicine*, **24**, 3371 (2004)
27) N. Ota et al., *J. Health Sci.*, **51**, 248 (2005)

第5章　カゴメ株式会社

相澤宏一[*1], 稲熊隆博[*2]

1　肥満の動向とその予防における野菜の役割

　肥満は，エネルギーの摂取が消費を上回った結果，過剰なエネルギーが中性脂肪として体内に蓄積した状態のことである。肥満は，糖尿病，高脂血症，高血圧，動脈硬化や虚血性心疾患などの生活習慣病のリスクを上昇させることが知られており，さらに最近では，各種がんなどの罹病率との相関も指摘されている[1]。そのため，日本のみならず世界の先進国での生活指導や食事指針では，適切な体重を保つことが最も重要な要件のひとつとして掲載されている。

　現状，日本では特に男性の肥満者が増加している。平成15年の国民健康・栄養調査報告[2]によると，男性の27.0%，女性の21.4%がBMI 25以上のいわゆる肥満者であり，平成15年の女性者の肥満者の割合は，昭和58年，平成5年に比べ40～50歳代で減少しているものの，男性においてはいずれの年齢階級においても昭和58年と比較して大きく増加している（図1）。また最近では，子供の肥満が年々増え続けており（図2）[3]，問題視されるようになってきている。

　肥満を予防するためには，摂取するエネルギーを減らすこと，また消費するエネルギーを増やすことが挙げられる。特に食と関連が強いのは前者であり，主に食事の量を減らすことが行なわ

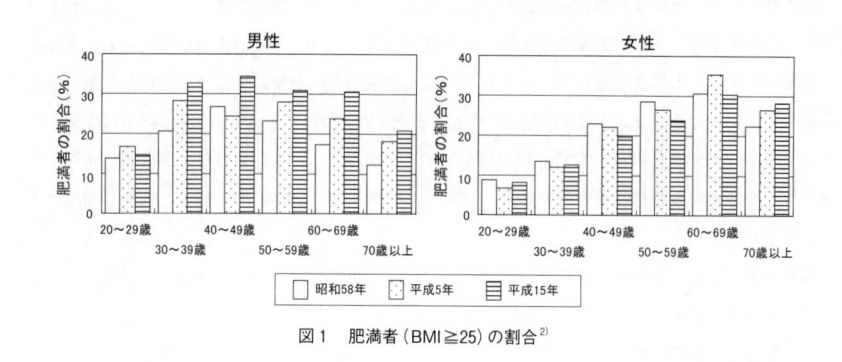

図1　肥満者（BMI≧25）の割合[2]

---

* 1　Koichi Aizawa　カゴメ㈱　総合研究所　バイオジェニックス研究部　主任
* 2　Takahiro Inakuma　カゴメ㈱　総合研究所　バイオジェニックス研究部　部長

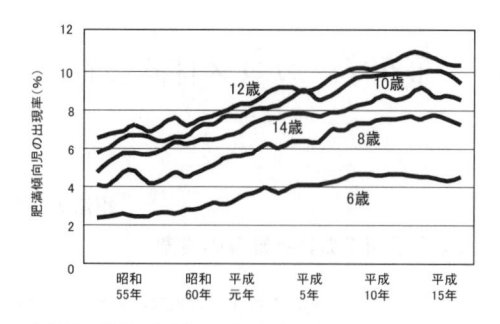

抗肥満食品・素材の開発と応用展開

図2　年齢別　肥満傾向児*の出現率の推移(昭和52年度～平成17年度)[3]
*肥満傾向児とは，性別・年齢別に身長別平均体重を求め，その平均体重の120%以上の者を示す。

れている。しかし，ここ10年近く日本人の食品からの摂取エネルギーは顕著に変化しておらず，摂取エネルギーにおける脂質の比率が上昇している。このことから，食事の量を減らすとともに，脂質エネルギー比率を減らすといった質的なアプローチも重要であるとの認識がされている。一方で，特に若年の女性においては，肥満を警戒するあまりに，極端な食事やカロリー制限による，極度のやせや体調不良，栄養失調などが問題視されている。また最近では，トクホ商品で見られるような一部の食品成分においては，体内での脂肪の蓄積に影響を与える作用が確認されており，それらの作用も肥満の予防や改善に関与しうるものと考える。

　野菜は，低カロリーでビタミン，ミネラル，食物繊維を含んでおり，肥満の予防や改善には適した素材である。極端な食事制限は，ビタミンやミネラルの供給低下をきたしやすいが，野菜はそれらの点を補給する面でも重要である。また食物繊維は，ほとんど消化されないためエネルギーが極めて少ないと考えられるが，それだけでなく満腹感の向上や減食による便秘などを改善する効果も期待できる。最近になって，in vitroや動物実験において，いくつかの野菜の成分がリパーゼ阻害効果や脂肪吸収，蓄積抑制作用を示すことが報告[4~7]されており，単にエネルギー摂取の低減や栄養成分の補給源としてのみではなく，肥満予防においてのそれらの機能も期待できる。

　以上のようなことを踏まえ，著者らが勤める会社では増え続ける肥満に対し，①野菜成分の肥満に対する作用の基礎的な研究を進めること，②低カロリーで野菜を豊富に含む食品を開発すること，③野菜摂取の重要性を啓蒙すること，といった3つの視点から活動を進めている。

2 野菜成分の肥満に対する研究

前にも述べたように，野菜にはビタミン，ミネラル，食物繊維などの栄養成分が含まれているが，近年になり色素であるカロテノイドの様々な機能が注目されるようになってきた。カロテノイドは，1932年にMonaghanらによって初めて脂質の過酸化を抑制すること，すなわち抗酸化作用があることが報告[8]されて以来，がんや心疾患などの活性酸素が寄与する様々な疾病の予防効果が明らかにされている[9]。同様に，*in vitro*や*in vivo*の評価で，カロテノイドが糖尿病や高脂血症などの肥満に関連する疾病にも抑制的に働くことが示されており，肥満予防にも直接的もしくは間接的に働いていることが示唆されている。

肥満は，体内の脂肪組織に中性脂肪が過剰に蓄積された状態を示すが，脂肪細胞は前駆脂肪細胞が分化をすることで中性脂肪を蓄積する能力を有するようになる。前駆脂肪細胞から脂肪細胞への分化を調節することができれば，中性脂肪の蓄積を抑制し脂質代謝を改善することで肥満をコントロールできる可能性がある。そこで細胞を用いて，カロテノイドが前駆脂肪細胞の分化にどのような影響を与えるか評価した。

前駆脂肪細胞である3T3-L1細胞を用い，培養は10％ウシ胎児血清を含むDME培地，5％CO_2条件下で行なった。コンフルエントに達した後，インスリンあるいはデキサメタゾンとメチルイソブチルヘキサンとインスリン（DMI）で定法により処理をした。カロテノイド（リコピン，カプサンチン，ゼアキサンチン，ルテイン）は分化処理試薬と同時に添加した。約10日後，活性が著しく上昇するグリセロール-3-リン酸脱水素酵素（GPDH）活性および細胞内の中性脂肪の蓄積を分化の指標として確認した。また顕微鏡にて形態学的な観察も行なった。その結果，インスリンの存在下で，0.5～1.5μM程度のカロテノイドの添加により，GPDH活性ならびに細胞内の中性脂肪の蓄積量が減少し分化が抑制された（図3）。さらに，DMIによる分化誘導に対して

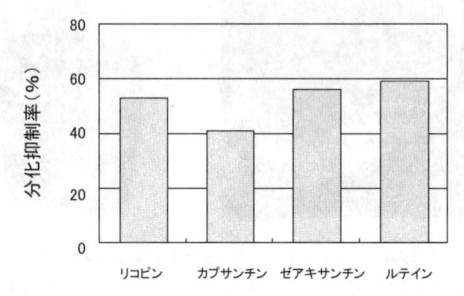

図3 インスリン単独での分化における各種カロテノイドの分化への影響の比較
各カロテノイドは1.5μMの濃度で添加しており，GPDH活性を分化抑制の指標として使用した。

も，カロテノイドは濃度依存的に分化を抑制することが確認された[10]。

これらカロテノイドは，日常的に摂取している野菜や果実に含まれているものであり，個人差はあるものの，カロテノイドは常に体内に蓄積されている状態にある。体内の脂肪組織中のカロテノイド濃度についての既存の報告[11]を参考にすると，今回評価を行なった濃度は，野菜を継続的に摂取することで十分に得られるものである。実際に野菜やカロテノイドを摂取することで，どの程度，脂肪の蓄積に影響を与えるものか，現在 in vivo での評価を進めているところである。

同時に，肥満に関連のある疾病，例えば糖尿病[12,13]や高脂血症[14〜16]，高血圧[17]に対する野菜摂取の効果についても，様々な評価系で検討を行なっており，有効性を確認している。

3 低カロリーで野菜を豊富に含む食品の開発

直接的な肥満予防食ではないが，著者らが勤める会社では低カロリーで野菜を豊富に含む食品の開発を進めている。例えば，電子レンジで温めるだけで食べられる本格的なリゾット「カゴメデリ」シリーズは，すべての商品が1食あたり300kcal程度に抑えてあり，野菜やキノコがたっぷり（生換算で45〜90g程度）と摂れるような設計である。また，「サラダの代わりになるスープ」シリーズでは，お湯を注ぐタイプのカップスープであるが，1食あたりのエネルギーが約60kcal程度であり，野菜もドライトマトやザク切りキャベツなどの野菜が摂れる設計になっている（写真1）。さらに，食感の良いパフ米を用いた主食代わりのスープ&ライス（1食あたり約150kcal程度）なども展開している。

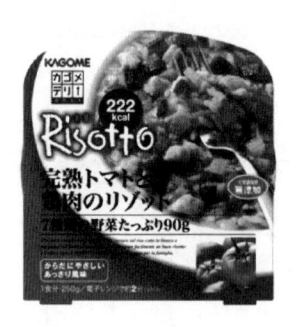

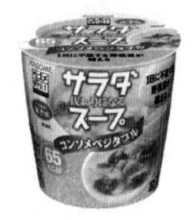

写真1　カゴメデリとサラダ代わりになるスープ
完熟トマトと鶏肉のリゾット（左）：エネルギー222kcal／1食
コンソメベジタブル（右）：エネルギー65kcal／1食

4 野菜摂取の重要性の認知向上

　野菜の基礎研究，またそれを活用した商品開発に合わせ，著者らが勤める会社では食育を支援する活動も行なっている。特に子供を対象として，野菜を栽培し，収穫し，それを味わう喜びを共有すること，食への興味関心を持つきっかけづくり，また野菜の重要性などの認知向上などの活動である。こういった活動に関わることは，直接的ではないにしても，将来に向けた食を通じた健康的な生活に寄与することができ，間接的に肥満や生活習慣病の予防に貢献するものと考える。

5 おわりに

　前にも述べた通り，成人の男性や子供での肥満の増加が著しい。その原因として，食や運動などの生活習慣が挙げられている。日本におけるここ数十年の食の変化を考えると，食習慣の影響は極めて大きいと考える。確かに肥満を予防，改善するために，食事制限をしたり新たに運動習慣を身につけるということは重要なことである。一方で，日常の食生活を工夫することで，過剰なカロリー摂取を抑え，適切な栄養成分を摂取することは可能であると考える。その解決のひとつが野菜摂取である。

　それを明らかにするために，著者らが勤める会社では基礎研究により科学的な根拠をもって野菜摂取の有効性の立証を行っている。また，商品への応用や，消費者への認知を高めるといった活動や食育に関する活動等を積極的に進めている。

文　　献

1) 片山茂裕，変貌する生活習慣病，メディカルレビュー社，p.277（2000）
2) 健康・栄養情報研究会編，厚生労働省　平成15年国民健康・栄養調査報告，第一出版（2006）
3) 文部科学省，平成18年度学校保健統計調査（2007）
4) S. Shimura et al., *Nippon Shokuhin Kogyo Gakkaishi*, **41**, 847（1994）
5) K. Kawaguchi et al., *Biosci. Biotechnol. Biochem.*, **61**, 102（1997）
6) K. Kawaguchi et al., *J. Nutr.*, **116**, 1272（1986）
7) A. Sato et al., *Int. J. Vitam. Nutr. Res.*, **69**, 337（1999）
8) B. R. Monaghan et al., *J. Biol. Chem.*, **96**, 387（1932）

9) 高市真一ほか，カロテノイド，裳華房，p.76（2006）
10) 大嶋俊二ほか，第55回　日本栄養・食糧学会大会講演要旨集，㈳日本栄養・食糧学会，p.201（2001）
11) W. Stahl *et al.*, *Arch. Biochem. Biophys.*, **294**, 173（1992）
12) T. Kiho *et al.*, *Biosci. Biotechnol. Biochem.*, **68**, 200（2004）
13) 芳本信子ほか，名古屋文理大学紀要，**7**, 1（2007）
14) H. Suganuma *et al.*, *Biosci. Biotechnol. Biochem.*, **63**, 78（1999）
15) H. Suganuma *et al.*, *Jpn. J. Food Chem.*, **9**, 15（2002）
16) S. Oshima *et al.*, *Jpn. J. Food Chem.*, **10**, 22（2003）
17) 菅沼大行ほか，果汁協会報，**475**, 21（1998）

第6章　三栄源エフ・エフ・アイ株式会社
—コレステロール低下効果を示す植物ステロールの応用—

折越英介*

1　はじめに

　日本では，人口の高齢化が進む中で健康を意識した雑誌の記事や食品類が市場に溢れており，その中でも特にメタボリックシンドローム（内臓脂肪症候群）という言葉が広まっている。メタボリックシンドロームとは，食の欧米化による過栄養，運動不足，ストレスなど現代の生活習慣によってもたらされる高血糖，高脂血症，高血圧などの生活習慣病が2つ以上併発している状態を示し，この状態が，死亡原因が第1位の悪性新生物に次いで高い心疾患，脳血管疾患の原因となる動脈硬化症を引き起こすリスクを高めると言われている。厚生労働省は，「平成16年　国民健康・栄養調査結果」において，各年代のメタボリックシンドロームが強く疑われる者と予備群と考えられる者について，平成16年10月1日現在推計の男女別，年齢階級別の40～74歳人口（全体約5,700万人中）を用い，該当者および予備群を推計したところ，40～74歳におけるメタボリックシンドロームの該当者数は約940万人，予備群者数は約1,020万人，併せて約1,960万人と報告している[1]。40～74歳でみると，男性の2人に1人，女性の5人に1人が，メタボリックシンドロームが強く疑われる者または予備群と考えられる者とされている。同省はこの実態を受け，2005年4月に日本国民のためのメタボリックシンドロームの診断基準を設定し，2008年4月からメタボリックシンドロームに対する特定健康診査などの保健指導に取り組み，国民の健康改善を目指すとされている。

　メタボリックシンドローム対策として，食生活の見直しが推奨されているが，現代社会においてライフスタイルを変更することは容易ではない。我々は，これをビジネスチャンスとして捕らえ，人々が日々の食生活で手軽に摂取することによって，メタボリックシンドロームへの対策を取れるように開発を進めた。

　メタボリックシンドロームの原因の1つに高脂血症がある。高脂血症は血清リポタンパク質，特にLDLコレステロールが増加した状態であり，LDLコレステロールを低下させることにより，

＊　Hideyuki Orikoshi　三栄源エフ・エフ・アイ㈱　第三事業部　エマルション研究室
　　担当課長

心疾患，脳血管疾患の予防，発症および全死亡率も抑制されることが，多くの臨床試験で明らかになっている[2]。我々は，LDLコレステロールの低下効果を示す植物ステロールに着目し，植物ステロールを配合した食品の市場展開を試みた。

メタボリックシンドロームの実態を解明するための研究が進み，脂肪細胞が中性脂肪を蓄積するばかりではなく，生理活性物質（アディポネクチン，サイトカイン）や遊離脂肪酸を分泌し，これらが脂質代謝に影響を与え，動脈硬化症を引き起こしている可能性があることが報告されている（第1編参照）。

2　動脈硬化症の発症機序

現代の日本では，食の欧米化により，動物性脂質が豊富な食品を多く摂取する機会が増えている。このことは血中LDLコレステロールの増加により高脂血症となり，さらに動脈硬化症に繋がることが，問題となっている。

動脈硬化症の発症機序は，種々の研究から明らかにされつつある。まず，過栄養，運動不足，ストレスなど現代の生活習慣によって我々の体内に活性酸素が発生すると考えられている。そして，この活性酸素がLDLコレステロールを酸化し，酸化LDLを産生することにより，動脈硬化症が引き起こされるのではないかと推測されている[3~6]。

図1に示すように，まず，血管内皮下に生じた酸化LDLが血管内皮細胞に結合し，接着分子

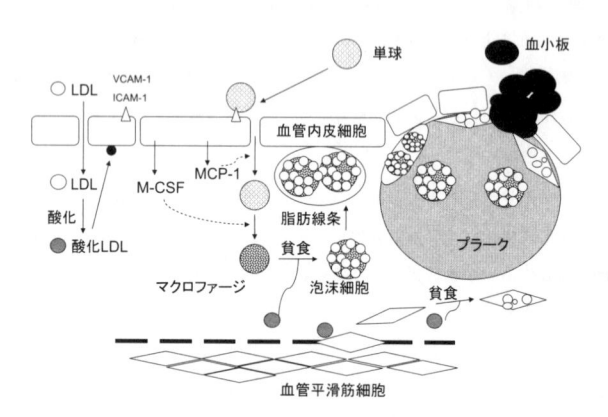

図1　動脈硬化症の発症機序

泡沫細胞から脂肪線条が形成される。脂肪線条に脂質やマトリックスタンパク質が付着することによってプラークが形成される。次いで，アポトーシスなどの種々要因でプラークが破裂し，血小板が付着していくことによって血栓が形成される。

第6章 三栄源エフ・エフ・アイ株式会社

であるVCAM-1(Vascular cell adhesion molecule-1), ICAM-1(Intercellular adhesion molecule-1) およびサイトカインであるMCP-1(Monocyte chemoattractant protein-1) の発現を誘導する。血中の単球は,血管内皮細胞に発現したこれら接着分子を介して,接着後[7~9],MCP-1により血管内膜に遊走する。その後,単球は,M-CSF(Macrophage-colony stimulating factor)によりマクロファージに分化する[10]。マクロファージは,酸化LDLを貪食すると,酸化LDL由来のコレステロールから産生されたコレステロールエステルが細胞内に蓄積することによって泡沫化し,泡沫細胞となる。泡沫細胞が増加し,さらに集積すると,脂肪線条(fatty streak)を形成する。

　血管内膜に存在する血管平滑筋細胞は,酸化LDLやサイトカインなどの刺激を受けると増殖し,内皮下に浸潤する。さらに自らも生理活性物質やマトリックスタンパク質を産生し,酸化LDLを貪食して泡沫細胞となる。酸化LDLを貪食することによって,死滅した泡沫細胞,遊離コレステロール結晶,細胞外マトリックスが蓄積し,プラークを形成する。プラークは,血管平滑筋細胞マトリックスタンパク質の低下,アポトーシス,マクロファージから産生されたメタロプロテアーゼによる血管内膜の分解によってプラークが破裂すると,血管内膜を修復しようと血小板が集まり,血栓が形成される。その結果,血管内腔が狭くなり,また完全に閉塞したりして,血流が失われる。高脂血症の状態が長引けば,このように動脈硬化症が進行する。

3　植物ステロールについて

　植物ステロールは,植物の細胞膜を構成する成分（図2）として自然界に広く存在し,植物中

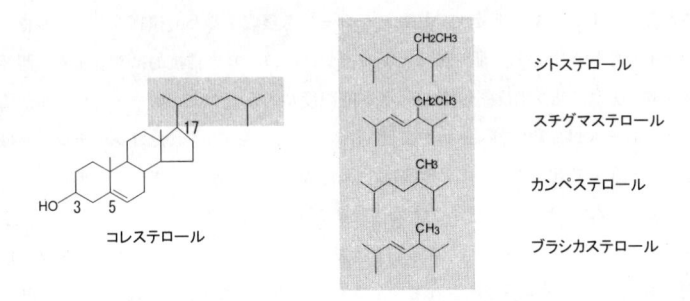

図2　植物ステロールの構造式

コレステロールのC17位のアルキル基（灰色部分）が入れ替わることにより,シトステロール,スチグマステロール,カンペステロール,ブラシカステロールになる。C3位の水酸基に脂肪酸がエステル結合するとそれらのエステル体となる。シトステロールのC5α位の二重結合が飽和になるとスタノールとなる。

の含量はおよそ0.4〜1.2mg/gである[11]。日本人は野菜や穀物,果物,植物油などからおよそ100〜500mg/日摂取している[11]。

約50年前からアメリカとカナダで,植物ステロールのコレステロール低下作用について研究され,種々の臨床試験の後,医薬品として用いられている。1995年ごろに,フィンランドにおいて,"Benecol"ブランドで発売された植物ステロール(厳密にはスタノールエステル)が配合された乳製品が大ヒットとなり,欧州全域に広がった。1999〜2003年に植物ステロールメーカー各社より,植物ステロールの食品への使用について,米国FDAにGRAS申請がなされた後,植物ステロールが配合された食品が米国で上市された。また,2000年に心臓病の危険率と植物ステロールの有効性に関するヘルスクレームが米国FDAに申請され,2001年に米国FDAは「植物ステロールの摂取により心臓病の危険を低減できる可能性があります。」とするヘルスクレームを許諾した[12]。2004年に,米国で,植物ステロールを配合したオレンジジュースによるコレステロール低下効果が医学的に立証されたのを皮切りに[13],欧米を含む世界各国で多くの植物ステロール配合食品が次々に市販となった。

日本において植物ステロールは1999年に植物ステロールが配合された食用調理油が特定保健用食品として認可され,2001年に上市後,ヒット商品となった。その後,加工油脂が相次いで上市され,これらも販売量を伸ばした。

4 植物ステロールの生理機能

植物ステロールの生理機能は,基礎研究が多くなされており,明らかとなっている。食事で摂取されたコレステロールは,小腸まで達し,胆汁酸ミセルに溶解することによって小腸から体内に吸収される。コレステロールと共に植物ステロールを摂取すると,植物ステロールは,コレステロールと共に小腸まで達し,胆汁酸ミセルにコレステロールと拮抗的に溶解する。胆汁酸ミセルは,ステロール類などの脂質を溶解させる許容限度があるために,植物ステロールが溶解した分,コレステロールは,胆汁酸ミセルから追い出される。追い出されたコレステロールは小腸から吸収されず糞便に排出される。この現象は,植物ステロールがコレステロールと比較して,それ自身の結晶性および疎水性が高いことなどによると考えられている[14〜16]。食事から吸収されるコレステロールが低くなることによって,肝臓に蓄えられるコレステロールを維持しようとし,体内でコレステロールが合成されるが,コレステロールの肝臓から血中への放出も抑えられ,結果的に血中LDLコレステロールは低くなる。一方,胆汁酸ミセルに溶解した植物ステロールは体内に吸収されず,血中にほとんど存在しない。この吸収性の違いは,ABCトランスポーターにより,植物ステロールが選択的に小腸内腔に排出されるという機構によることが分かっ

てきた[17, 18]。

　一般に，コレステロール低下効果が認められる植物ステロールの摂取量は0.8g/日以上とする報告が多い。これらの効果を示す摂取量の違いは植物ステロールの投与剤形や摂取方法などによると考えられるが，最もコレステロール低下効果が得られる方法としては，上記の生理機能から高コレステロールの食事と同時に摂取することであると考えられる。その他，摂取回数においては，1日1回の摂取と3回の摂取でコレステロール低下の差は認められなかったとの報告がある[19]。

5　弊社の植物ステロール製品

　弊社の植物ステロールは，大豆を主とした植物油より，高度に精製した精製植物ステロールである。弊社は，この植物ステロールの粉末状タイプ「サンステロール®NO.100」を販売している。粉末状であるため，粉末プレミックスなどに使用できる。

　植物ステロール自身は，固結しやすく，水や油に溶解しないため，食品に配合する際，ダマを発生させたり，結晶が析出して食感にざらつきを与えたり，沈殿または浮遊物が発生し外観の安定性が悪いなどの多くの問題がある。有意にコレステロール低下効果を示すためには，およそ0.8g/日配合する必要があり，食品中の植物ステロールが高濃度になると推測される。弊社では上記の種々の問題を解決すべく，植物ステロールを食品に使用しやすく，高品質，かつ安定性が良い状態を維持できる水分散性植物性ステロール製剤「サンステロール®NO.1」を開発した。サンステロール®NO.1は，植物ステロールを60％含有しているにもかかわらず，水分散性が高い。本品は高い水分散性以外に，粉末プレミックスとの混合性や粉体流動性も良く，飲料以外の種々食品に有用である。

　一方，弊社は植物ステロールを脂肪酸でエステル化した植物ステロールエステル「サンステロール®NO.3(ES)」も取り揃えている。サンステロール®NO.3(ES)は植物ステロールとして60％含量である。本品は油溶性の液体であり，ドレッシング，マーガリンなどの油溶性食品およびヨーグルトなどの油分の多い食品に混合しやすく，大変使用しやすい。実際，世界で販売されている植物ステロール配合食品のほとんどは乳製品であり，植物ステロールエステルを使用している。

　弊社の植物ステロールおよび植物ステロールエステルを含有する製品概要を表1に示す。

表1

品　名	特　徴	用途例
サンステロール®NO.100	大豆を主とした植物油から高度に精製した粉末状の精製植物性ステロール。	タブレット，粉体ミックスなどの食品。
サンステロール®NO.1	植物性ステロールを高濃度に含有した水分散性粉末製剤。	タブレット，粉体ミックスなどの食品。飲料などの高い安定性が要求される食品。
サンステロール®NO.3（ES）	一般食品にも使用可能な油状の植物ステロールエステル。植物性ステロールとして60％の力価。	ヨーグルトなどの乳製品。食用油，ドレッシングなどの油性食品。

6　飲料中の植物ステロール安定化技術

　現在，植物ステロールを配合した飲料は，乳飲料，オレンジジュースなど非常に限られたアイテムしか存在しない。飲料に高濃度の植物ステロールを安定化することは，非常に難しいと考えられる。一般に，飲料の品質に影響を与える因子は，成分，pH，流通温度など幅広い。特に，植物ステロールを配合した飲料を設計する場合，植物ステロールの分散粒子に吸着しやすい他の成分が配合されていたり，飲料のpHが酸性であったり，流通および保管温度が高くなったりす

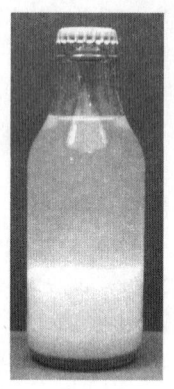

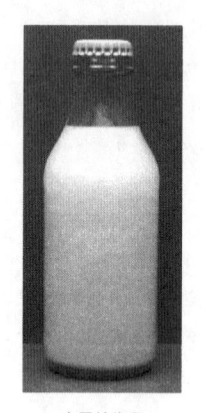

対照品　　　応用技術品

写真1　モデル飲料の外観

モデル飲料は植物ステロールを0.8g/本含有。
左：植物ステロール含有モデル飲料（対照品），右：弊社応用技術で植物ステロールを安定化したモデル飲料（応用技術品）。
対照品は分離しているが，応用技術品は分離せず，均一である。

ると植物ステロールの分散安定性は低下し，飲料の品質が劣化する傾向にある．我々は，このような品質劣化を示さない植物ステロールの高い分散安定性を得るという応用技術も，すでに見出している．

この応用技術を用いて，植物ステロールが0.8g/本となるようにサンステロール®NO.1および飲料に適した乳化製剤（弊社品名：ホモゲン®）を添加してモデル飲料を調製し，安定性について検討を行った．その結果，写真1に示すように飲料の外観は，植物ステロールのみを添加した場合，分離が認められたが，弊社の応用技術で調製した場合，分離は認められず，均一で良好であった．また，これらを一定期間保存しても状態にほとんど変化は認められなかった．これにより，今まで実現しなかった飲料にも植物ステロールを配合することが可能となった．

7 おわりに

メタボリックシンドロームは，現代社会において対策が必要な症候群として挙げられており，人々が日々の食生活において予防対策を取ることが重要である．我々は，メタボリックシンドローム対策の素材の1つとして安全性や臨床データが豊富である，植物ステロールに着目した．そして，植物ステロールを配合したデイリー食品，特に手軽に摂取できる飲料を開発し，これらを毎日摂取することにより，血中のLDLコレステロールを低下させることを提案する．

植物ステロールは水や油に溶解しないため，種々食品や高い安定性を必要とする飲料などに配合しにくい．しかし，弊社の水分散性植物性ステロール製剤「サンステロール®NO.1」と応用技術を使用して植物ステロールを飲料中で安定化すれば，特定保健用食品を視野にした付加価値の高い高品質の食品開発が可能となる．日本においても植物ステロールを配合した多様な食品が多く上市され，メタボリックシンドローム予防に寄与することを期待する．

文　　献

1) 厚生労働省，平成16年，国民健康・栄養調査結果
2) H. C. Bucher *et al.*, *Arterioscler. Thromb. Vasc. Biol.*, **19**, 187 (1999)
3) R. Ross, *N. Engl. J. Med.*, **340**, 115 (1999)
4) A. J. Lusis, *Nature*, **407**, 233 (2000)
5) A. C. Li *et al.*, *Nat. Med.*, **8**, 1235 (2002)
6) J. Fran *et al.*, *J. Atheroscler. Thromb.*, **10**, 66 (2003)

7) M. I. Cybulsky *et al.*, *Science*, **251**, 788 (1991)
8) N. Kume *et al.*, *J. Clin. Invest.*, **90**, 1138 (1992)
9) N. Kume *et al.*, *J. Clin. Invest.*, **93**, 907 (1994)
10) T. Murayama *et al.*, *Circulation.*, **6**, 1740 (1999)
11) K. Hirai *et al.*, *J. Nutr. Sci. Vitaminol.*, **32**, 363 (1986)
12) Department of Health and Human Services (Food and Drug Administration). In: Federal Register, **65**, 21 CFR Part 101 (2000)
13) S. Devaraj *et al.*, *Arterioscler. Thromb. Vasc. Biol.*, **24**, 1 (2004)
14) G. Leveille *et al.*, Scientific and Regulatory Affairs CargillTM Linking Biological Science with Food Technology (2002)
15) L. Christiansen *et al.*, *Int. J. Pharm.*, **254**, 155 (2003)
16) M. Nissinen *et al.*, *Am. J. Physiol. Gastrointest. Liver Physiol.*, **282**, G1009 (2002)
17) L. Yu *et al.*, *Proc. Natl. Acad. Sci. USA.*, **99**, 16237 (2002)
18) L. Yu *et al.*, *J. Lipid Res.*, **45**, 301-307 (2004)
19) J. Plat *et al.*, *Eur. J. Clin. Nutr.*, **54**, 671 (2000)

第7章　株式会社琉球バイオリソース開発
―メタボリックシンドローム予防素材としての醗酵バガッセについて―

藤野哲也[*]

1　はじめに

現在の日本人の食事は欧米化が進み，野菜，穀物などが中心の日本型食生活から肉食中心の食生活となり，食物繊維の摂取量が急速に低下している。厚生労働省が発表している食物繊維の摂取目安量27g（成人男性）に対して14gしか摂取していないと言われている。食物繊維が不足すると，腸内環境の悪化，腸内での不要成分の貯留などが発生し，メタボリックシンドロームの罹患率が高くなることも言われており，食物繊維摂取の増加が推奨されている。現在市場においては各種の食物繊維食品が市販されているが，ほとんどがオリゴ糖などの水溶性食物繊維のみの素材である。一方，セルロース，ヘミセルロースなどの植物細胞壁を構成する不溶性多糖類が食物繊維の素材として有望であり，これまでにも稲ワラ，モミガラなどの農産副産物がバイオマス原料として注目されていた。しかしながらこれらのものは，すでに堆肥，飼料，燃料や農畜産資材としての利用は行われているが，食品素材としての利用はこれまでほとんどなされていなかった。そのようなバイオマス資源の一つとして，沖縄の基幹作物であるサトウキビからとれるバガスがある。バガスとはサトウキビから砂糖を製造する際に残る繊維質のことである。

本研究ではバガスを原料とした多機能性食物繊維「醗酵バガッセ」について紹介する。

2　バガスと爆砕・発酵

サトウキビ（Sugar Cane, *Saccharum officinarum* L.）は，イネ科の多年性宿根植物で，原産地は南太平洋諸島あるいはインドであると言われており，現在では亜熱帯地方から熱帯地方で栽培され，バイオ燃料の原料としても利用されている。わが国のサトウキビから生成される砂糖は，8世紀に中国から伝えられたと言われている[1]。また，サトウキビ栽培は1400年代に中国から沖縄に導入され，その後，沖縄県の基幹作物として栽培されてきた。沖縄でのサトウキビ栽培の目的は砂糖製造であるが，近年，その他の利用方法について様々な研究がなされている。特に

---

[*]　Tetsuya Fujino　㈱琉球バイオリソース開発　取締役；研究室室長

抗肥満食品・素材の開発と応用展開

　サトウキビの繊維質であるバガスは，そのものが食物繊維の塊であり，食品としての利用価値は以前より指摘され各方面で研究されてきた。

　沖縄県では，バガスが年間20万トン近く発生しているが，現状では，製糖工場のボイラー燃料として用いられているのが主な用途であり，付加価値を高めることが望まれてきた。このために，食品としての有効利用が考えられてきたが，オクタコサノールなどの油脂以外には商業化されていないのが現状である。バガスの成分は，セルロース40〜60％，ヘミセルロース20〜30％，リグニン15〜20％，灰分1〜3％であり，まさに不溶性食物繊維そのものであると言える（表1）。しかし，サトウキビ茎部の植物細胞壁成分は，セルロース繊維にペントザンであるキシランやポリフェノール物質であるリグニンが結合して存在するため，非常に硬い物性を示す[2]。バガスの主成分である繊維質は，沖縄のサトウキビが台風などの暴風雨に耐えられるよう品種改良が行われた結果[3]，繊維構造が非常に強固なものになっている。このため，単に粉砕することが非常に困難で，さらに微生物発酵や酵素処理による分解も困難である。

　そこで，バガスの強固な繊維構造を破壊するために爆砕処理を行った。爆砕とは，強固な繊維構造を有するバイオマス原料を圧力釜中にて，200℃以上の高温高圧の水蒸気で適当な時間加熱処理を行った後，瞬時に大気圧開放する物理的粉砕方法である。高温高圧水蒸気によって，ヘミセルロース中のアセチル基が遊離し，pHが3程度まで低下し，ヘミセルロースは加水分解を受けて水溶性となる。リグニンは，アリルエーテル結合が開裂することにより，低分子化し，一部はフェノール性化合物となる（フェルラ酸，パラヒドロキシ安息香酸など）。一方，セルロースは可溶化しないが，強固な繊維構造から開放され，微生物，酵素による分解を受けやすくなる[4]。

　このような爆砕処理の特徴を利用し，さらに高付加価値化を図るため，バガスを爆砕後，キシロオリゴ糖を蓄積させる目的から，醤油麹菌の一種である*Aspergillus sojae*の優良株を選抜し，

表1　醗酵バガッセの成分分析結果（100gあたり）

	バガス（g）	醗酵バガッセ（g）
水分	7.1	2.2
タンパク質	2.6	1.9
脂肪	1.9	1.5
灰分	5.0	3.3
炭水化物	0	37.3
食物繊維	85.2	53.8
ヘミセルロース	25.5	4.0
セルロース	40.9	41.1
リグニン	17.0	13.5
キシロオリゴ糖 （キシロビオース，キシロトリオース）	検出されず	2.3

第7章　株式会社琉球バイオリソース開発

この菌株にて爆砕バガスを発酵処理させた。バガスを爆砕処理することにより、ヘミセルロースを可溶化させた後、上記麹菌にて発酵させ、乾物中2％以上キシロオリゴ糖を蓄積させた爆砕・発酵処理バガス「醗酵バガッセ」を開発した[5]。

3　食物繊維の機能性試験

3.1　腸内細菌と腸内環境改善効果

キシロオリゴ糖は、ビフィズス菌などの善玉腸内細菌の成長因子であることが知られている。そこで、醗酵バガッセを用いてボランティアによるヒト腸内環境改善効果試験を行った。一定期間、ボランティア（13名）に醗酵バガッセを摂取してもらい、糞便中アンモニア含量の変化（図1）、糞便中の腸内細菌叢に与える影響をみたところ、摂取量10g/日にて糞便中のアンモニアの

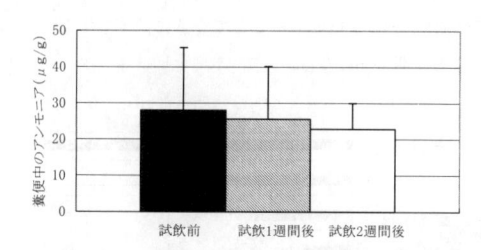

図1　醗酵バガッセ摂取における糞便中アンモニア含量の変化

表2　醗酵バガッセがヒト糞便腸内細菌叢に与える影響（10g/日）

菌数（cfu/g）×10⁻⁶

菌　種	摂取前	摂取1週間後	摂取2週間後
総嫌気性菌	11.7±0.8(100)	12.2±0.5(100)	12.4±0.2(100)
バクテロイデス	8.1±4.1(100)	11.7±0.2(100)	12.1±0.3(100)
ビフィズス菌	8.4±1.8(83.3)	11.8±0.6(100)	8.6±2.2(100)
クロストリジウム	8.8±0.3(100)	8.0±0.9(100)	8.3±0.9(100)
フゾバクテリウム	2.0±3.3(16.7)	4.6±2.6(83.3)	3.8±3.3(66.7)
乳酸菌	0.8±1.9(16.7)	1.0±2.4(16.7)	2.2±3.1(33.3)
総好気性菌	9.2±0.9(100)	9.4±1.1(100)	9.7±1.0(100)
エンテロバクテリウム	6.7±1.2(100)	8.1±1.0(100)	7.7±1.2(100)
エンテロコッカス	6.9±1.9(100)	4.7±2.8(83.3)	4.0±3.2(66.7)
シュードモナス	0.4±0.9(16.7)	0 (0)	0.7±1.8(16.7)
真菌類	0 (0)	0 (0)	0 (0)
ビフィズス菌／総嫌気性菌(%)	15.5±20.0	50.4±20.9**	29.4±25.1
pH	6.2± 1.2	6.3± 0.9	6.3± 0.8

醗酵バガッセの摂取量は10g/日とした。数値は平均±標準誤差　**$p<0.01$、カッコ内は検出頻度（%）

低下に有効であり，ビフィズス菌数が増加する傾向がある。また総嫌気性菌数に占めるビフィズス菌は摂取1週間後で有意に増加することが確認された（表2）。

3.2　抗酸化性

　蒸煮・爆砕処理によって，木質系バイオマスに含まれるリグニンは部分分解されアルカリ水溶液や有機溶媒に可溶化することが知られている。生成したリグニン分解物が抗酸化性を持つことが期待された。そこで，醗酵バガッセの熱水抽出物，80％エタノール抽出物について，DPPHラジカル消去活性によって抗酸化活性を検討した。この結果，水溶性画分，エタノール抽出画分ともに高い抗酸化活性を有することがわかった。1 mg/mLの濃度において，アスコルビン酸，トコフェロールに近い抗酸化活性を持つことがわかった（図2）。抗酸化活性指標のポリフェノール量が約8倍も増加していることが確認されている。

　さらに，ボランティアによる摂取試験の結果から，ヒト体内での抗酸化バイオマーカーである尿中8-OHdG量は，醗酵バガッセを摂取することで有意に低下しており，体内での酸化ストレス軽減にも効果を示すことが明らかになった（図3）。

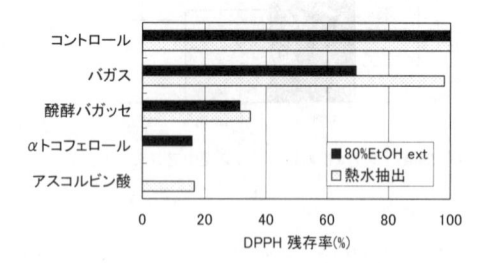

図2　醗酵バガッセの抗酸化活性（DPPH法による）

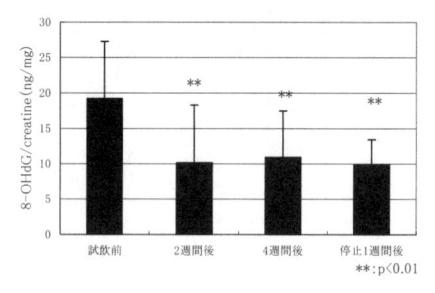

図3　醗酵バガス摂取による尿中8-OHdG量の変化（n＝18）

第7章　株式会社琉球バイオリソース開発

　この効果の要因は，爆砕発酵により総ポリフェノールが約8倍増加し（図4），そのポリフェノールはフェルラ酸，フェルラ酸アラビノースエステル体，パラヒドロキシ安息香酸，パラヒドロキシ桂皮酸など4種類の抗酸化物質の増加によるものであることが，㈱森林総合研究所によって解明されている。さらに，ヒトボランティアによる摂取試験を継続して行い，血糖値上昇抑制効果，中性脂肪上昇抑制などのメタボリックシンドローム予防効果を有する結果が得られている（図5，6）[6]。また動物を使用した安全性試験（急性毒性，亜急性毒性），および変異原性試験（Ames試験），臨床試験において高い安全性が確認された。

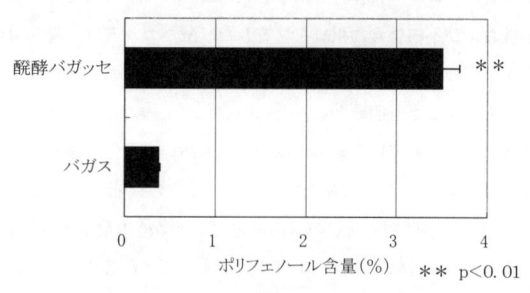

図4　醗酵バガッセ中のポリフェノール含量

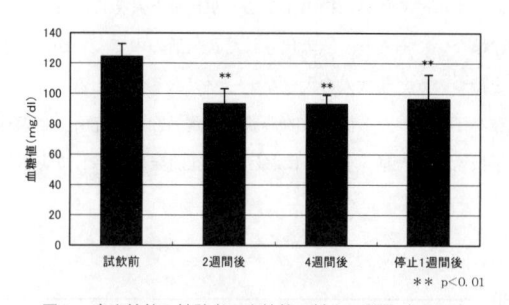

図5　高血糖値の被験者の血糖値に対する影響（n=6）

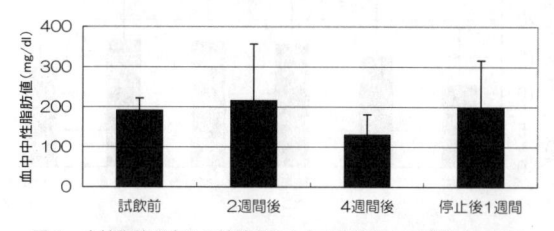

図6　中性脂肪が高めの被験者の血中中性脂肪への影響（n=9）

4 まとめ

本技術開発では，バガス原料に対して蒸煮・爆砕処理，酵素・発酵処理を組み合わせた方法によって，キシロオリゴ糖を含有する食物繊維素材（醗酵バガッセ）の開発に成功した。

その醗酵バガッセについては，臨床試験において8-OHdG測定による抗酸化活性，血糖値上昇抑制，中性脂肪上昇抑制などメタボリックシンドローム予防効果を有することが証明された。これら血糖値や中性脂肪の上昇が抑えられた要因として，排便回数が有意に増加したことから過剰に摂取された栄養素がスムーズに体外へ排泄されたことによるものと考える（図7）。

すなわち，水溶性および不溶性食物繊維を含有した醗酵バガッセは，腸内環境を改善するとともに不要成分の排出を高めることによりメタボリックシンドローム予防効果をし，さらに抗酸化活性を体内においても示すことも明確となった。

さらには，現在取りざたされている安全性についても高い安全性が確認された。

醗酵バガッセは複雑な成分組成の食物繊維であり，多くの機能性が期待されるものであるため，複合成分による機能性の解明，新規の機能性物質など多くの解明すべき課題を含んでいる。今後は，これらの機能性，成分解明を掘り下げて研究することが必要である。

現代の食生活を肉食中心から菜食に転換するということは極めて困難である。従って，摂取してしまった不要成分をすばやく体外に排出することが良策と考えられる。その機能性を有するのは食物繊維のほかにはないであろう。欧米化された食生活の中で，いかに上手においしく食物繊維を摂取する機会を持つのか，現代人の大きなテーマであると考える。

本研究は，㈱琉球バイオリソース開発，㈳農研機構食品総合研究所，㈳森林総合研究所の共同研究をもとに㈳科学技術振興機構（JST）における委託開発事業として実用技術開発，製品化されたものである。

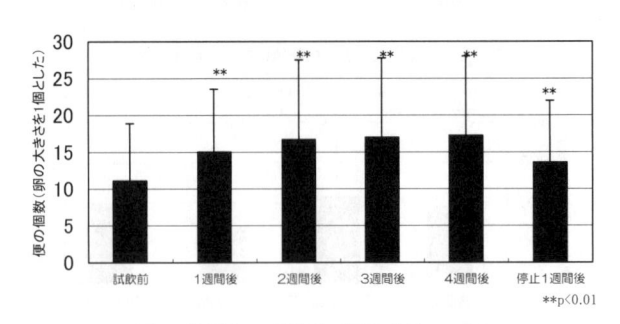

図7 排便量への影響（1週間の合計　n=63）

$**p<0.01$

第7章　株式会社琉球バイオリソース開発

　本研究を遂行するにあたり㈱農研機構食品総合研究所，糸状菌研究室室長の柏木豊先生，㈱森林総合研究所，バイオマス研究領域長の大原誠資先生に感謝申し上げます。
　臨床試験については，九州大学名誉教授野本亀久雄先生のご指導のもと，（医）東札幌病院の石谷邦彦理事長の下で実施された。ご協力いただいた方々に深謝いたします。

文　　献

1) 山根嶽雄，甘蔗，原料糖製造法，丸善，pp.1-23（1960）
2) J.M. Paturau, Characteristics of Bagase, By-Products of the Cane Sugar, *Industry*, Elsevier Publishing, Amsterdam, pp.25-42（1969）
3) 日本のさとうきび品種，㈱農畜産業振興機構（2006）
4) バイオマス変換計画，農林水産省農林水産技術会議事務局編，光琳（1991）
5) 抗酸化性食物繊維およびその製造方法，並びにそれを用いた加工食品，特願2001-320553
6) 藤野哲也ほか，さとうきび由来高機能素材（発酵バガッセ）摂取におけるヒト糞便フローラへの影響と抗酸化性，日本農芸化学会2006年大会講演要旨集，pp.53（2006）

第8章　オリザ油化株式会社

金森拓也[*1]，下田博司[*2]

オリザ油化㈱では，天然物由来成分の機能性を通して人々の健康に資するべく，食品用途原料の研究・開発を進めている。本章では，弊社が近年上市した食品素材の中から，肥満やメタボリックシンドロームに対応した素材を紹介する。

1　コーヒー生豆エキス[1)]

コーヒー生豆エキスは，焙煎前のロブスタ種のコーヒー豆を含水エタノールで抽出したエキスである。主なポリフェノールとしてクロロゲン酸類を40％以上，カフェインを10％程度含有する。本エキスを配合した高脂肪食をマウスに継続摂取させ，体重や脂肪の変化を調べた結果，表1に示すように，0.5％エキス配合群の体重増加量は，配合しなかった群あるいは低脂肪食を摂取した群と比較して，摂餌量の減少が見られなかったにもかかわらず，有意な抑制を示した。そ

表1　コーヒー生豆エキスの高脂肪食摂取マウスの体重変化，総摂餌量，脂肪重量および肝重量に及ぼす作用

	体重増加量（g）	総摂餌量（g）	副睾丸脂肪 （mg/g体重）	肝臓 （mg/g体重）
低脂肪食	3.5±0.6	95.3	12.6±1.5	50.7±1.0
高脂肪食（HF）	4.6±0.4	65.5	20.1±1.7	44.0±0.8
HF＋エキス（0.5％）	2.0±0.7**	67.4	14.1±2.6	37.1±2.3**
HF＋エキス（1.0％）	1.9±0.2**	57.9	11.3±0.8**	43.0±0.9

$N=6$，平均値±標準誤差，HF群との有意差　**：$p<0.01$
マウス（C57BL／6J，雄，9週齢）を4群に分け，第1群には低脂肪食（コーン油：5％，カゼイン：20％，セルロース：4％，ハーパーミネラルミックス：3.5％，ハーパービタミンミックス：1％，コーンスターチ：66.5％）を，第2～4群にはコーヒー生豆エキスをそれぞれ0，0.5および1.0％配合した高脂肪食（コーン油：20％，ラード：10％，ショ糖：13％，カゼイン：20％，セルロース：4％，ハーパーミネラルミックス：3.5％，ハーパービタミンミックス：1％，コーンスターチ：28.5％）を25日間摂取させた。

---

*1　Takuya Kanamori　オリザ油化㈱　研究開発部
*2　Hiroshi Shimoda　オリザ油化㈱　研究開発部　研究開発部長

こで作用機序を調べるため，消化管からの脂肪吸収に及ぼす作用を調べた。その結果，図1に示すように，コーヒー生豆エキス投与群において有意な血中トリグリセリドの上昇抑制が見られた。含有成分では，カフェインに同様の作用が認められたことから，コーヒー生豆エキスはカフェインの作用に基づく脂肪吸収抑制作用を有することが判明した。この他，コーヒー生豆エキスおよびカフェインには，*in vitro* において脂肪分解作用が認められている。

一方，脂肪代謝に及ぼす作用を，肝ミトコンドリアにおける β-酸化の律速酵素であるCPT（carnitine palmitoyltransferase）の活性を指標に評価した。コーヒー生豆エキスまたは含有成分を配合させた飼料をマウスに継続摂取させた後，肝臓のミトコンドリア分画のCPT活性を測定[2]した結果，1％のコーヒー生豆エキスを配合した群において，活性の有意な上昇が見られた。含有成分では，カフェインやクロロゲン酸を混餌摂取させたマウスのCPT活性に変化が見られなかったのに対し，ネオクロロゲン酸およびフェルロイルキナ酸摂取群に有意なCPT活性の促進が認められた。

これらの結果より，コーヒー生豆エキスの抗肥満作用には，カフェインによる脂肪吸収抑制および脂肪分解作用と，クロロゲン酸類の肝臓における脂肪代謝促進作用が関与していると考えられる。

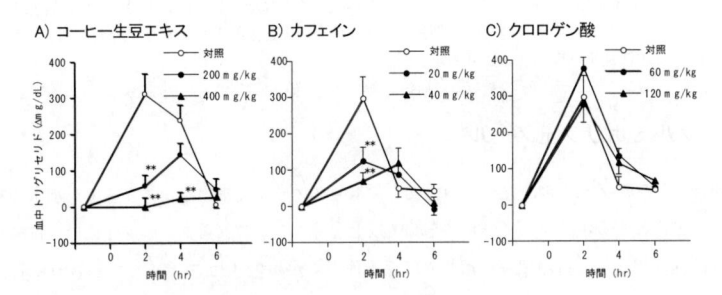

図1　コーヒー生豆エキスおよび含有成分のオリーブ油負荷マウスにおける血中トリグリセリド上昇に及ぼす作用

$N=6$，平均値±標準誤差　＊＊：$p<0.01$

絶食（20時間）したマウス（ddY，雄，6週齢）から採血を行い，30分後に，コーヒー生豆エキスまたは含有成分を経口投与した。1時間後にオリーブ油（5 mL/kg）を経口投与し，その後2，4，および6時間目において採血を行った。

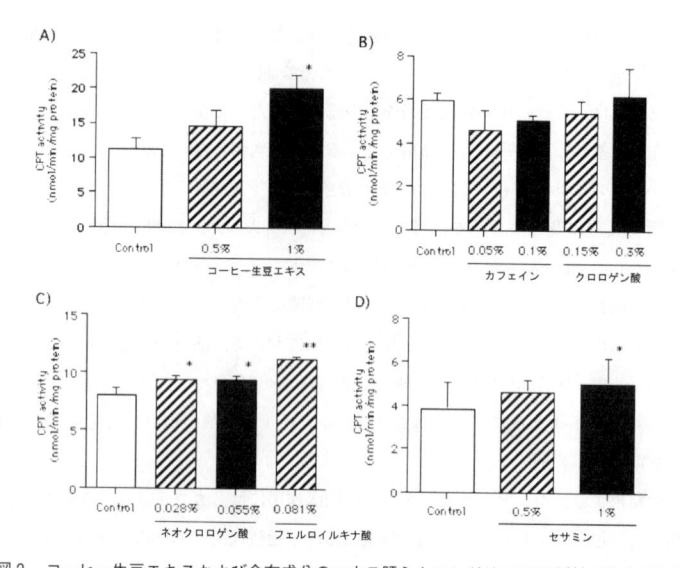

抗肥満食品・素材の開発と応用展開

図2 コーヒー生豆エキスおよび含有成分のマウス肝ミトコンドリアCPT活性に与える作用
$N=4-5$, 平均値±標準誤差 $*:p<0.05$, $**:p<0.01$
マウス（ddY, 雄, 7週齢）に, コーヒー生豆エキスまたはその含有成分を混餌した飼料（CE-2, 日本クレア）を6日間自由摂取させた. 肝臓を摘出し, ミトコンドリア分画を調製した後, CPT活性をDTNB法により測定した.

2 クルミポリフェノール

クルミポリフェノールは, クルミの種皮を含水エタノールで抽出したエキスで, 加水分解型タンニンを主体とするポリフェノール[3]を30％以上含有する. これらタンニン類には, 抗酸化作用の他, 薬理作用として抗糖尿病作用[4]や肝保護作用[5]が報告されている. これらの作用に加え, 著者らはクルミポリフェノールが食餌性の高トリグリセリド血症に対する改善作用を有することを見出した. マウスに高脂肪食を2週間摂取させるとともに, クルミポリフェノール（50～200mg/kg）を1日1回経口投与した. その結果, 表2に示すように肝臓中および血中のトリグリセリドの低下が認められた. この結果から, クルミポリフェノールには高トリグリセリド血症に対する改善作用があることが示唆された. その一方で, コーヒー生豆エキスで見られたような有意な脂肪重量の減少や体重の増加抑制は認められず, コーヒー生豆エキスとは異なり, 内臓脂肪量には影響を与えないことが判明した. クルミポリフェノールのトリグリセリド低下作用の作用機序を明らかにするため, 前述の高脂肪食飼育マウスの肝臓におけるβ-酸化に及ぼす作用を検討した[6]. その結果, 表3に示すように, サイトゾル分画におけるβ-酸化を促進する傾向が

第8章　オリザ油化株式会社

表2　クルミポリフェノールの高脂肪食飼育マウスの脂質パラメーターに及ぼす作用

	普通食	Control 高脂肪食	クルミポリフェノール (mg/kg)		
			50	100	200
体重増加量 (g)	3.7±0.5	7.0±0.9	5.3±0.9	5.2±0.7	5.3±1.4
肝臓 (g)	1.56±0.03	1.60±0.08	1.44±0.07	1.41±0.03*	1.34±0.03**
腎周囲脂肪 (mg)	261±48**	736±88	756±88	729±106	773±161
副睾丸脂肪 (mg)	732±92**	1814±282	1817±188	1768±150	1637±227
肝脂質					
トリグリセリド (mg/g)	21.7±3.4	31.8±3.9	32.9±4.8	25.6±3.2	25.8±5.5
コレステロール (mg/g)	4.5±0.7	6.2±0.9	8.0±1.5	5.6±0.9	6.0±1.2
血清					
トリグリセリド (mg/dL)	148±10	181±21	98±34**	82±6**	98±13**
コレステロール (mg/dL)	165±5*	218±14	225±12	220±14	220±18

$N=7$，平均値±標準誤差，Control群との有意差　*: $p<0.05$，**: $p<0.01$
マウス（ddY，雄，10週齢）に，High Fat Diet 32（日本クレア）を2週間摂取させるとともに，クルミポリフェノールを1日1回経口投与した。剖検日の前日から絶食を行い，剖検時に臓器重量を測定するとともに，肝臓および血清中の脂質含量を測定した。

表3　クルミポリフェノールの高脂肪食飼育マウスの肝臓におけるβ-酸化に及ぼす作用

	用量 (mg/kg)	340 nmの吸光度変化 （⊿OD/mg/min）	
		ミトコンドリア分画	サイトゾル分画
普通食	−	0.345±0.045	0.0170±0.0019
高脂肪食 (control)	−	0.320±0.072	0.0093±0.0008
クルミポリフェノール	50	0.273±0.033	0.0119±0.0025
	100	0.227±0.006	0.0112±0.0024
	200	0.263±0.021	0.0133±0.0030

$N=5-7$，平均値±標準誤差
摘出した肝臓からミトコンドリア分画およびサイトゾル分画を調製した後，β-酸化によるNAD$^+$の減少を吸光度の変化により測定した。

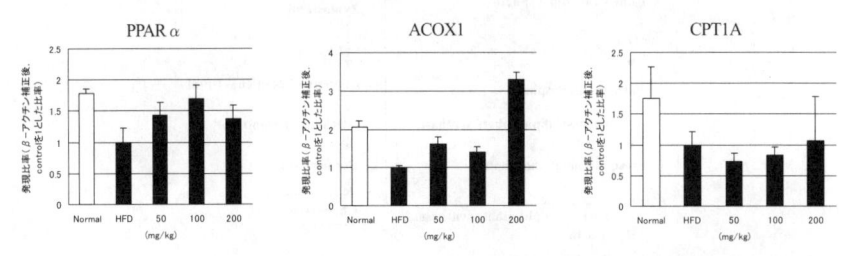

図3　クルミポリフェノールの高脂肪食飼育マウスの肝臓における脂質代謝遺伝子発現に及ぼす作用
$N=5-7$，平均値±標準誤差，HFDはcontrolを表す。

認められた。また，リアルタイムRT-PCRを用いて，肝臓における脂肪代謝関連分子のmRNAの発現を調べたところ，peroxisome proliferator-activated receptor α (PPARα) とacyl-CoA oxydase (ACOX1) に発現の増強が認められた。一方，ミトコンドリアのβ-酸化の律速酵素であるcarnitine palmitoyltransferaseの遺伝子（CPT1A）には，変化が認められなかった。さらに，消化管からの脂肪吸収や培養肝細胞（HepG2）への脂肪蓄積に対して，クルミポリフェノールは影響を与えなかった。これらの知見から，クルミポリフェノールは，主に肝細胞においてサイトゾル分画のβ-酸化を促進することで，高トリグリセリド血症改善作用を示すものと考えられる。

3　カンカエキス[7]

カンカニクジュヨウ（*Cistanche tubulosa* Schenk）は，紅柳（ベニヤナギ）の根部に寄生する植物で，中国タクラマカン砂漠において滋養強壮を目的として栽培されている。カンカエキスは，カンカニクジュヨウを含水エタノールで抽出したエキスであり，主な成分としてエキナコシド，アクテオシドおよびカンカノシド類などを含有する[8]。著者らは，カンカエキスの脂質代謝に及ぼす作用を調べるため，肝臓における脂質代謝関連遺伝子の発現に及ぼす影響を，DNAマ

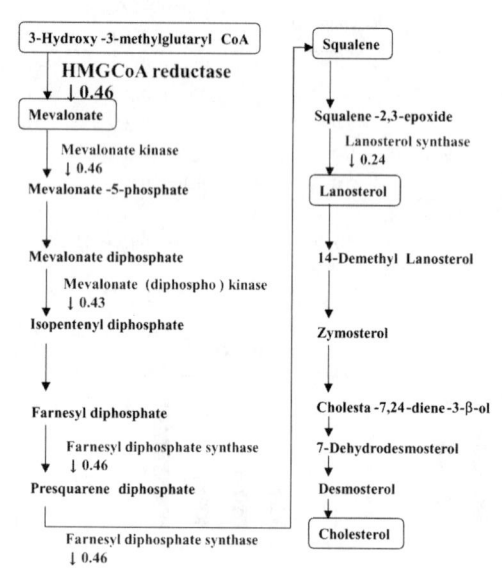

```
3-Hydroxy-3-methylglutaryl CoA          Squalene
        HMGCoA reductase                   │
            ↓ 0.46                         ▼
        Mevalonate                  Squalene-2,3-epoxide
            │                        Lanosterol synthase
        Mevalonate kinase               ↓ 0.24
            ↓ 0.46                   Lanosterol
    Mevalonate-5-phosphate              │
            │                           ▼
            ▼                   14-Demethyl Lanosterol
    Mevalonate diphosphate              │
    Mevalonate (diphospho) kinase       ▼
            ↓ 0.43                  Zymosterol
    Isopentenyl diphosphate             │
            │                           ▼
            ▼                   Cholesta-7,24-diene-3-β-ol
    Farnesyl diphosphate                │
    Farnesyl diphosphate synthase       ▼
            ↓ 0.46              7-Dehydrodesmosterol
    Presquarene diphosphate             │
            │                           ▼
            ▼                       Desmosterol
    Farnesyl diphosphate synthase       │
            ↓ 0.46                      ▼
                                    Cholesterol
```

図4　肝臓のコレステロール合成酵素に対するカンカエキスの作用
　↓：Controlの発現量を1としたときの相対比率を示す。

第 8 章　オリザ油化株式会社

表 4　カンカエキスにより発現が上昇したコレステロール輸送遺伝子および脂質代謝関連遺伝子

	発現量	機　　能
Apolipoprotein B	↑ 2.87	VLDLコレステロールの移送
VLDL receptor	↑ 9.00	VLDLの細胞内への取り込み
Lipoprotein lipase	↑ 2.08	VLDLの分解と細胞内への取り込み
Lipin 1	↑ 5.11	脂質代謝を制御
PPARα	↑ 2.14	β-酸化など脂質代謝を制御
Acetyl-CoA acyltransferase 1B	↑ 2.07	β-酸化に関与
Carnitine palmitoyltransferase (CPT) 1	↑ 2.67	脂肪酸のミトコンドリアへの取り込み（β-酸化の律速酵素）

Controlの発現量を1としたときの相対比率
マウス（ddY，雄，5ヶ月齢）にカンカエキス（400 mg/kg/day）を2週間経口投与した後，肝臓からトータルRNAを抽出した。逆転写反応の後，DNAマイクロアレイ解析を行った。

イクロアレイを用いて網羅的に解析した。その結果，カンカエキス（400mg/kg）を2週間経口投与したマウスの肝臓において，コレステロール合成に関与する酵素の遺伝子発現を抑制することが明らかとなった（図4）。特に3-hydroxymethyl-3-methylglutaryl-CoA（HMG-CoA）からメバロン酸を合成するHMG-CoA reductaseはコレステロール合成における律速酵素であることから，カンカエキスのコレステロール合成に対する抑制作用が期待された。また，この実験では，カンカエキス投与群において，apoprolipoprotein B，VLDL receptor（超低密度リポプロテイン受容体），およびlipoprotein lipaseの遺伝子発現が増加していることが見出された（表4）。いずれの分子も，血中のコレステロールの移送や細胞への取り込みに関与する分子であることから，カンカエキスが血中コレステロール低下作用を示すことが示唆される。一方，脂肪酸代謝に関与する遺伝子の解析では，表4下段に示す遺伝子発現の増加が認められた。Lipin 1とPPARαは脂質代謝を制御する分子である。Acetyl-CoA acyltransferaseとCPT1Aは，それぞれ脂肪酸のβ-酸化，脂肪酸のミトコンドリアへの輸送を担う分子であり，特にCPT1Aはβ-酸化の律速酵素でもある。これらの酵素の発現が増加することにより，脂肪酸やトリグリセリドの代謝が促進されることが示唆される。今後，各種病態モデルを用いた検討を進めていく予定である。

4　まとめ

本章では3種の素材を紹介したが，コーヒー生豆エキスは肥満予防，クルミポリフェノールは高トリグリセリド血症の改善，さらにカンカエキスは高脂血症や動脈硬化の予防というように，作用やメカニズムにそれぞれ特徴があることが明らかとなった。今後，これらの素材のメタボリックシンドローム改善を訴求した機能性食品への配合が期待される。

文　　献

1) H. Shimoda et al., *BMC Complement. Altern. Med.*, **17**, 6, 9 (2006)
2) M.A.K. Markwell et al., *J. Biol. Chem.*, **248**, 3426-32 (1973)
3) H. Ito et al., *J. Agri. Food Chem.*, **55**, 672-9 (2007)
4) T. Fukuda et al., *Phytochemistry*, **63**, 795-801 (2003)
5) 下田博司ほか，日本薬学会第127年会講演要旨集4（富山），pp.50，2007年3月30日
6) P.B. Lazarow, *Method. Enzymol.*, **72**, 315-9 (1981)
7) H. Shimoda et al., The fourth symposium on herba Cistanches and desert medical plants（中国新疆ウイグル自治区和田市），2007年5月15日
8) M. Yoshikawa et al., *Bioorg. Med. Chem.*, **14**, 7468-75 (2006)

第9章　株式会社東洋発酵
—UNIFETH® (フィトステノン)—

村上雅紀[*1], 長島　直[*2], 鈴木邦夫[*3]

1　概要（特性・構造式）

「フィトステノン（Phytostenone）」とは理化学研究所の鈴木らによって発見された新しい抗肥満作用物質で，フィトステロール（植物ステロール）の3位水酸基がカルボニル基に置き換わった構造を持つエノン化合物（ステノン）であり，植物界に広く分布している。フィトステロールには，二重結合の位置や側鎖の違いなどにより多くの種類が存在しているため，その誘導体であるフィトステノンにも数多くの種類が存在する（図1）。その内，4-en-3-oneや5-en-3-one構造を持つ化合物には抗肥満作用があることが知られている[1]。特に効果が高いと報告されている化合物として5-en-3-one構造を持つCampest-5-en-3-oneについて詳しい解析が行われている。20％高脂肪食にCampest-5-en-3-oneを0.5％になるように添加して飼育したラットは，70日後対照群に対して50％の内臓脂肪が減少しており，かつ15％の体重減少が見られた[2]。さらに，2型糖尿病モデル動物を用いた試験では，血糖低下と尿糖排泄抑制の抗糖尿病を示す効

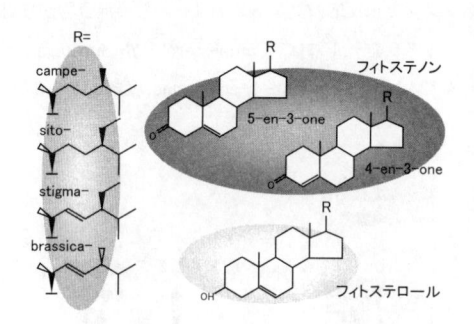

図1　フィトステロール及びフィトステノンの種類

---

*1　Masanori Murakami　㈱東洋発酵　技術開発部
*2　Tadashi Nagashima　㈱東洋発酵　技術開発部
*3　Kunio Suzuki　㈲テクノフローラ；㈱理化学研究所　袖岡有機合成化学研究室

果が見られた[3,4]。

「UNIFETH®(ユニフェス)」とは,上記内臓脂肪低減効果を示すCampest-5-en-3-oneを含み,4-en-3-one及び5-en-3-one構造を有するフィトステノンを有効構成成分とする食品素材である。

2 製造方法

微生物の中には,コレステロールをコレステノンに変換(3位の水酸基→カルボニル基)する反応を触媒する酵素「コレステロールオキシダーゼ」を有するものが存在する。UNIFETH®はこの酵素反応を利用し,独自に育種した菌を用いて,独自の発酵方法によって製造されている[5,6]。具体的には*Nocardioides* sp.が生産したコレステロールオキシダーゼを用いた酵素反応によって,フィトステロールからフィトステノンを作り出している。反応に用いた微生物は核酸などの製造に用いられた実績があり,安全性も高い。製造工程では,まず微生物を培養しコレステロールオキシダーゼを十分に産生させ活性のある培養液を製造する。その後培養液と基質となるフィトステロールを反応させ,フィトステノンに変換させる。その際,フィトステロールは水に不溶であるため,食品に使用可能な有機溶媒と培養液の2層で反応させることによってフィトステノン変換を高効率化している(図2)。最終的なフィトステノン含有率は40%程度であり,㈱東洋発酵の規格としては35%以上を保障している。残留する有機溶媒は検出限界以下である。このようにして作られたフィトステノンと未反応のフィトステロールとの混合物がUNIFETH®になる。原料となる植物由来のフィトステロールには,Campesterol,β-Sitosterolが多く含まれているため,生成されるフィトステノンは,Campest-4-en-3-one,Campest-5-en-3-one,β-Sitost

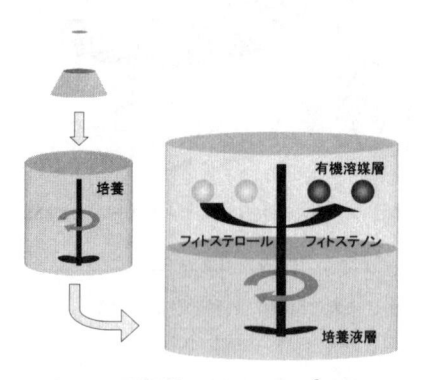

図2 2層発酵法によるUNIFETH®の製造

第9章 株式会社東洋発酵

-4-en-3-one, β-Sitost-5-en-3-oneが大部分を占める。

　フィトステロールからフィトステノンへの変換は, sterol→5-en-3-one→4-en-3-oneという構造変化によって行われている。ここで, 4-en-3-oneよりも5-en-3-one構造を持つフィトステノンにより強い抗肥満効果が見られることから, 如何に反応を5-en-3-oneで止めるかが重要である。通常の発酵方法では基質であるフィトステロールからは, 5-en-3-one→4-en-3-oneの反応が急速に進んでしまい, 4-en-3-one構造を持つフィトステノンのみが蓄積してしまう。そこで, ㈱東洋発酵では, 微生物の育種や反応方法の改善などを推し進め, 最近になってようやく5-en-3-oneを含むフィトステノンの生産方法を確立することができた。尚, 2層発酵法を含め上記の発酵技術革新は, NEDO (㈱新エネルギー・産業技術総合開発機構) の助成を受けることによって, 成し遂げられた。

3 食経験

　UNIFETH®の原料であるフィトステロールは植物に膜成分として広く一般的に含まれている成分であり, 特に大豆やナタネなど種子類に多く含有している。

　高等植物にはフィトステロールからフィトスタノールに代謝する経路が存在し (フィトステロール→フィトステノン→フィトスタノン→フィトスタノール), 中間体としてフィトステノンを介する[7]。実際に, フィトステノンに関してフィトステロールと同様に種子類など植物に含まれていることが報告されており[8,9], LC／MS／MSを用いた分析では, 味噌やテンペなど伝統的な大豆食品, オリーブオイルなどからも検出されている。

4 安全性

　UNIFETH®として急性毒性試験を行ったところ, LD50は2,000mg/kg以上であった。1週間連続投与試験 (ラット・雌雄) では2,000mg/kg/dayにおいて異常はなく, 変異原性試験, 染色体異常試験についても陰性であった。さらに, 反復経口投与試験としてUNIFETH®をマウス (雄) に56日間1,250mg/kg/day投与したが, 毒性を示さなかった。また, ヒトによる過剰量として1日600mgを2ヶ月間摂取したが, 特に異常は認められなかった。

5 効果試験

　発酵物であるUNIFETH®の効果を検証した。20%脂肪食 (高脂肪食) にUNIFETH®を0.5%

抗肥満食品・素材の開発と応用展開

になるように添加して飼育したICRマウス（雄，5週齢）について，体重，脂肪量，血中脂質量を測定した（図3，4）。体重については，20％脂肪食群に対して投与後徐々に減少し始め，56日後には90％程度にまで減少した。最終的に体重は，5％脂肪食（普通食）で飼育したマウスと同レベルとなった。脂肪量では56日後の，内臓脂肪（後腹膜，精巣周囲，腸間膜）及び皮下脂肪量において，20％脂肪食群に対し60〜70％まで減少していた。さらに，血漿中のトリグリセライド，総コレステロール，血糖値，加えて肝臓中のトリグリセライド，総コレステロールに関しても値が低下していた。飼育期間中マウスの一般状態は正常であり，剖検及び血液生化学検査においては，特に異常な所見は見られなかった[10]。

一方，ヒトに対する効果について検証するために社内ボランティアによるモニターテストを行ったところ，殆どのヒトの腹囲が明らかに減少し，内臓脂肪の減少もMRIによって確認された。

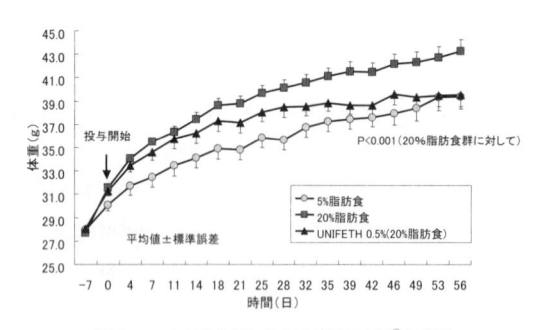

図3　マウスの体重に及ぼすUNIFETH®の影響

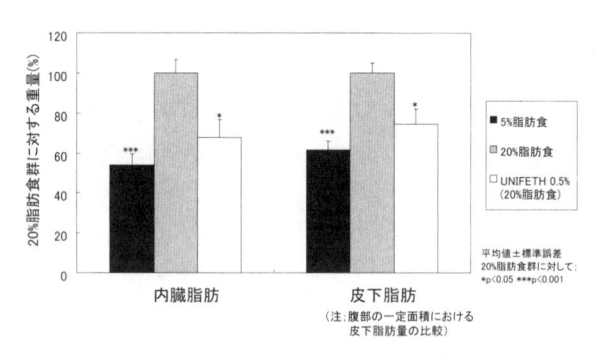

図4　マウスの体脂肪量に及ぼすUNIFETH®の影響

第9章　株式会社東洋発酵

6　作用機序

UNIFETH®の作用機序としては，脂肪代謝改善及び食事からの脂質吸収抑制であると考えられている。

フィトステノンの一つCampest-5-en-3-oneを投与したラットから肝臓の脂質代謝関連酵素のmRNA発現量と酵素活性を調べると，脂肪酸からアセチルCoAへ代謝される経路であるβ酸化系酵素の遺伝子発現量，活性がともに上昇していた。また，アセチルCoAから脂肪酸へ合成する経路については，関連酵素の遺伝子発現及び活性が減少していた。Campest-5-en-3-oneは脂質代謝に関わる核内受容体PPARαを活性化することがルシフェラーゼレポーターアッセイによって調べられている。これらのことから，Campest-5-en-3-oneはPPARαのアゴニストとして作用してβ酸化を亢進し，さらに核内受容体であるLXRやRXRを介したクロストークによって脂肪酸合成系の抑制がなされていると考えられる[11]。

一方，Campest-5-en-3-oneを動物に連続投与し小腸繊毛を観察すると，上皮細胞にトリグリセライドが蓄積し，カイロミクロンへの発達が抑えていることが観察された[1]。

すなわち，Campest-5-en-3-oneは3つの作用メカニズム（①カイロミクロンの形成阻害による脂肪吸収抑制，②β酸化亢進による脂肪代謝促進，③脂肪酸合成系阻害による脂肪蓄積抑制）によって内臓脂肪や皮下脂肪の低減をもたらしていると考えられる。Campest-5-en-3-oneの抗糖尿病作用についても，インスリン抵抗性を引き起こす遊離脂肪酸を低下させることが作用機序の一つであろうと考えられる。

UNIFETH®に含まれる他のフィトステノン類においても，Campest-5-en-3-oneと構造が類似しており，抗肥満作用が見られることから，同様の作用メカニズムで抗肥満効果を示していると推測される。

食事から摂取されたトリグリセライドは小腸で膵リパーゼにより脂肪酸に分解されて吸収され，上皮細胞内でトリグリセライドに再合成され，コレステロールエステルとともにカイロミクロンと呼ばれるリポタンパク質を形成した後，リンパ管から血中へと輸送される（図5-A）。その後肝臓まで到達したトリグリセライド（食品及び内臓脂肪由来）はリポタンパク質リパーゼにより脂肪酸に分解された後，β酸化を受けてエネルギーとなる。また，糖からの余分なエネルギー源は脂肪酸合成経路を介して内臓脂肪細胞などに貯蔵される（図6）。UNIFETH®は，カイロミクロンの形成を阻害してトリグリセライドが血中に移行するのを抑制し（図5-B），肝臓中ではβ酸化の亢進及び脂肪酸の合成を阻害（図6）することによって血漿中トリグリセライドや内臓脂肪を低減していると考えられる。

このようにUNIFETH®は摂取した食事からの油脂だけでなく，蓄積した内臓脂肪など体脂肪

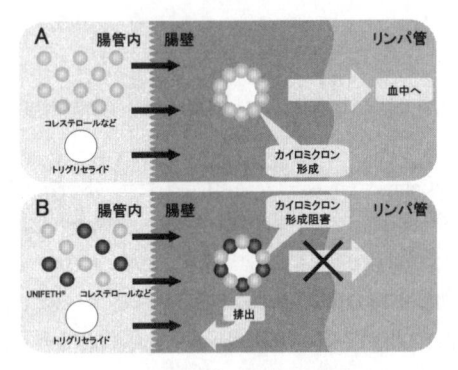

図5　UNIFETH®の脂肪輸送阻害機構

カイロミクロンは，トリグリセライドやコレステロールエステルなど疎水性分子をコアに，コレステロールやリン脂質，アポタンパク質などで作られた表層にした構造を持つ．UNIFETH®は表層部分に組み込まれ，カイロミクロンへの形成を不完全にしていると考えられる．

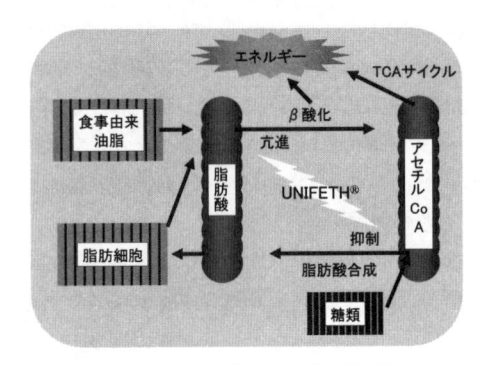

図6　UNIFETH®の脂肪代謝改善機構

由来の脂肪酸酸化（燃焼）も促進することができ，過剰なエネルギーを内臓脂肪に蓄積させない点で，非常に特徴的な食品素材である．

7　食品への応用

機能性食品素材を無理なく日常的に摂取するには，食品に添加しやすく，不快な味覚やにおいがしないことが必要条件である．脂溶性であるUNIFETH®は油脂の多い食品に添加することが容易で，加えて油と同時に摂取すると吸収が高まることから，特にチョコレートやアイスクリー

第 9 章　株式会社東洋発酵

ム，マヨネーズ，マーガリンなどとの相性が良い。また，無味無臭であることから，これまでは実現が困難であった味覚と機能性が両立した商品を開発することが可能である。

8　展望

　フィトステロールは血清コレステロールを低下させる効果があることから，アメリカやEU諸国で優れた素材として認知されてきた。近年になって日本でも食用油やドレッシング類などに添加され特定保健用食品（トクホ）として販売されるなど，日常の生活に慣れ親しんできている。本稿で紹介したフィトステロール誘導体フィトステノンを含むUNIFETH®は，コレステロールのみならず血清トリグリセライドと内臓脂肪などの体脂肪を低減させる効果がある。加えて無味無臭・脂溶性であることから，サプリメントとしてだけではなく，トクホ製品など日常的な食品への応用も期待することができる。今後フィトステロールと同様に世界的に認知され，現代病とされるメタボリックシンドロームを軽減する食品素材として人々に貢献できると考えている。

文　　献

1) R. Konno, K. Suzuki and K. Hasegawa, *Ann. Inst. Nutr. Sci. Kagawa Nutr. Univ.*, **8**, 45-54 (2000)
2) 鈴木邦夫，池田郁男，日本臨牀，61 Suppl. 6, 698-703 (2003)
3) K. Suzuki, M. Tanaka, R. Konno, Y. Kaneko, *Horm Metab Res.*, **34**, 121-126 (2002)
4) R. Konno, Y. Kaneko, K. Suzuki, Y. Matsui, *Horm Metab Res.*, **37**, 79-83 (2005)
5) 鈴木邦夫，長島直，長橋真也，日本特許，特願2004-207885 (2004)
6) 鈴木邦夫，今野理恵，清水猛，長島直，木村彰彦，第26回日本肥満学会（札幌），口頭発表 (2005)
7) N. Takahiro, F. Shozo and C. Joanne, *Plant Physiol.*, **120**, 833-840 (1999)
8) T. Akihisa, Y. Kimura, K. Roy *et al.*, *Phytochem.*, **35**, 1309-1313 (1994)
9) M.I. Fernandez, J.R. Pedro and E. Seoane, *Phytochem.*, **22**, 2087-2088 (1983)
10) K. Suzuki, R. Konno, T. Shimizu, T. Nagashima and A. Kimura, *J. Nutr. Sci. Vitaminol.*, **53** (1), 63-67 (2007)
11) I. Ikeda, R. Konno, T. Shimizu *et al.*, *Biochem. Biophys. Acta*, **1761**, 800-807 (2006)

第10章　株式会社東洋新薬
―葛花抽出物（葛の花エキス™）―

岩本邦彦*

1　概要

葛（くず）は日本，中国，台湾，東南アジアに分布する，マメ科のつる性多年生植物である（図1）。日本や中国で古くから薬用として利用され，一般的にはその根部，いわゆる葛根（かっこん）が多く用いられてきた。中国の薬物書の古典『神農本草経』に掲載され，感冒薬として知られる中薬の「葛根湯（かっこんとう）」が有名である[1]。

一方，葛の花部，いわゆる葛花（かっか）は，二日酔いの予防・緩和の目的で民間薬的に用いられてきた（図1）。中国や台湾では，二日酔いの予防・緩和などを目的とした「葛花解醒湯（かっかかいせいとう）」等の中薬の原料になっている。このことから，葛花は国内外において長い食経験を有することがうかがえる。しかしながら，その有効成分についての報告はほとんど存在しなかった。近年，ようやく葛花についての研究が国内で精力的に行われるようになり，その有用性が科学的に証明され注目を集めている。例えば，血中アルコール濃度，血中アルデヒド濃度低下作用（$in\ vivo$）[2]，アルコール誘発による血糖上昇を抑制する作用（$in\ vivo$）[3]，および血中中性脂肪上昇抑制作用（$in\ vivo$）[3]などの他，インフルエンザ・ヘルペスウイルス増殖抑制作用（$in\ vitro$）[4]などが報告されている。これらさまざまな効果に関与するとみられている葛花の成分と

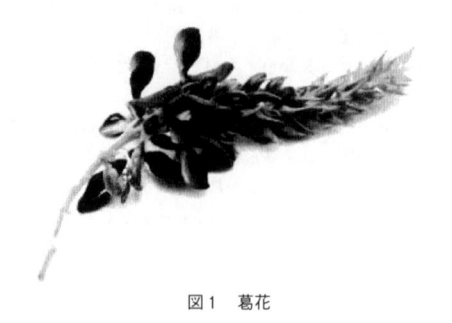

図1　葛花

---

*　Kunihiko Iwamoto　㈱東洋新薬　研究開発部　チーフ

して，イソフラボン類，サポニン類などが挙げられている[5]。

前述したとおり，葛は主に日本，中国，台湾，東南アジアに生育している。この中でも，日本や中国北部に生息する*Pueraria lobata*と中国南部に生息する*Pueraria thomsonii*などの葛の花部がよく用いられている。

当社では，古くより中薬として利用されてきた「葛（くず）」に注目し，その花部の抽出物である「葛の花エキス™」の機能性を検証してきた。以下では，抗肥満にスポットを当てて機能性の紹介をしていくこととする。

2 葛の花エキス™の製造方法および性状

葛の花エキスは，*Pueraria thomsonii*の花部を原料として，水抽出などの工程を経て製造される褐色の粉末である。イソフラボン類を豊富に含み，サポニン類を特徴成分として含むことから，当社では，機能性を有する食品素材として開発を進めている。

3 葛の花エキス™の機能性

3.1 抗肥満効果（*in vivo*）[6]

粉末飼料に，葛の花エキス，牛脂，およびグラニュー糖を混合した飼料を作製し，ICR系雌性マウスに25日間自由摂取させた（葛の花エキス群）。対照群には葛の花エキスをセルロースに置換した飼料を摂取させた。試験期間を通じて体重を1週間あたり2回測定した。飼料摂取期間終了後に動物実験用X線CTにて腹部断面画像を撮影した。

その結果，葛の花エキス群は対照群と比較して体重の増加が有意に抑制された（図2）。また，

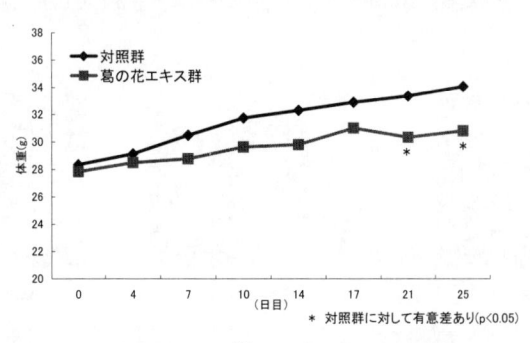

図2　葛の花エキス™のマウス体重に対する影響

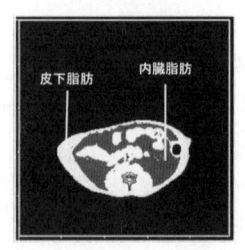

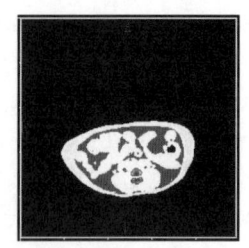

図3 葛の花エキス™のマウス脂肪蓄積に対する影響

腹部断面画像からは，対照群と比較して内臓脂肪量が明らかに少ないことが認められた（図3）。

3.2 前駆脂肪細胞分化抑制効果（*in vitro*）[7]

マウス前駆脂肪細胞に脂肪細胞分化誘導試薬および葛の花エキスを同時に添加して培養後，細胞内の脂肪滴をオイルレッドにより染色した。その結果，陰性対照（葛の花エキスを添加しなかった場合）に比べて細胞内の脂肪滴量が明らかに少ないことが認められた（図4）。これは，前駆脂肪細胞の脂肪細胞への分化を抑えることで，脂肪の蓄積を抑制したことを示唆している。

3.3 肝細胞内脂肪蓄積抑制効果（*in vitro*）[7]

HepG2細胞をオレイン酸および葛の花エキスを添加した培地により培養した。培養後，細胞を破砕し，細胞内のトリグリセリド（TG）濃度およびタンパク質量を測定し，単位タンパク質量あたりのTG濃度を算出した。なお，通常対照としてオレイン酸および葛の花エキスを含まない培地で培養した群，陰性対照としてオレイン酸を含み，葛の花エキスを含まない培地で培養した群を設定した。その結果，葛の花エキスを添加した培地で培養したHepG2細胞において，そ

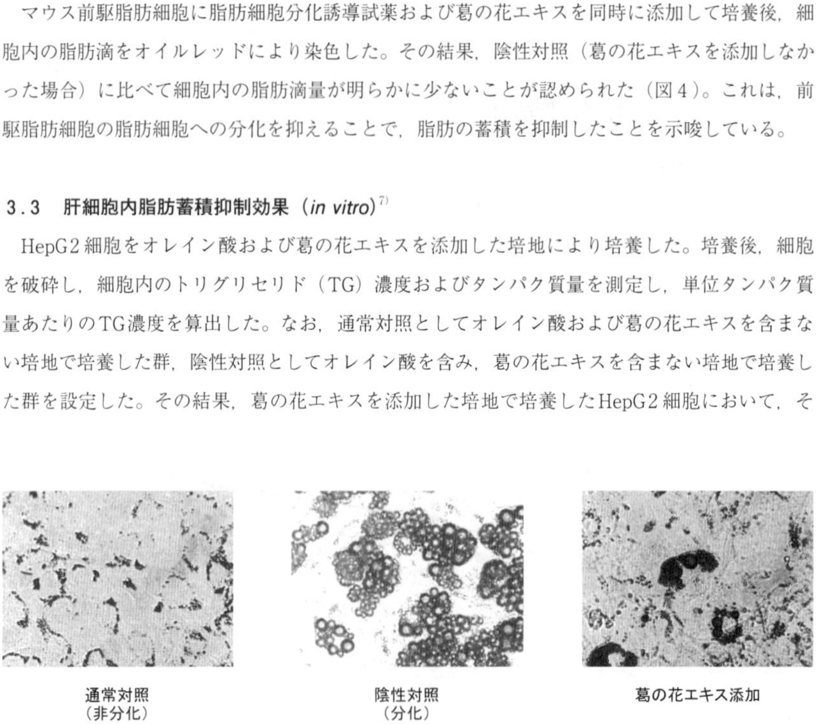

図4 葛の花エキス™の前駆脂肪細胞分化に対する影響

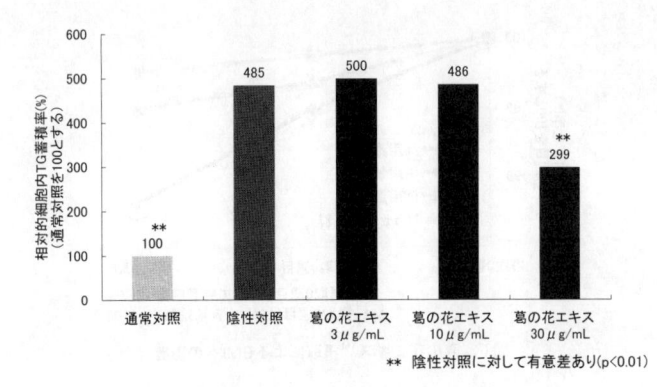

図5　葛の花エキス™の細胞内脂肪蓄積に対する影響

の濃度が30μg/mLの場合は陰性対照に対して細胞内TG濃度が有意に抑えられた（図5）。

3.4　抗肥満効果（臨床）[8]

　被験者に各群の摂取条件に従って試験食品を摂取させ，葛の花エキスの体脂肪に対する効果を検証した。20才以上65才未満の成人男女で，BMI：24以上もしくは，胴囲：男性85cm以上，女性90cm以上の計67名を対象とし，表1のとおり，試験食品低・中・高用量群及び対照食品群の計4群を設けた。試験食品は，葛の花エキス（100mg，200mgまたは300mg）を含有する錠剤食品及びプラセボ食品を用いた。試験デザインは二重盲検による並行群間比較試験であり，試験期間は前観察期間2週間，試験食品摂取期間8週間，後観察期間2週間の計12週間を設けた。試験食品摂取期間中は夕食を宅配（主食300kcal，副食320kcal）で支給し，一日の摂取カロリーが男性2650kcal，女性2300kcalを超えないように管理した。

　試験の結果，BMIは，中用量群，低用量群およびプラセボ食品群においては，試験食品摂取開始時に対して有意な変化が見られなかったが，高用量群において，4週目以降有意に低下した（図6）。このことから，葛の花エキスは，抗肥満食品素材としての可能性が示唆された。

表1　被験者群および葛の花エキス™摂取量

群	葛の花エキス摂取量
高用量群	300 mg/日
中用量群	200 mg/日
低用量群	100 mg/日
プラセボ食品群	0 mg/日

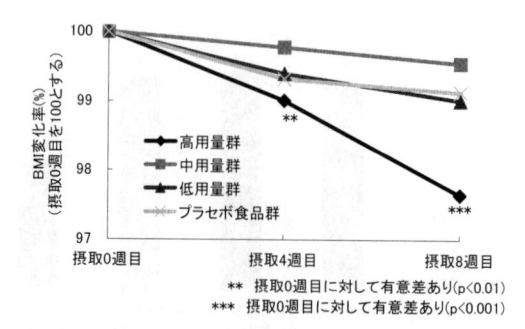

図6　葛の花エキス™摂取によるBMIへの影響

4　おわりに

葛の花エキスには，以下の効果が認められた．
① 体重増加および脂肪蓄積の抑制効果（*in vivo*）
② 前駆脂肪細胞から脂肪細胞への分化を抑制する効果（*in vitro*）
③ 肝細胞内脂肪蓄積抑制効果（*in vitro*）
④ 抗肥満効果（臨床）

　以上の知見から，葛の花エキスは，脂肪蓄積を抑制することにより体重増加を抑える，つまり肥満を防ぐ機能を有することが考えられる．また，抗肥満効果にとどまらず，*in vivo* 試験により肝障害を抑制する効果なども当社の試験により認められていることから，葛の花エキスは，脂質代謝をはじめとする肝臓の諸機能を保護・改善する機能をも有していると考えられる．そこで，当社では今後，葛の花エキスの作用メカニズム検証に注力し，抗肥満食品素材としての葛の花エキスの可能性を大きく広めていきたいと考えている．

文　　献

1) 難波恒雄，和漢薬百科図鑑［Ⅱ］，保育社，大阪（1994）
2) Y. Niiho *et al.*, *Yakugaku Zasshi.*, **109**, 424-431（1989）
3) Y. Niiho *et al.*, *Yakugaku Zasshi.*, **110**, 604-611（1990）
4) J. Kinjo *et al.*, *Biol. Pharm. Bull.*, **23**, 887-889（2000）

5) J. Kinjo *et al., Chem. Pharm. Bull.*, **47**, 708-710 (1999)
6) 池口主弥ほか,第11回日本未病システム学会要旨集,p.84 (2005)
7) 山本慶介,日本食品科学工学会第53回大会講演集,p.63 (2006)
8) T. Kamiya *et al.*, to be submitted

《CMCテクニカルライブラリー》発行にあたって

弊社は、1961年創立以来、多くの技術レポートを発行してまいりました。これらの多くは、その時代の最先端情報を企業や研究機関などの法人に提供することを目的としたもので、価格も一般の理工書に比べて遙かに高価なものでした。

一方、ある時代に最先端であった技術も、実用化され、応用展開されるにあたって普及期、成熟期を迎えていきます。ところが、最先端の時代に一流の研究者によって書かれたレポートの内容は、時代を経ても当該技術を学ぶ技術書、理工書としていささかも遜色のないことを、多くの方々が指摘されています。

弊社では過去に発行した技術レポートを個人向けの廉価な普及版《CMCテクニカルライブラリー》として発行することとしました。このシリーズが、21世紀の科学技術の発展にいささかでも貢献できれば幸いです。

2000年12月

株式会社　シーエムシー出版

抗肥満食品の開発と応用　(B0999)

2007年10月29日　初　版　第1刷発行
2012年 5月11日　普及版　第1刷発行

監　修　大澤　俊彦　　　　　　　　　　　Printed in Japan
発行者　辻　　賢司
発行所　株式会社　シーエムシー出版
　　　　東京都千代田区内神田1-13-1
　　　　電話 03 (3293) 2061
　　　　http://www.cmcbooks.co.jp/

〔印刷　倉敷印刷株式会社〕　　　　　　　© T. Osawa, 2012

定価はカバーに表示してあります。
落丁・乱丁本はお取替えいたします。

ISBN978-4-7813-0503-5 C3047 ¥4400E

本書の内容の一部あるいは全部を無断で複写（コピー）することは、法律で認められた場合を除き、著作者および出版社の権利の侵害になります。

CMCテクニカルライブラリー のご案内

自動車軽量化材料
―開発から応用まで―
監修／福富洋志
ISBN978-4-7813-0477-9　　　　　B991
A5判・262頁　本体4,000円＋税（〒380円）
初版2006年9月　普及版2012年1月

構成および内容：鉄鋼材料（鋼板材料／構造用／ステンレス鋼／鋳鉄製ステアリングナックルの軽量化 他）／非鉄金属材料（アルミニウム合金／マグネシウム合金／チタン、チタン合金）／非金属材料（プラスチック／複合材料／セラミックス／低燃費に寄与するタイヤ材料開発／自動車用エラストマー／炭素繊維 他
執筆者：瀬戸一洋／紅林 豊／古君 修 他15名

ストレスの基本理解と抗ストレス食品の開発
監修／横越英彦
ISBN978-4-7813-0476-2　　　　　B990
A5判・338頁　本体5,000円＋税（〒380円）
初版2006年10月　普及版2012年1月

構成および内容：【基礎】ストレスの生体応答／ストレスと疾患／神経機構／評価・計測法／ストレスと栄養 他【素材】アミノ酸・ペプチド・タンパク質（GABA 他）／ビタミン類（パントテン酸）／脂質（ホスファチジルセリン 他）／ハーブ類・香辛料（サフラン 他）／ポリフェノール類（緑茶カテキン 他）／漢方薬類／精油成分
執筆者：二木鋭雄／髙木邦明／巽あさみ 他54名

薬用植物・生薬の開発と応用
監修／佐竹元吉
ISBN978-4-7813-0475-5　　　　　B989
A5判・336頁　本体5,000円＋税（〒380円）
初版2005年8月　普及版2012年1月

構成および内容：【総論】世界の動き 他【生薬素材】生薬のグローバリゼーション 他【品質評価】漢方処方の局方収載／液体クロマトグラフィー利用 他【応用】安全性／機能性食品への応用 他【創薬シード分子探索】南米薬用植物 他【民族伝統薬の薬効評価と創薬研究】漢方薬／リーシュマニア症治療薬／薬効評価 他
執筆者：寺林 進／酒井英二／田中俊弘 他19名

複合微生物系の研究開発と産業応用
監修／倉根隆一郎
ISBN978-4-7813-0471-7　　　　　B987
A5判・262頁　本体4,000円＋税（〒380円）
初版2006年7月　普及版2011年12月

構成および内容：【解析・分離・培養・保存・イメージング技術】複合微生物系解析技術／難培養有用微生物保存技術 他【高効率制御技術】環境分野への適用／複合微生物系高効率制御技術 他【産業創出】創薬リード探索／油水分離バイオポリマー／物質分解システム 他【複合微生物系の展開と循環型社会構想 紙上討論会】
執筆者：玉木秀幸／鎌形洋一／蔵田信也 他49名

LCD照明用技術開発の集積
監修／カランタル カリル
ISBN978-4-7813-0470-0　　　　　B986
A5判・248頁　本体4,000円＋税（〒380円）
初版2006年8月　普及版2011年12月

構成および内容：【液晶ディスプレイ用照明】ディスプレイ用バックライト 他【導光板】導光板の光学設計 他【液晶照明システム】携帯電話用フロントライト 他【PC・モニター・TV用バックライト】広域色再現性RGB-LEDバックライト 他【光源】白色有機EL 他【導光板材料と光学フィルム】PMMA材料 他【市場】構成材料と光学フィルム 他
執筆者：前川 敬／服部я之／庄野裕夫 他15名

ソフトナノテクノロジーにおける材料開発
監修／田中順三／下村政嗣
ISBN978-4-7813-0469-4　　　　　B985
A5判・338頁　本体5,000円＋税（〒380円）
初版2005年5月　普及版2011年12月

構成および内容：【ナノ構造生体材料】人工骨／関節軟骨再生／ナノ機能化経皮デバイス 他【ナノ・バイオ融合材料】次世代人工臓器 他【高分子ナノ材料】DNA エレクトロニクス／医療用接着剤 他【ナノDDS】ナノゲルキャリア／DNAワクチン 他【ナノ構造計測・可視化技術】遺伝子計測／シグナル分子のバイオイメージング 他
執筆者：長田義仁／菊池正紀／坂口祐輔 他77名

ナノ粒子分散系の基礎と応用
監修／角田光雄
ISBN978-4-7813-0441-0　　　　　B983
A5判・307頁　本体5,000円＋税（〒380円）
初版2006年12月　普及版2011年11月

構成および内容：【基礎編】分散系における基礎技術と科学／微粒子の表面および界面の性質／微粉体の表面処理技術／分散系における粒子構造の制御／顔料分散剤の基本構造と基礎特性 他【応用編】化粧品における分散技術／塗料における顔料分散／印刷インキにおける顔料分散／LCDブラックマトリックス用カーボンブラック 他
執筆者：小林敏勝／郷司春憲／長沼 桂 他17名

ポリイミド材料の基礎と開発
監修／柿本雅明
ISBN978-4-7813-0440-3　　　　　B982
A5判・285頁　本体4,200円＋税（〒380円）
初版2006年8月　普及版2011年11月

構成および内容：【基礎】総論／合成／脂環式ポリイミド／多分岐ポリイミド 他【材料】熱可塑性ポリイミド／熱硬化性ポリイミド／低誘電率ポリイミド／感光性ポリイミド 他【応用技術と動向】高機能フレキシブル基板と材料／実装用ポリイミドの動向／含フッ素ポリイミドと光通信／ポリイミド―宇宙・航空機への応用― 他
執筆者：金城徳幸／森川敦司／松本利彦 他22名

※ 書籍をご購入の際は、最寄りの書店にご注文いただくか、㈱シーエムシー出版のホームページ（http://www.cmcbooks.co.jp/）にてお申し込み下さい。

CMCテクニカルライブラリー のご案内

ナノハイブリッド材料の開発と応用
ISBN978-4-7813-0439-7　　　　　B981
A5判・335頁　本体5,000円＋税（〒380円）
初版2005年3月　普及版2011年11月

構成および内容：序論【ナノハイブリッドプロセッシング技術編】ゾル-ゲル法ナノハイブリッド材料／In-situ重合法ナノハイブリッド材料　他【機能編】ナノハイブリッド薄膜の光機能性／ナノハイブリッド微粒子　他【応用編】プロトン伝導性無機-有機ハイブリッド電解質膜／コーティング材料／導電性材料／感光性材料　他
執筆者：牧島亮男／土岐元幸／原口和敏　他43名

アンチエイジングにおけるバイオマーカーと機能性食品
監修：吉川敏一／大澤俊彦
ISBN978-4-7813-0438-0　　　　　B980
A5判・234頁　本体3,600円＋税（〒380円）
初版2006年8月　普及版2011年10月

構成および内容：【バイオマーカー】アンチエイジング／タンパク質解析／疲労／老化メカニズム／メタボリックシンドローム／眼科／口腔／皮膚の老化【機能性食品・素材】アンチエイジングと機能性食品／老化制御と抗酸化食品／脳内老化制御と食品機能／生活習慣病予防とサプリメント／漢方とアンチエイジング／ニュートリゲノミクス　他
執筆者：内藤裕二／有國 尚／青井 渉　他22名

バイオマスを利用した発電技術
監修：吉川邦夫／森塚秀人
ISBN978-4-7813-0437-3　　　　　B979
A5判・249頁　本体3,800円＋税（〒380円）
初版2006年7月　普及版2011年10月

構成および内容：【総論】バイオマス発電システムの設計／バイオマス発電の現状と市場展望【ドライバイオマス】バイオマス直接燃焼発電技術（木質チップ利用によるバイオマス発電 他）／バイオマスガス化発電技術（ガス化発電技術の海外動向 他）【ウェットバイオマス】バイオマス前処理・ガス化技術／バイオマス消化ガス発電技術
執筆者：河本晴雄／村岡元司／善家彰則　他25名

カーボンナノチューブの機能化・複合化技術
監修：中山喜萬
ISBN978-4-7813-0436-6　　　　　B978
A5判・271頁　本体4,000円＋税（〒380円）
初版2006年5月　普及版2011年10月

構成および内容：現状と課題（研究の動向 他）／内空間の利用（ピーポッド 他）／表面機能化（化学的手法によるカーボンナノチューブの可溶化・機能化 他）／薄膜、シート、構造物（配向カーボンナノチューブからのシートの作成と特性 他）／複合材料（ポリマーへの分散法とその制御 他）／ナノチューブの表面を利用したデバイス
執筆者：阿多誠文／佐藤義倫／岡崎俊也　他26名

発酵・醸造食品の技術と機能性
監修：北本勝ひこ
ISBN978-4-7813-0360-4　　　　　B976
A5判・303頁　本体4,600円＋税（〒380円）
初版2006年7月　普及版2011年9月

構成および内容：【製造方法】醸造技術と製造【発酵・醸造の基礎研究】生モト造りに見る清酒酵母の適応現象　他【技術】清酒酵母研究におけるDNAマイクロアレイ技術の利用／麹菌ゲノム情報の活用による有用タンパク質の生産　他【発酵による食品の開発・高機能化】酵素法によるオリゴペプチド新製法の開発／低臭納豆の開発　他
執筆者：石川雄章／溝口晴彦／山田 翼　他37名

機能性無機膜
―開発技術と応用―
監修：上條榮治
ISBN978-4-7813-0359-8　　　　　B975
A5判・305頁　本体4,600円＋税（〒380円）
初版2006年6月　普及版2011年9月

構成および内容：無機膜の製造プロセス（PVD法／ソフト溶液プロセス　他）無機膜の製造装置技術（フィルムコンデンサー用巻取蒸着装置／反応性プラズマ蒸着装置　他）無機膜の物性評価技術／無機膜の応用技術（工具・金型分野への応用　他）トピックス（熱線反射膜と製品／プラスチックフィルムのガスバリア膜　他）
執筆者：大平圭介／松村英樹／青井芳史　他29名

高機能紙の開発動向
監修：小林良生
ISBN978-4-7813-0358-1　　　　　B974
A5判・334頁　本体5,000円＋税（〒380円）
初版2005年1月　普及版2011年9月

構成および内容：【総論】緒言／オンリーワンとしての機能紙研究会／機能紙商品の種類、市場規模及び寿命【機能紙用原料繊維】天然繊維の機能化、機能紙化／機能紙用化合繊／機能性レーヨン／SWP／製雑用ビニロン繊維　他【機能紙の応用と機能性】農業・園芸分野／健康・医療分野／生活・福祉分野／電気・電子関連分野／運輸分野　他
執筆者：稲垣 寛／尾鍋史彦／有持正博　他27名

酵素の開発と応用技術
監修：今中忠行
ISBN978-4-7813-0357-4　　　　　B973
A5判・309頁　本体4,600円＋税（〒380円）
初版2006年12月　普及版2011年8月

構成および内容：【酵素の探索】アルカリ酵素　他【酵素の改変】進化工学的手法による酵素の改変／極限酵素の分子解剖・分子手術　他【酵素の安定化】ナノ空間場におけるタンパク質の機能と安定化　他【酵素の反応場・反応促進】イオン液体を反応媒体に用いる酵素触媒反応　他【酵素の固定化】酵母表層への酵素の固定化と応用　他
執筆者：尾崎克也／伊藤 進／北林雅夫　他49名

※書籍をご購入の際は、最寄りの書店にご注文いただくか、
㈱シーエムシー出版のホームページ（http://www.cmcbooks.co.jp/）にてお申し込み下さい。

CMCテクニカルライブラリーのご案内

メタマテリアルの技術と応用
監修/石原照也
ISBN978-4-7813-0356-7　B972
A5判・304頁　本体4,600円+税（〒380円）
初版2007年11月　普及版2011年8月

構成および内容：【総論】メタマテリアルの歴史／光学分野におけるメタマテリアルの産業化　他【基礎】マクスウェル方程式／回路理論からのアプローチ　他【材料】平面型左手系メタマテリアル／メタマテリアルにおける非線形光学効果　他【応用】メタマテリアルを用いた無反射光機能素子／メタマテリアルによるセンシング　他
執筆者：真田篤志／梶川浩太郎／伊藤能男　他28名

ナノテクノロジー時代のバイオ分離・計測技術
監修/馬場嘉信
ISBN978-4-7813-0355-0　B971
A5判・322頁　本体4,800円+税（〒380円）
初版2006年2月　普及版2011年8月

構成および内容：【総論】ナノテクノロジー・バイオMEMSがもたらす分離・計測技術革命【基礎・要素技術】バイオ分離・計測のための基盤技術（集積化分析チップの作製技術　他）／バイオ分離の要素技術（チップ電気泳動　他）／バイオ計測の要素技術（マイクロ蛍光計測　他）【応用・開発】バイオ応用／医療・診断、環境応用／次世代技術
執筆者：田畑修／庄子習一／藤田博之　他38名

UV・EB硬化技術V
監修　上田充／編集　ラドテック研究会
ISBN978-4-7813-0343-7　B969
A5判・301頁　本体5,000円+税（〒380円）
初版2006年3月　普及版2011年7月

構成および内容：【材料開発・装置技術の動向】総論−UV・EB硬化性樹脂／材料開発（アクリルモノマー・オリゴマー　他）／硬化装置および加工技術（EB硬化装置　他）【応用技術の動向】塗料（自動車向けUV硬化型塗料　他）／印刷（光ナノインプリント　他）／ディスプレイ材料（反射防止膜　他）／レジスト（半導体レジスト／MEMS　他）
執筆者：西久保忠臣／竹中直巳／岡崎栄一　他30名

高周波半導体の基板技術とデバイス応用
監修/佐野芳明／奥村次徳
ISBN978-4-7813-0342-0　B968
A5判・266頁　本体4,000円+税（〒380円）
初版2006年11月　普及版2011年7月

構成および内容：高周波利用のゆくえ、デバイスの位置づけ【化合物半導体基板技術】GaAs基板／SiC基板　他【結晶成長技術】III-V族化合物成長技術／III-N化合物成長技術／Smart Cut™によるウェーハ貼り合わせ技術【デバイス技術】III-V族デバイス／III族窒化物系デバイス／シリコン系デバイス／テラヘルツ波半導体デバイス
執筆者：本城和彦／乙木洋平／大谷昇　他26名

マイクロ波の化学プロセスへの応用
監修/和田雄二／竹内和彦
ISBN978-4-7813-0336-9　B966
A5判・320頁　本体4,800円+税（〒380円）
初版2006年3月　普及版2011年7月

構成および内容：【序編　技術開発の現状と将来展望】基礎研究の現状と将来動向　他【基礎技術】マイクロ波と物質の相互作用　他【機器・装置】マイクロ波化学合成プロセス　他【有機合成】金属触媒を用いるマイクロ波合成　他【無機合成】ナノ粒子合成　他【高分子合成】マイクロ波を用いた付加重合　他【応用編】マイクロ波のゴム加硫　他
執筆者：中村考志／天羽優子／二川佳央　他31名

金属ナノ粒子インクの配線技術
—インクジェット技術を中心に—
監修/菅沼克昭
ISBN978-4-7813-0344-4　B970
A5判・289頁　本体4,400円+税（〒380円）
初版2006年3月　普及版2011年6月

構成および内容：【金属ナノ粒子の合成と配線用ペースト化】金属ナノ粒子合成の歴史と概要　他【ナノ粒子微細配線技術】インクジェット印刷技術　他【ナノ粒子と配線特性評価方法】ペーストキュアの熱分析法　他【応用技術】フッ素系パターン化単分子膜を基板に用いた超微細薄膜作製技術／インクジェット印刷有機デバイス　他
執筆者：米澤徹／小田正明／松葉頼重　他44名

医療分野における材料と機能膜
監修/樋口亜紺
ISBN978-4-7813-0335-2　B965
A5判・328頁　本体5,000円+税（〒380円）
初版2005年5月　普及版2011年6月

構成および内容：【バイオマテリアルの基礎】血液適合性評価法　他【人工臓器】人工腎臓／人工心臓膜　他【バイオセパレーション】白血球除去フィルター／ウイルス除去膜　他【医療用センサーと診断用】バイオセンサー　他【治療用バイオマテリアル】高分子ミセルを用いた標的治療／ナノ粒子とバイオメディカル　他
執筆者：川上浩良／大矢裕一／石原一彦　他45名

透明酸化物機能材料の開発と応用
監修/細野秀雄／平野正浩
ISBN978-4-7813-0334-5　B964
A5判・340頁　本体5,000円+税（〒380円）
初版2006年11月　普及版2011年6月

構成および内容：【透明酸化物半導体】層状化合物　他【アモルファス酸化物半導体】アモルファス酸化物半導体とフレキシブルデバイス　他【ナノポーラス複合酸化物12CaO・7Al$_2$O$_3$エレクトライド　他【シリカガラス】深紫外透明光ファイバー　他【フェムト秒レーザーによる透明材料のナノ加工】フェムト秒レーザーを用いた材料加工の特徴　他
執筆者：神谷利夫／柳博／太田裕道　他24名

※書籍をご購入の際は、最寄りの書店にご注文いただくか、㈱シーエムシー出版のホームページ（http://www.cmcbooks.co.jp/）にてお申し込み下さい。